매료되는 프레젠테이션을 위한

치과 임상사진 촬영법

[저 자]

Masahiro Nakagawa (中川雅裕)

Tsutomu Tanno (丹野 努)

Kazuyuki Kouzuma (上妻和幸)

Koji Kikuchi (菊地康司)

Yoshifumi Matsumoto (松本圭史)

Kazuaki Ito (伊藤和明)

[역 자]

한 금 동 · 조 경 안 · 최 진

dh 대한나래출판사

DaehanNarae Publishing, Inc.

#1507 SK V1 Tower
Younmujang 5 gagil 25, Sungdong-gu,
Seoul 04782, Korea
TEL: +82-2-922-7080
FAX: +82-2-922-0841
E-mail: nrpub@naver.com
Website: www.dhpub.com

魅せるプレゼンテーションのための歯科臨床写真の撮り方
中川雅裕 ほか 著
医歯薬出版株式会社 (東京), 2019.

This book was originally published in Japanese under the title of:
Dental Photography—Create an Enchanting Presentation
by Masahiro Nakagawa et al.

Printed in Korea

매료되는 프레젠테이션을 위한 치과 임상사진 촬영법

발행일 2020년 1월 7일
저자 Masahiro Nakagawa 외
역자 한금동·조경안·최 진
발행인 최용원
편집디자인 이은의
표지디자인 이은의
교정·교열 김경미
발행처 **대한나래출판사** (등록 제2012-000051호/1994.6.10)
주소 서울시 성동구 연무장 5가길 25, SK V1 Tower 1507호 (성수동 2가 315-61)
전화 (02) 922-7080
팩스 (02) 922-0841
이메일 nrpub@naver.com
홈페이지 www.dhpub.com

ISBN 978-89-5741-697-6

정가 70,000원

서문

매일의 임상에서 사진을 촬영하는 몇 가지 의의를 생각할 수 있는데, 필자를 비롯한 집필자 전원의 합의로는 '단순한 기록'과 '더 나은 기록(예술)'의 두 가지 측면이 있다고 생각한다.

이 책을 손에 든 선생님들 중에는 이미 일상 임상에서 구강 내 사진 촬영을 경험하신 분이 많을 것이라고 생각되는데, 만약 SNS나 강연회, 잡지 등에서 눈에 띄는 수많은 아름다운 임상사진을 보고 '어떻게 하면 저런 사진을 찍을 수 있을까? 그 비밀을 알고 싶네!'라고 생각하시는 선생님도 적지 않을 것이다.

이 책은 2017년부터 1년 동안에 걸쳐 "치계전망"에 연재한 내용을 기본으로 하고, 가필을 포함해 재편집된 책이다. 이제까지 출판된 사진에 관계되는 책은 주로 스태프를 포함한 팀 전체의 최저수준 향상을 목적으로 한 내용이 많았다고 생각하는데, 이 책은 '보다 효율적인 프레젠테이션을 위한 사진 촬영'에 초점을 맞춰, 이제부터 사진 촬영을 공부하고자 하는 치과의사에게 맞게 구성된 점이 이제까지의 책과 분명하게 구별되는 부분이라고 생각한다.

필자가 맨 처음에 근무했던 치과의원과 몇 년이 지나 되돌아온 아버지의 치과의원은, 모두 다 지금은 생각할 수조차 없을 정도로 바빠서 진료하는 짬짬이 사진을 촬영할 여유가 전혀 없었다. 그 후 여러 학회나 연수회 등에 참가하게 되어 새롭게 사진 촬영의 중요성을 통감하기 시작한 것이 약 20년 전이다. 국내외 저명한 치과의사들의 프레젠테이션을 볼 때 '같은 내용인데도 사진을 보여주는 방법에 따라 보는 사람에게 주는 임팩트가 다르고, 당연히 가치도 변한다.'고 느끼게 되기까지 그다지 많은 시간이 필요하지 않았다.

'의료에 예술은 필요 없다!'고 생각하시는 분도 계시겠지만 우리에게 영광스러운 무대인 발표나 강연의 자리, 다시 말해서 옷차림을 갖춰야 하는 '자리'에 티셔츠나 반바지차림으로 참가하는 사람이 있을까? 이러한 최소한의 예절에 더해 약간 멋을 부리는 감각도 필요하지는 않을까?

매일 고락을 함께하는 5-D Japan 동료들과 함께 공동 집필한 이 책을 통해 임상사진에 대한 독자 여러분의 더 깊은 이해와 감성에 호소할 수 있다면 기쁨이겠다.

2019년 8월

Masahiro Nakagawa (中川雅裕)

역자 약력

한 금 동

- 전남대학교 치과대학 졸업
- (현) 일곡열린치과의원 원장

조 경 안

- 조선대학교 치과대학 졸업, 치의학박사
- (현) 용인오케이라인치과 원장
- 공저: BPS(Biofunctional Prosthetic System), 2004.
  Esthetic Harmony, 2007.

최 진

- 전남대학교 치과대학 졸업
- 일본 심미치과협회 회원
- Basic Dental Practice Group(BDPG) 정회원
- (현) 서울미르치과의원 원장

역자 서문

치과에서 구강 내외의 임상사진은 진단과 치료설명, 결과기록, 발표 등 여러 분야에 아주 유용하게 사용되고 있다. 디지털 시대가 되면서 사진의 촬영-현상-보관 등에서 아날로그 시절의 번거로움이 상당 부분 해소되었고, 프레젠테이션을 위한 다양한 프로그램이 보급되면서 임상사진을 더욱 폭넓게 활용할 수 있게 되었다.

치과 임상사진은 사실에 대한 기록이라는 측면이 강해서 예술 사진처럼 연출에 대한 필요성은 덜하다고 할 수도 있다. 사진이 규격화된 자료로서 기능하지만 치료의 여정과 결과를 평가할 수도 있고, 기록을 통해 술자의 진료철학을 보여준다는 점에서 더욱 멋지게 표현하고자 하는 욕구는 자연스러운 과정이라고도 할 수 있다. 치과 임상사진의 기본적인 촬영과 관리 등에 대해서는 이미 여러 책들에 소개되어 있어서 새로울 것도 없지만, 이 책에서는 기본을 넘어 보다 효율적인 프레젠테이션을 위해 무엇을 준비해야 하는지를 제기하고 있다.

이 책을 집필한 치과의사들은 5D Japan이라는 스터디그룹으로 활동하고 있는 뛰어난 임상가들로 알려져 있다. 지난해 요코하마의 World Dental Meeting이라는 학회에서 저자들을 포함한 그룹 멤버들의 발표를 직접 본 적이 있는데, 사진도 아름다웠지만 화면에 담긴 치료내용이 매우 탁월하고 훌륭한 발표였던 것으로 기억하고 있다. 이들이 사진을 대하는 자세는 자신들의 임상철학을 '매료되는 형식'으로 말하고자 하는 정중한 노력이라고도 할 수 있을 것이다. 당연한 말이지만, 양질의 치료가 선행되어야 하는 것은 물론이고, 그 여정의 기록과 결과를 더욱 사실적으로 내보이며 술자의 치료 의도를 더 예술적으로 표현하려는 노력에도 큰 의미가 있다. 이런 점에서 이 책이 많은 도움을 줄 수 있으리라 생각한다. 사진의 보정을 통해 좀 더 깨끗한 이미지를 보이는 것은 좋지만, 가공을 통해 화상정보를 조작하는 단계까지 가서는 안 된다는 당부도 새겨들을 만한 말이다.

학회 등의 발표현장에서 보면, 우리나라에서도 많은 임상가들이 멋진 사진에 영상까지 곁들여 빼어난 발표를 선보이곤 하는데, 이 책을 통해 더 많은 사람들이 그 필요성과 방법을 알게 된다면 매우 기쁜 일이 될 것이다. 치과의사와 환자, 치과기공사와 스태프가 함께 노력해서 얻은 양질의 치료결과를 함께 공유하고 기뻐하는 과정에서 한 차원 높은 임상사진이 더해진다면 더욱 멋진 일이 될 것이다.

이 책을 통해 더 많은 임상가들이 '매료되는 임상사진'의 세계에 발을 들이게 되기를 기대한다.

2020년을 시작하며

역자 일동

CHAPTER 00 매료되는 임상사진이란 ········ 9

I 기자재편

CHAPTER 01 촬영 기자재의 선택 Tsutomu Tanno(丹野 努) ········ 18

어떤 카메라를 선택하면 좋을까 / 어떤 렌즈를 선택하면 좋을까 / 어떤 플래시를 갖추면 좋을까 / 필요한 주변 기자재 / 마무리

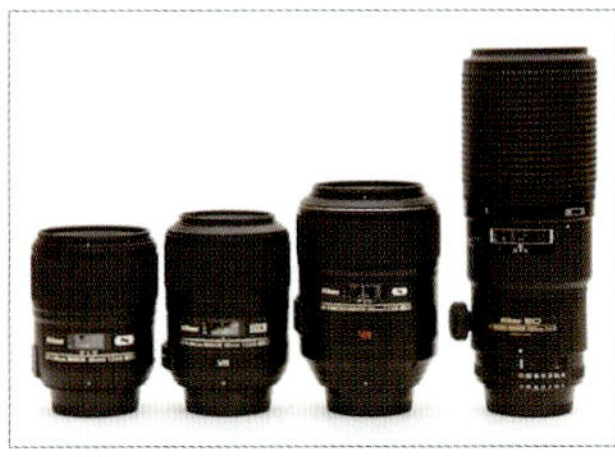

CHAPTER 02 기자재 설정 Tsutomu Tanno(丹野 努) ········ 32

카메라 설정 / 플래시 설정 / 기본 설정—고정값과 가변값 / 마무리

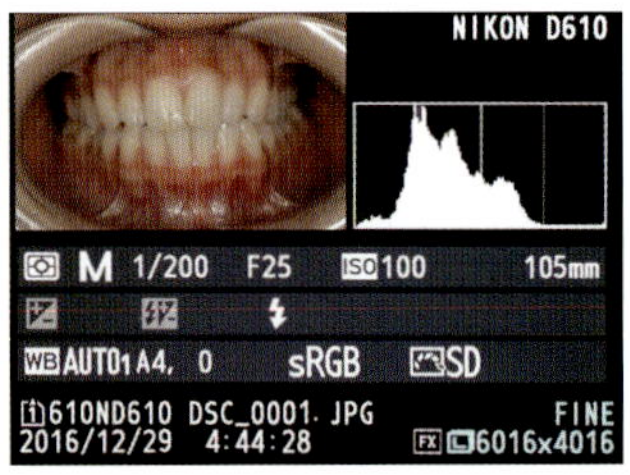

II 촬영편

CHAPTER 01 자료 채득 Koji Kikuchi(菊地康司) ········ 44

규격사진이란 / 기자재와 설정 / 적절한 구강 내 사진이란 / 정면 모습의 중요성 / 실패의 원인을 찾는다 / 더 상세한 구강 내 기록 / 마무리

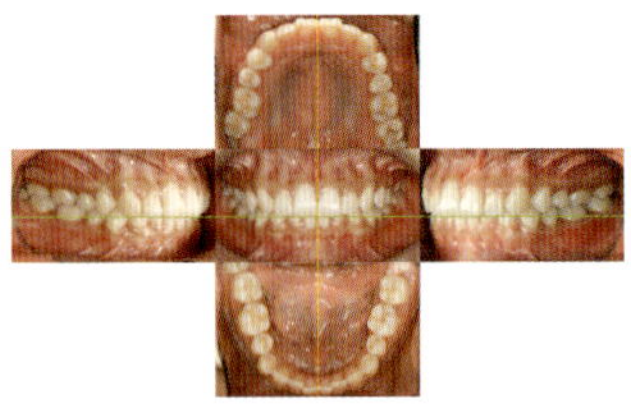

CHAPTER 02 처치 중의 구강 내 사진 촬영 Masahiro Nakagawa(中川雅裕) ········ 58

처치 중 사진 촬영의 필요성 / 처치 중 사진 촬영의 요건 / 처치 중의 촬영을 확실하게 만드는 기자재 선택과 설정 / 술중 사진 촬영에서 각종 카메라 설정의 구체적인 예 / 주변 기구 활용법 / 마치며—독자에게 전하는 메시지

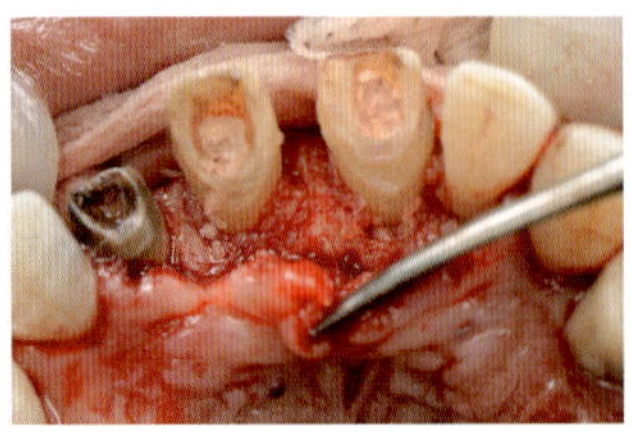

CHAPTER 03 **색조선택을 위한 촬영** Kazuaki Ito(伊藤和明)·Koji Kikuchi(菊地康司) ········ 70

색이란 / 색의 3요소 / 기자재 준비 / 카메라와 플래시의 설정 / 촬영 전 준비 / 색조선택을 위한 촬영의 실제 / 전치에서 여러 치아의 색조선택을 위한 촬영 / 구치부의 색조선택을 위한 촬영 / 마무리

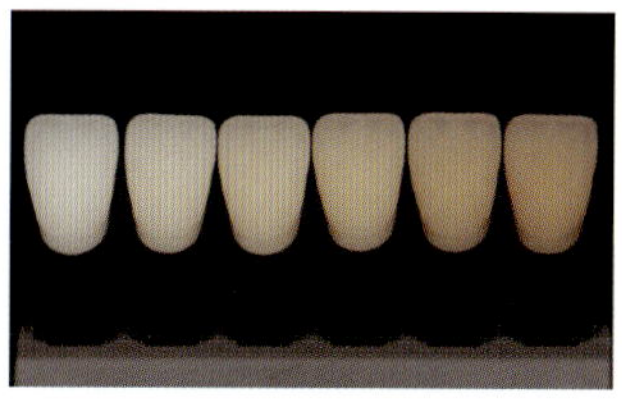

CHAPTER 04 **보철물 촬영** Yoshifumi Matsumoto(松本圭史) ········ 80

보철물 촬영의 필요성 / 보철물을 촬영하기 위한 준비 / 실제 촬영법 / 보철물을 촬영하기 위한 임상적 포인트 / 교합기 촬영—피사체와의 거리가 먼 경우 / 마무리

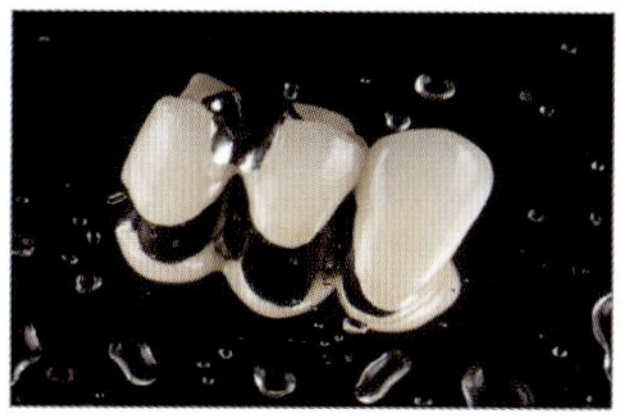

CHAPTER 05 **전치부 심미성을 중시한 촬영** Tsutomu Tanno(丹野 努) ········ 94

전치부 촬영이란 / 전치부 촬영의 종류 / 콘트라스터를 이용한 상악 전치부 촬영 / 심미영역의 촬영 구도 / 매크로렌즈 초점거리에 따른 차이 / 빛을 제어하는 자가 사진을 제어한다 / 수분 조절 / 고급 테크닉 / 마무리

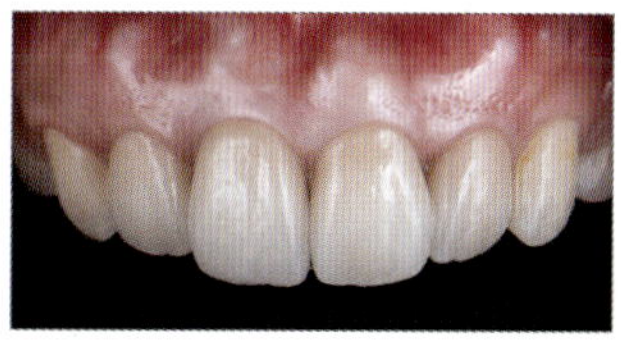

CHAPTER 06 **안모 사진 촬영** Kazuyuki Kouzuma(上妻和幸) ········ 108

규격성 있는 안모 사진 촬영 / 포트레이트 촬영 / 입술 촬영 / 마무리

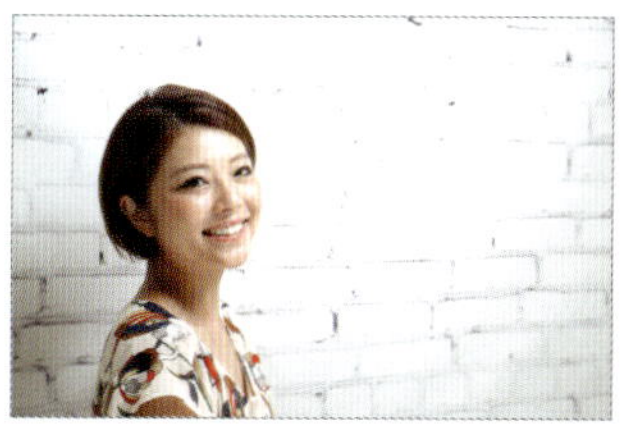

CHAPTER 07 **특수사진 촬영**
Yoshifumi Matsumoto(松本圭史)·Kazuyuki Kouzuma(上妻和幸)·Kazuaki Ito(伊藤和明) ········ 128

촬영 기자재 / 촬영법 / 마무리

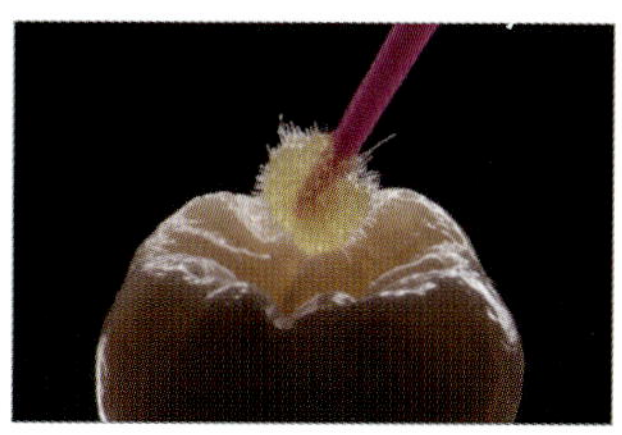

III 활용편

CHAPTER 01 **사진의 보정** Yoshifumi Matsumoto(松本圭史) ········· 136

사진의 보정과 가공 / 보정 프로그램 / 화상의 보존 형식 / 포토샵에서 현상 / 포토샵에서 보정 / 마무리

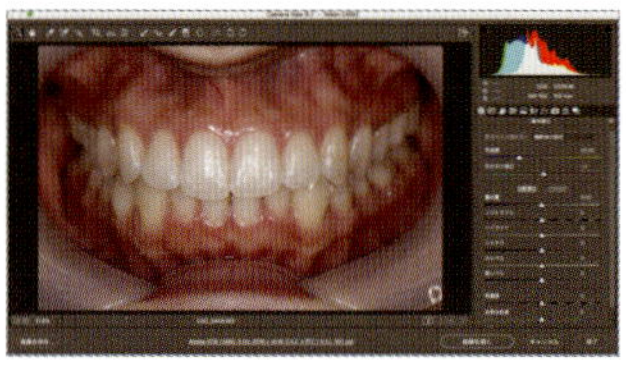

CHAPTER 02 **프레젠테이션 제작법** Masahiro Nakagawa(中川雅裕) ········· 146

프레젠테이션에서 사진이 구비해야 할 조건 / 프레젠테이션의 정합성을 위한 보정 / 마무리

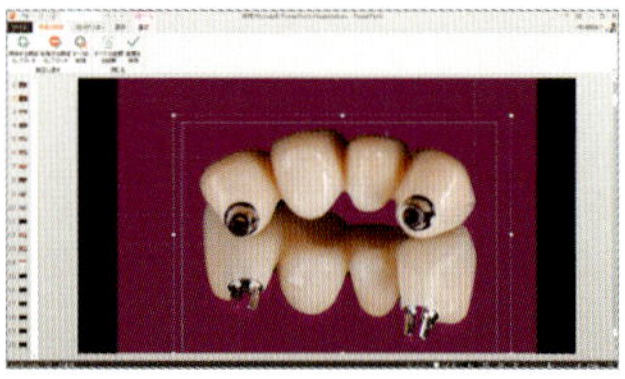

COLUMN

캐논 vs. 니콘 Tsutomu Tanno(丹野 努) ········· 20
면도기 렌즈 Masahiro Nakagawa(中川雅裕) ········· 69
어디까지 연출이 허용되는가 Tsutomu Tanno(丹野 努) ········· 107
포트레이트 촬영에서 배경 Kazuyuki Kouzuma(上妻和幸) ········· 125
배경을 제거할 때의 주의사항 Masahiro Nakagawa(中川雅裕) ········· 156

임상사진 Q & A ········· 158

찾아보기 ········· 160

CHAPTER 00

매료되는 임상사진이란

요즈음 세미나나 강연회에서는 이전보다 훌륭한 슬라이드나 아름다운 사진이 많이 제시되어 눈길을 끄는 경우가 많다고 느낀다. 특히 해외의 학회나 강연 등에서는 마치 영화를 보는 것 같은 감상에 사로잡히는 경우도 있다. 학술 연마의 장에서는 기록사진만으로도 충분할 수 있지만, 인간은 감정의 동물이어서 이렇듯 아름다운 임상사진에 마음을 뺏긴다.

그러면 사람은 왜 임상사진에 매료되는 것일까? 예를 들어 특수한 플래시 등을 사용하지 않아도 항상 같은 구도와 밝기로 오랜 기간 경과를 관찰해 가는 임상사진에는 마음이 흔들릴 것이다. 그러한 임상사진을 찍기 위해서는 많은 집념이 필요하므로 임상을 대하는 치과의사의 열의가 사진에서도 고스란히 전달된다. 같은 카메라와 렌즈, 설정으로 촬영했다고 해도 같은 임상사진이 찍히는 것은 아니고, 수분이나 혈액 조절 등도 반드시 필요하다. 바쁜 임상 속에서 그것들을 조절해 오랜 기간에 걸쳐 거의 동일하게 촬영하는 것은 상당히 수고로운 작업이라고도 할 수 있다. 치료내용을 기록으로 확실히 남기고 싶고 더 좋게 보이고 싶은 술자의 열정이 필요하며, 어느 정도 타협하고 싶은 충동에 내몰리면서도 타협하지 않고 밀고 나가면 사진에 혼이 담긴다. 그리고 술자의 열정과 혼이 임상사진을 통해 보는 사람에게도 전해지는 것이다.

고로 임상사진은 치과의사의 일을 기록하는 것이며, 치과의사의 인생 그 자체라고 해도 과언이 아니다. 항상 규격성 있는 임상사진을 보면 그것을 촬영한 치과의사의 진면목과 일에 대한 올곧은 자세를 미루어 짐작할 수 있다. 또한 예술성이 풍부한 아름다운 사진을 보면, 그 치과의사의 감성 풍부한 일솜씨가 전달된다. 반대로 구도가 틀어지거나 초점이 맞지 않은 사진이 제시되면, 그 치과의사는 그러한 것에 신경 쓰지 않거나 그 증례에 대한 열의가 없는 사람이라고 속단할 수도 있다. 다시 말해서 자신의 치과의사 인생을 나타내는 것이 임상사진이고, 그 임상사진에 그 치과의사의 일에 대한 자세나 열정이 어우러져 있기 때문에 보는 사람은 그 임상사진에 매료되는 것이다.

Chapter 0에서는 필자들이 몰두한 결과이기도 한 임상사진을 제시하는데, 독자인 선생님들이 매료되는 임상사진을 찍고자 하는 동기를 부여하는 데 일조한다면 기쁘이겠다.

Tsutomu Tanno(丹野 努)

Vol. 01

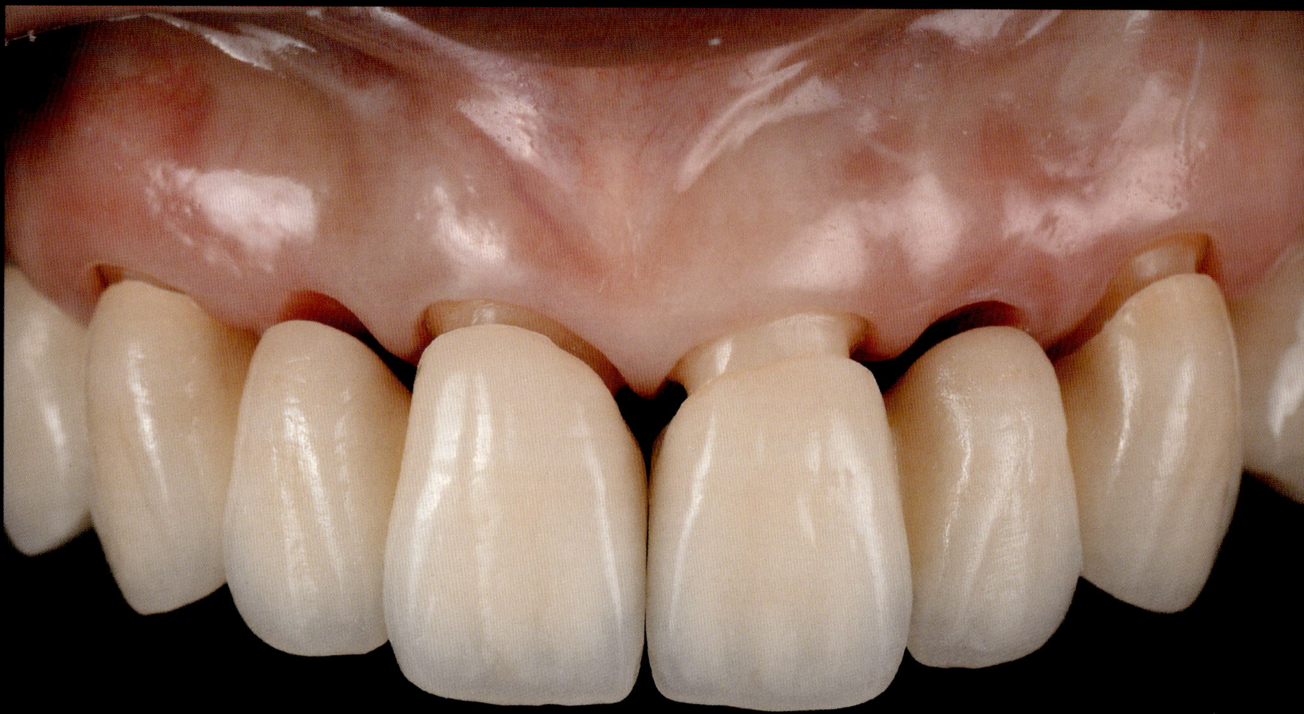

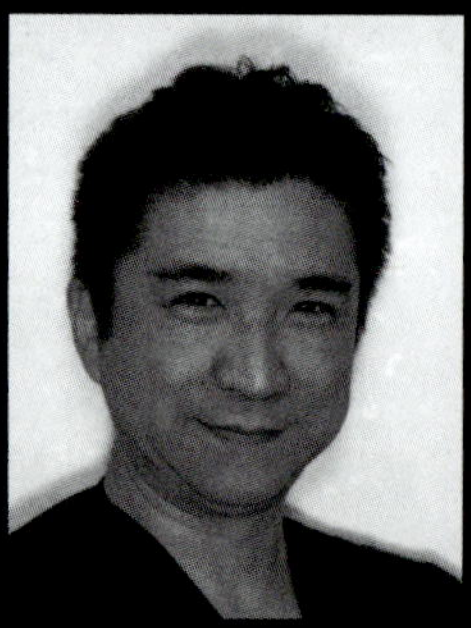

Masahiro Nakagawa
(中川雅裕)

약력
1992년 도쿄의과치과대학 치학부 졸업
1995년 의료법인 나카가와치과의원(도쿄도 하치오지시) 근무~현재 이사장

■ 촬영 기자재

- Nikon D610
- SIGMA MACRO 105mm F2.8 EX DG OS
- Nikon R1C1
- LumiQuest Ultrasoft

65세 여성. 이전 보철물의 심미장애 및 새로운 제작을 희망해 내원. 인접치의 평가를 거쳐 양측 측절치를 가공치로 하는 3 유닛 브리지를 2개 제작하기로 했다.

#12는 경·연조직의 위축을 동반한 결손 치조제이므로 결합조직이식으로 조직증대. #22는 치근파절 때문에 발치 후 치조제 유지를 위해 골이식 및 결합조직이식을 시행했다.

Provisional restoration으로 연조직의 형태를 부여하고, 통법에 따라 형성과 인상채득 후 브리지를 시적할 때의 사진이다. 조직증대에 성공해 심미성과 청소성이 확보되었다. 치주치료에 몰두하는 치과의사로서 치주조직 정비가 가장 중요하다는 점을 전하고 싶은 마음을 표현한 1장의 사진이다.

Vol. 02

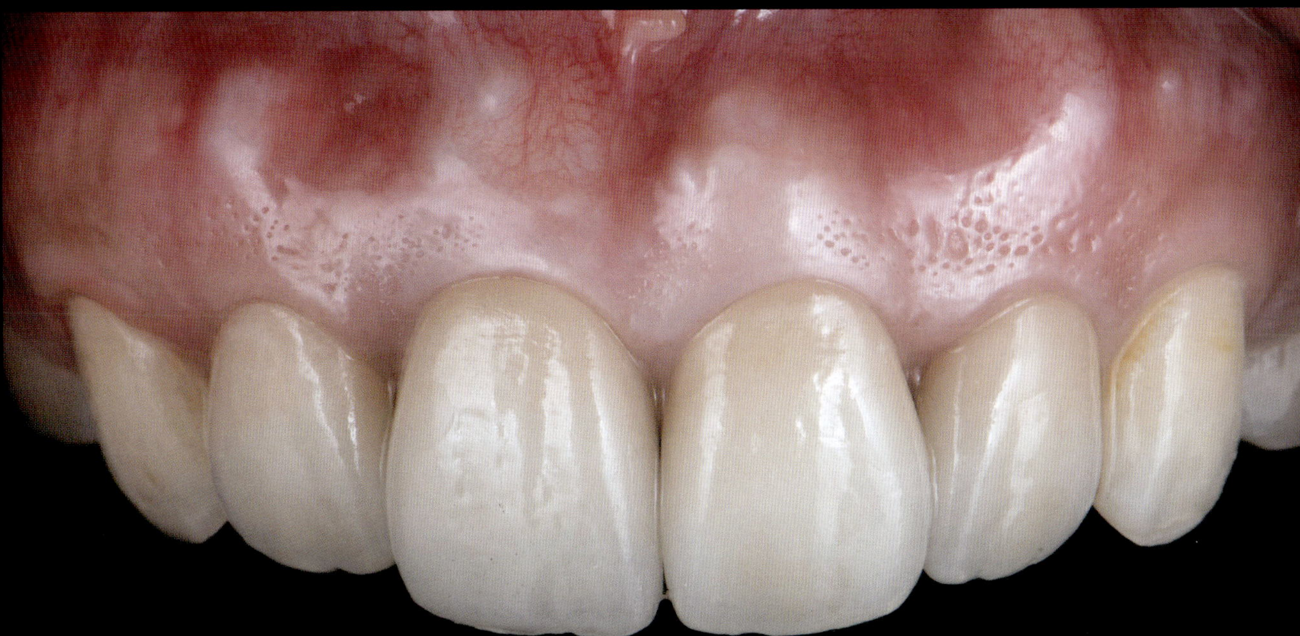

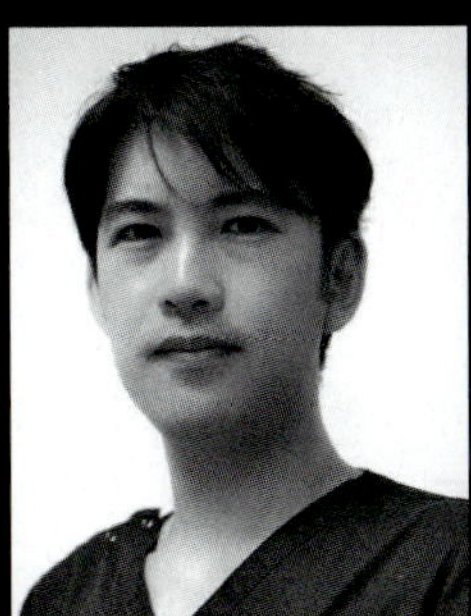

Tsutomu Tanno
(丹野 努)

약력
1999년 홋카이도치과대학 치학부 졸업
2006년 단노치과의원(도치기현 오야마시) 원장

■ 촬영 기자재

- Nikon D850
- Nikon Micro Nikkor 105mm
- Nikon R1C1
- LumiQuest Big Bounce

28세 여성. #11의 결손을 주소로 내원. Angle Ⅱ급 1류의 부정교합이 있기 때문에 PAOO(periodontally accelerated osteogenic orthodontics)를 동반한 교정 치료 후, 임플란트 치료를 계획. PAOO와 함께 GBR을 시행한 후 수술용 가이드를 이용해 flapless 수술을 함으로써 외과처치의 침습을 최소한에 그치게 할 수 있었다.

사진은 15° 정도 위에서 비스듬하게 촬영한 것으로, 아래로 적절하게 볼록한 모양의 절단선을 재현했다. 치아 표면은 적절히 건조시켜 보철물의 질감과 내부구조를 알 수 있도록 하고, 자연감을 재현하기 위해 고형공극에는 수분을 포함시켰다. 치은은 건조시키고 거기에 부드럽고 넓은 빛을 조사해 stippling을 강조했다. 치조점막의 모세혈관도 사실적으로 재현되어 있다.

Vol. 03

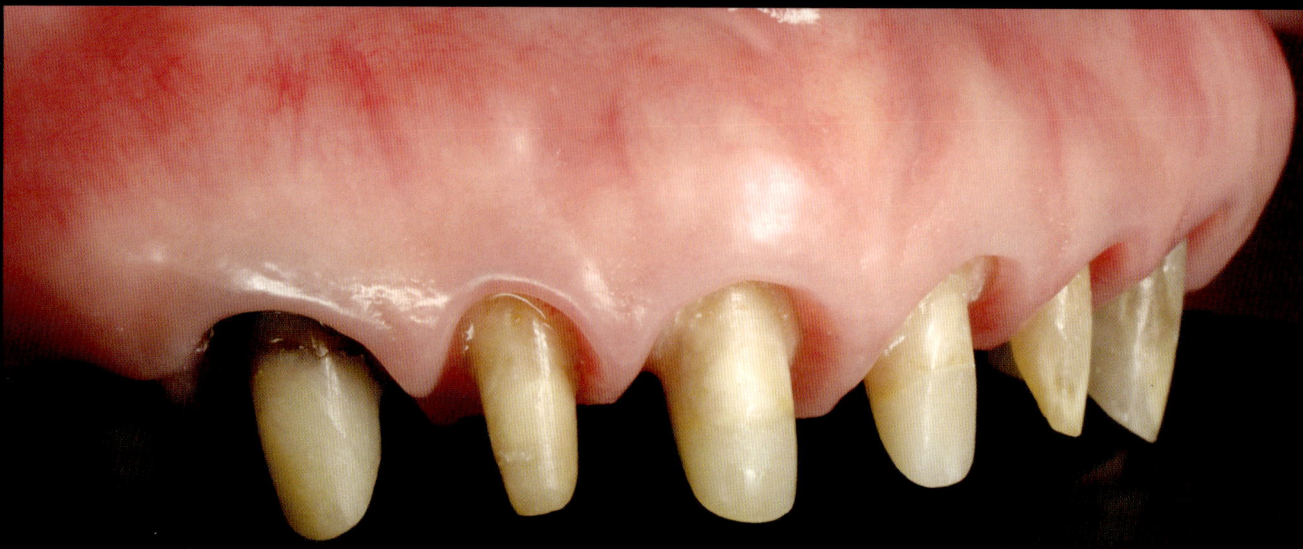

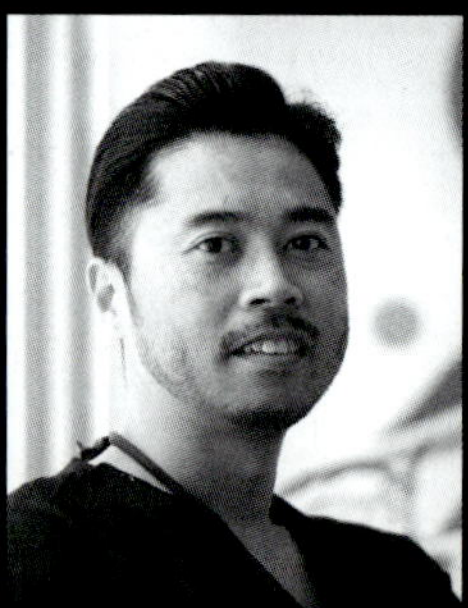

Kazuyuki Kouzuma
(上妻和幸)

약력
1997년 일본치과대학 졸업
2007년 고우즈마치과의원(가나가와현 요코하마시) 개업

■ 촬영 기자재

- OLYMPUS E300
- OLYMPUS TF22
- OLYMPUS ZUIKO DIGITAL ED 50mm F2.0 Macro

60세 여성. 심미적 요구가 매우 높고, 인생의 황혼기에 들어 이번에 치료하는 치아를 인생의 마지막 치료 치아로 삼고 싶다는 주소로 내원. 전악의 24개 지대치 형성부터 27개의 심미보철에 이르는 대규모 치료 증례였다.

Provisional restoration을 체어사이드에서 세세하게 시행착오를 거치는 나날도 종반에 접어들어, 치은의 형태가 정돈된 적당한 때에 촬영한 1장의 사진. 치간유두의 형태, subgingival contour, 지대치 형성의 마무리 등 이 증례에 대한 애정이 사진에 담겼다고 느낀다.

이 증례를 계기로 포트레이트(portrait) 촬영을 시작하는 등 더 좋고 매료되는 임상사진을 촬영하게 되었는데, 애정이 담긴 1장의 사진이다.

Vol. 04

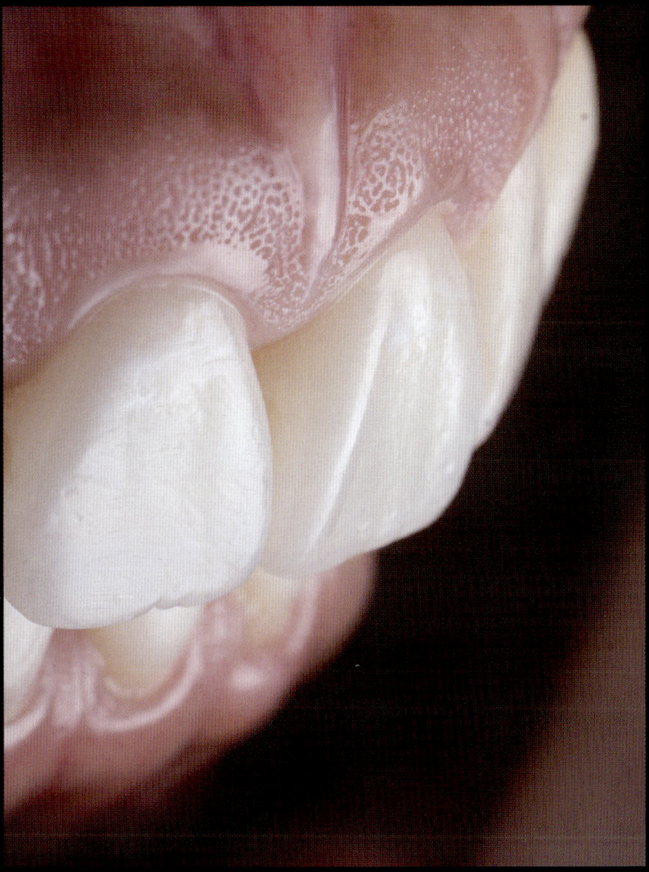

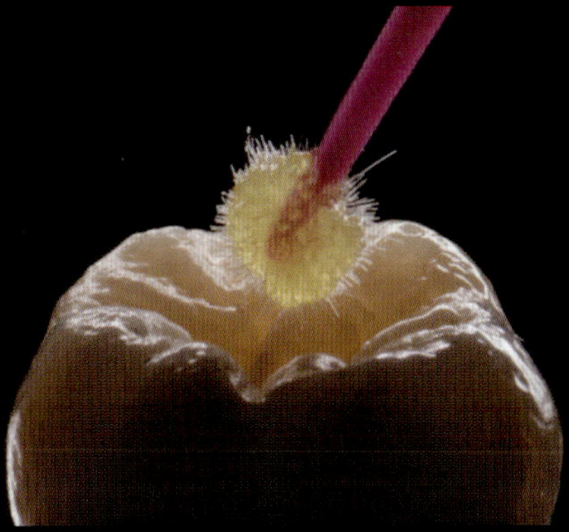

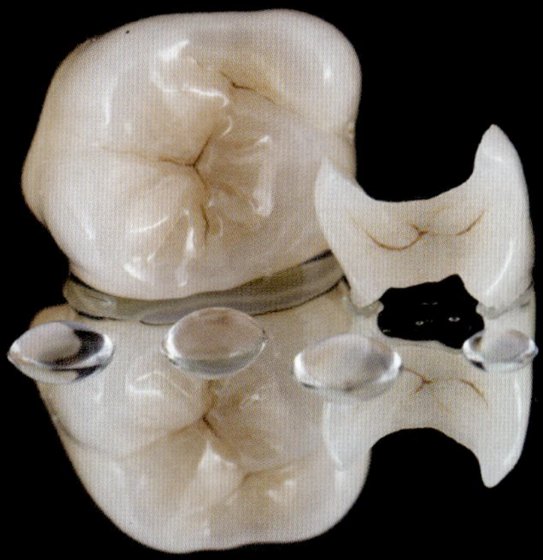

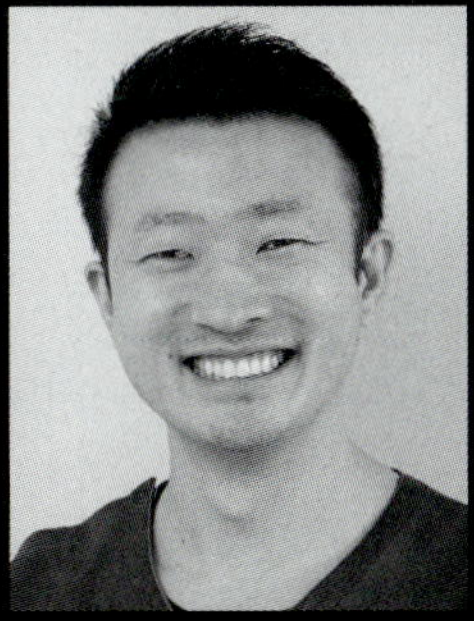

Yoshifumi Matsumoto
(松本圭史)

약력
2005년 일본치과대학 졸업
2015년 마쓰모토 dental office(도쿄도 히가시야마토시) 개업

■ 촬영 기자재

- Canon X8i
- Yongnuo Speedlite YN560 Ⅳ
- Canon Macro Ring Lite MR-14EX
- TAMROM 90mm MACRO
- Nikon D600
- Nikon AF Micro-Nikkor 60mm
- Nikon Wireless Remote Speedlight SB-R200

왼쪽 사진은 플래시에 디퓨저를 부착해 촬영했다. 플래시 조절에 공을 들여 빛이 부드러워지고 브라운 아웃(blown-out)이 생기기 어렵게 만들었으므로, 치아의 표면 형태와 stippling이 세세한 부위까지 표현되었다.

오른쪽 위의 사진은 본딩제를 도포하는 순간을 표현하고 있다. 링 플래시를 뒤에서 비추면서 조금 어두운 노출을 주어 구치부 교합면의 세세한 요철을 표현했다.

오른쪽 아래의 사진은 보철물의 아름다움을 표현한 것이다. 구강 내 촬영용 거울 위에 보철물을 올리고, 박스 안의 좌우에 무선 플래시를 배치해 바운스(bounce)시켜 촬영했다.

이처럼 플래시를 잘 조절하는 것만으로(이것이 어렵지만) 환상적인 사진을 촬영할 수 있다. 플래시 거리와 위치에 따라 노출이 크게 변하므로 몇 번이고 시험해 보시기 바란다.

Vol. 05

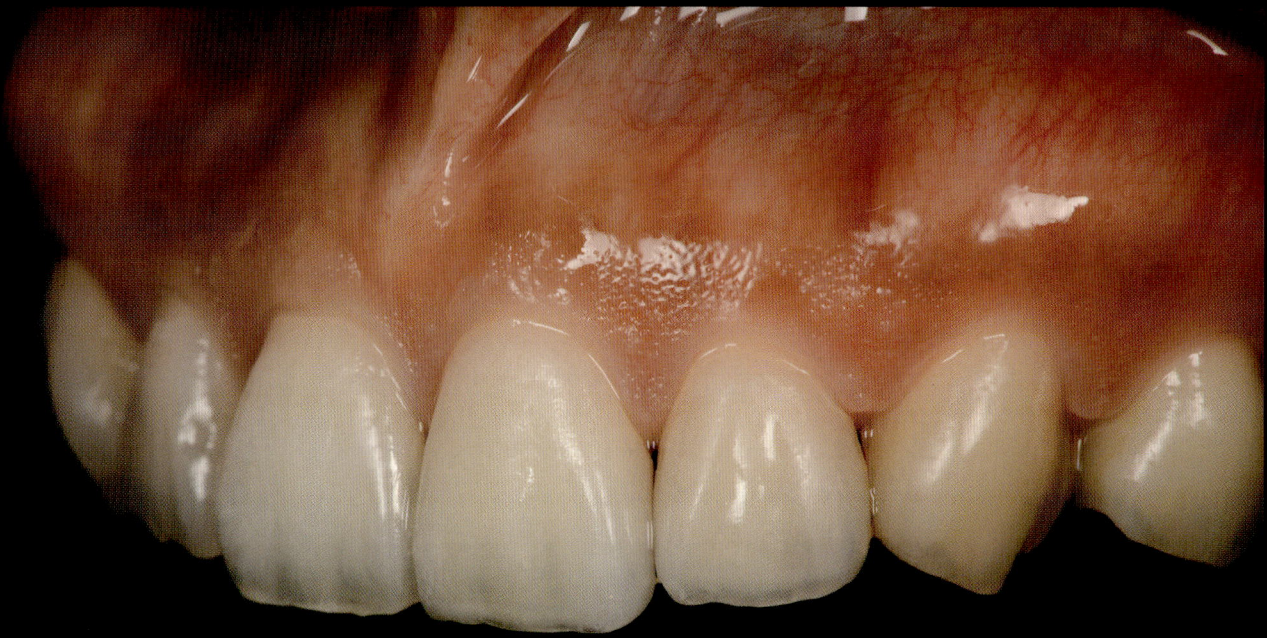

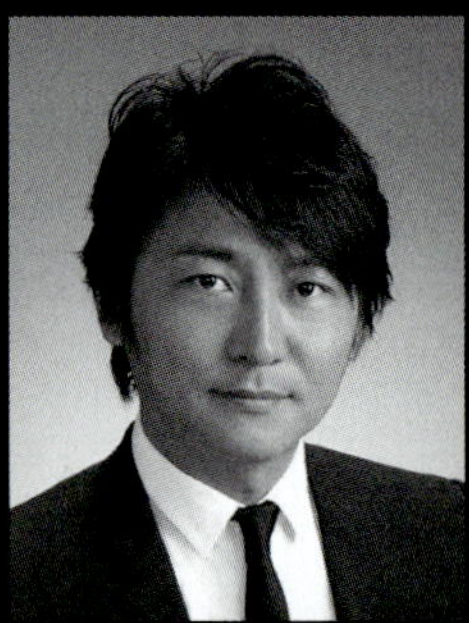

Koji Kikuchi
(菊地康司)

약력

2000년 메이카이대학 치학부 졸업
메이카이대학 부속병원 보철학강좌 입국

2007년 우라야스 Blanc Dental Clinic(지바현 우라야스시) 개업

■ 촬영 기자재

- Nikon D800E
- Nikon AF-S VR Micro Nikkor 105mm f/2.8 G IF-ED
- Nikon SB-R200
- LumiQuest LQ101

35세 여성. 자전거 사고로 넘어져 #21과 #22의 치관이 파절. 환자와 상담 결과 #21과 #22에 도재 래미네이트 베니어를 이용한 수복을 계획. 재료의 특성을 고려해 필요최소한으로 삭제하고 러버댐 방습 상태에서 확실히 접착했다.

치료 후 5년이 지났는데 기능적인 문제는 없고, 환자는 심미적으로도 매우 만족해한다.

Vol. 06

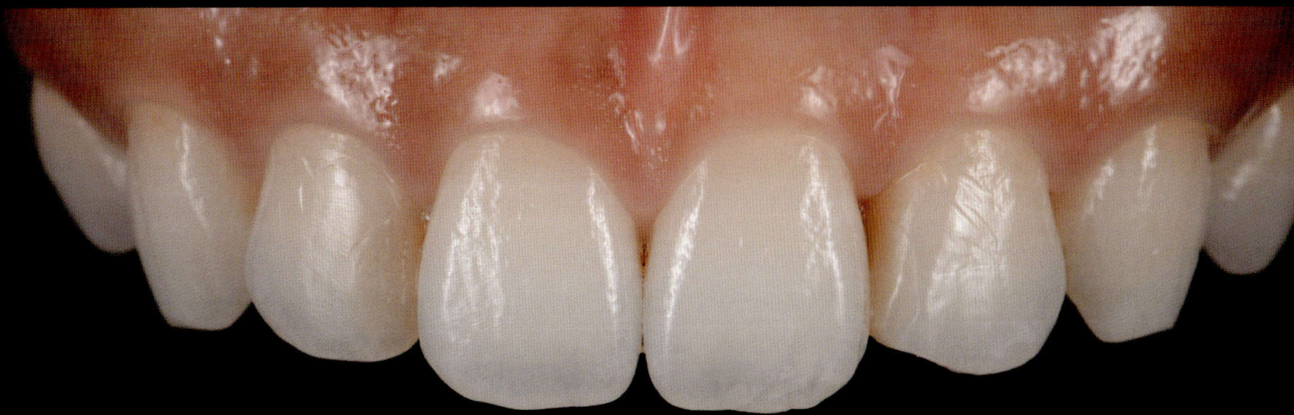

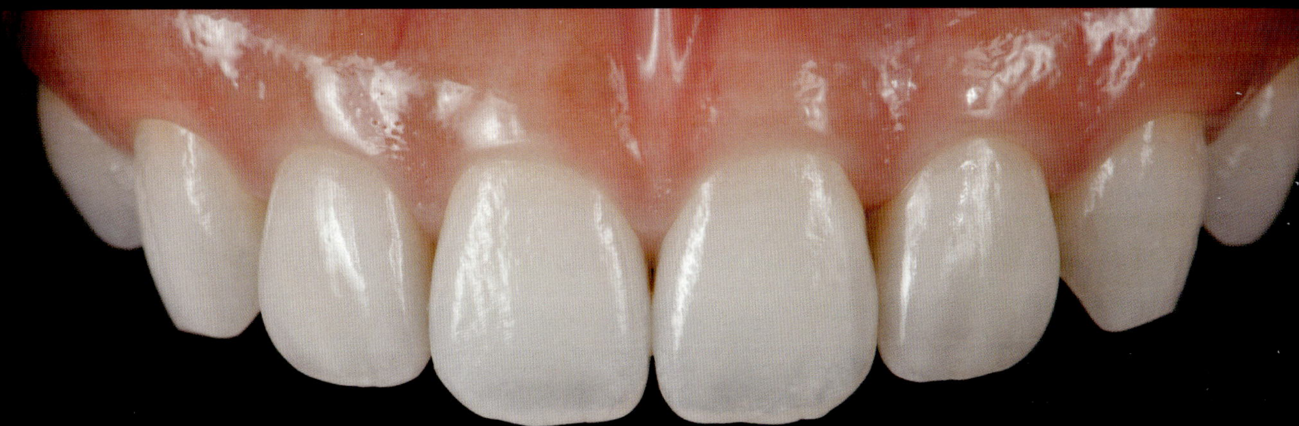

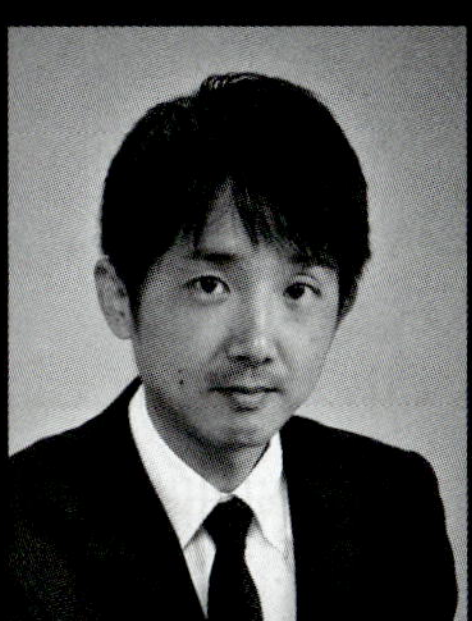

Kazuaki Ito
(伊藤和明)

약력
1998년 오이타현 치과기술전문학교 졸업
2011년 Bright dental arts(지바현 가시와시) 개업

■ 촬영 기자재

- Canon EOS 5D Mark Ⅲ
- Canon EF 100mm F2.8L Macro IS USM
- Canon Macro Twin Lite MT-26EX-RT

20대 여성. #12과 #22의 복합레진 충전에 대한 좌우의 형태불량을 주소로 심미적 회복을 원해 내원. 진단용 왁스업으로 최종 형태를 결정하고, 거기서부터 삭제량을 측정해 래미네니트 베니어의 지대치 형성을 했다. 기공작업에서는 인상을 채득해 내화모형을 제작한 후 도재를 축성하고, 소성 후 형태를 수정했다. 좌우의 형태불량도 심미적으로 개선되었다.

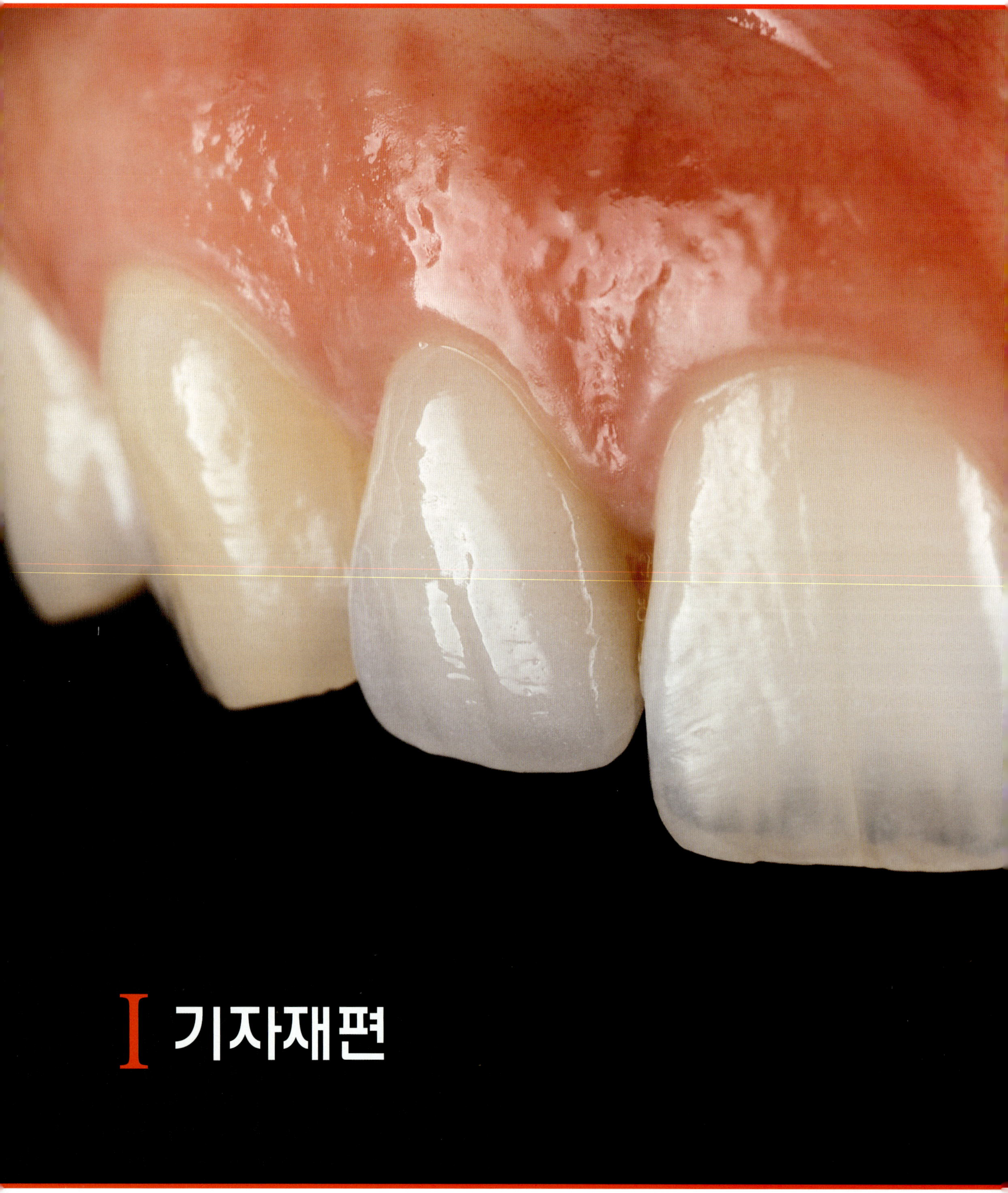

I 기자재편

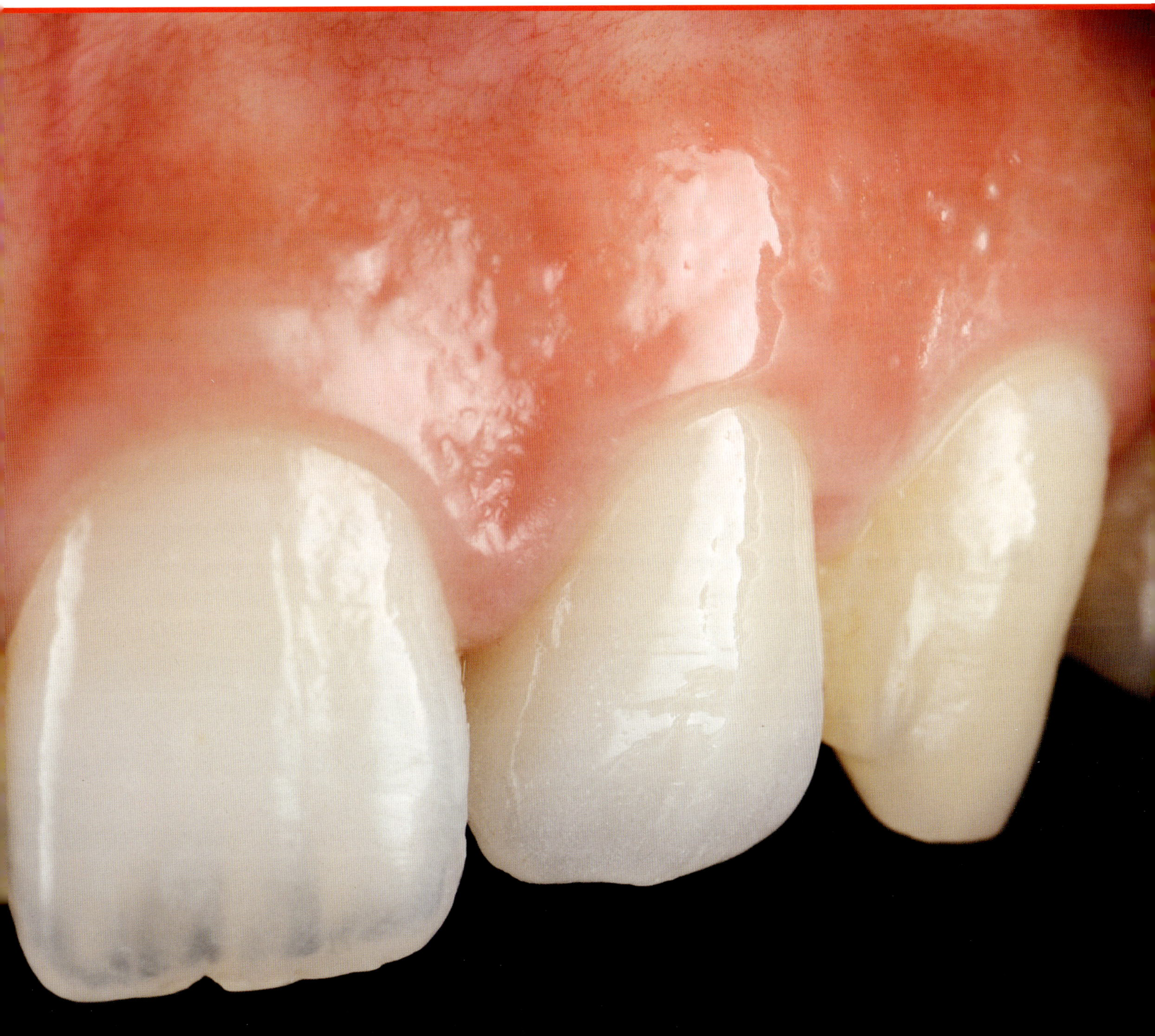

기자재편에서는 임상사진을 찍기 위해 필요한 기자재와 각종 설정에 대해 설명한다. 구강 내 촬영용 카메라로서 이미 플래시와 렌즈가 조합되어 설정이 끝난 제품도 시판되지만, 목적에 맞는 기자재를 자신이 준비해 설정하면 값이 쌀 뿐만 아니라 자기가 머리에 그린 사진을 촬영할 수 있을 것이다. 또한 설정에 대해서는 어렵다고 생각하는 사람도 적지 않다. 하지만 임상사진은 진료실이라는 한정된 환경에서 촬영하기 때문에 한 번만 설정을 마치면 변경하는 항목이 적으니, 부디 스스로 할 수 있기 바란다.

I

기자재편

CHAPTER

01

촬영 기자재의 선택

Tsutomu Tanno (丹野 努)

디지털 사진을 촬영하기 위해 필요한 기자재로는 디지털 카메라, 렌즈, 플래시 등 기본적인 기자재 외에 구강 내 사진 촬영용 거울, 리트랙터 등의 주변 기자재가 있다. 이 장에서는 초심자도 이해할 수 있고, 상급자에게는 지식을 재확인할 수 있도록 기자재의 특징을 하나씩 소개한다.

어떤 카메라를 선택하면 좋을까

현재 사용되는 디지털 카메라를 크게 구분하면 일안 리플렉스 카메라와 콤팩트 카메라로 나눌 수 있다. 둘 사이의 커다란 차이를 보면, 일안 리플렉스 카메라는 파인더로 본 화상과 촬영하는 화상이 동일한 데 비해 콤팩트 카메라에는 '차이가 있다'는 점이다. 그 밖에도 일안 리플렉스 카메라의 성능이 크게 웃돌므로 적절한 구강 내 사진을 얻기 위해서는 일안 리플렉스 카메라를 사용해야 한다(표 1).

제조사에서 판매되는 일안 리플렉스 카메라에는 렌즈와 플래시의 조합이 이미 정해져 설정이 끝난 것도 있다. 이것들은 '설정이 편하다', '규격사진을 찍기 쉽다', '플래시 광량이 안정적이다' 등과 같이 제조사마다 우수한 특징이 있다. 따라서 설정이 끝난 카메라를 이용해도 훌륭한 사진을 촬영할 수 있을 것이다. 다만 이 책의 목적인 '보다 응용성 있는 사진을 촬영한다.'를 달성하기 위해서는 촬영하는 사

표 1. 일안 리플렉스 카메라와 콤팩트 카메라의 차이

	일안 리플렉스 카메라	콤팩트 카메라
사진의 성과	우수함	일안 리플렉스 카메라에 비해 떨어진다.
아웃오브포커스 (out of focus)	아름답게 연출할 수 있다.	연출할 수 없다.
표현력	높음	표현력에 한계가 있다.
렌즈 교환	가능	불가능
가격	비싼 것도 있다. 렌즈를 갖추려면 비용이 든다.	값이 싸다.
휴대성	크고 무겁다.	작고 가볍다.

표 2. 니콘 일안 리플렉스 카메라의 종류

클래스	제품	포맷	화소 수	무게	가격	특징
High end	D5	FX	2,082만 화소	1,415g	약 750만 원	니콘의 최상위 기종. 움직이는 피사체 촬영에 좋다. 치과 임상사진에서는 기능이 차고 넘친다.
	D850	FX	4,575만 화소	1,005g	약 400만 원	니콘 최고 화소 수. 정지한 피사체 촬영에 좋다. 저역 필터(low pass filter)가 없다. 심미 부위에는 이 기종을 사용한다.
Middle	D750	FX	2,432만 화소	840g	약 230만 원	작고 가벼워 기동력이 있다. D850과 D610 사이의 성능
	D610	FX	2,426만 화소	850g	약 170만 원	D850의 염가판. 범용성이 높고 기능도 충분하기 때문에 애용자가 많다.
	D500	DX	2,088만 화소	860g	약 260만 원	DX 최고 기종. D5의 DX판. 움직이는 피사체 촬영에 좋다. 치과 임상사진에서는 기능이 차고 넘친다.
	D7500	DX	2,088만 화소	720g	약 140만 원	정지한 피사체 촬영에 좋다. 저역 필터가 없다. 전치부 촬영에 이 기종을 애용하는 사람이 많다. 치과기공사와의 연계 등에는 DX가 더 적합하다.
Entry	D5600	DX	2,416만 화소	465g	약 90만 원	Wi-Fi 내장. 초심자에게 적합. 가벼워 스태프 전용으로 좋다.
	D3500	DX	2,416만 화소	415g	약 60만 원	초심자에게 적합. 가벼워 스태프 전용으로 좋다.

High end 클래스, middle 클래스, entry 클래스로 나눌 수 있다. High end 클래스 카메라는 연사기능, 어두운 곳에서의 촬영 기능이 뛰어나지만 치과 임상에서는 이러한 기능이 그다지 중요하지 않다. 스태프가 촬영할 때는 무게 등을 고려해 entry 클래스도 좋지만, 한 단계 위의 사진을 찍고자 한다면 middle 클래스 이상의 카메라가 필요하다.

람 스스로가 카메라의 특성이나 설정을 이해할 필요가 있으므로, 찍고자 하는 사진에 맞춰 카메라, 렌즈, 플래시를 스스로 판단해 구입하고 설정할 수 있도록 설명한다. 또한 스스로 갖추는 편이 가격적인 측면에서도 싸다는 장점이 있다.

1 좋은 카메라는 무엇이 다른가

일안 리플렉스 카메라는 가격대가 수십만 원부터 수백만 원까지 여러 종류가 있다. 니콘을 예로 들면, 일안 리플렉스 카메라는 high end 클래스, middle 클래스, entry 클래스로 나뉘는데, 프로 사양 카메라에서 초심자용 카메라까지 다양하다(표 2). 프로 사양 카메라는 움직이는 물체를 찍기 위한 뛰어난 연사기능, 어두운 곳에서도 확실히 찍을 수 있는 기능(고감도의 ISO) 등을 갖추고 있다. 그러나 치과 임상에서는 정지된 피사체를 일정 광량으로 촬영하는 경우가 많으므로 프로 사양의 카메라까지는 필요하지 않을 수도 있다.

그러면 치과 임상에서 좋은 카메라를 이용하면 무엇이 다를까? 바로 선예도이다. 선예도는 sharpness라고도 하는데 화상 경계의 뚜렷함이나 미세한 부분의 해상력을 표현하는 정도를 말하고, 속된 말로 '칼선예도'라고 한다. 구체적으로 이야기하면, 선예도가 높은 사진이란 배경이 흐릿하고(아웃오브 포커스) 피사체가 더 두드러져, 보다 입체적으로 보이는 사진이다. '사진은 예전부터 찍고 있는데, 찍고 싶은 사진과는 뭔가가 다르다.'고 생각하는 것은 선예도의 차이일지도 모른다. 선예도는 카메라뿐만 아니라 렌즈나 플래시의 성능과 설정에서도 영향을 받으므로 그것들에 대한 이해도 반드시 필요하다.

캐논 vs. 니콘

카메라 제조사의 양대 산맥이라고 하면 캐논과 니콘이라 할 수 있고 '어느 쪽이 좋은가?'와 같은 물음이 종종 논쟁거리가 된다. 자동차로 말하면 캐논과 니콘은 메르세데스 벤츠와 BMW 같은 존재로, 각각 특징이 있기 때문에 갑을을 논하기 어렵다. 결론부터 이야기하면 어느 쪽이나 확실한 사진을 촬영할 수 있지만, 둘 사이에는 미묘한 차이가 있다.

색 표현에서 둘의 차이는, 캐논이 기억색이라면 니콘은 기록색이라 할 수 있다. '기억색'이란 많은 사람이 이미지로서 기억하는 색이고, '기록색'이란 실제의 색이다. 기억색과 기록색을 비교하면, 일반적으로 기억색이 더 깨끗하다고 생각하는 색이라고 한다. 예를 들어 사람의 피부는 실제보다 희게 기억되는 경우가 많다. 따라서 캐논은 실제보다 선명하게 찍히고, 니콘은 색을 충실하게 재현하는 데 뛰어나다고 할 수 있을 것이다. 색의 상태로서 캐논은 'Vivid', 'Blue'라고 이야기하고, 니콘은 'Natural', 'Yellow'라고도 이야기한다. 또한 치과영역에 관해서 이야기하면 캐논은 흰색 촬영에 특기가 있고 빨간색은 서투르며, 니콘은 빨간색 촬영에 특기가 있고 흰색은 서투르다. 따라서 캐논은 치아 촬영에 좋고 치은 촬영에는 서투르며, 니콘은 치은 촬영에 좋고 치아 촬영에는 서투르다는 말일 수도 있다(그림 A).

다만 실제로는 RAW 형식(I편 Chapter 2 참조)으로 촬영하면 캐논 카메라로 찍어도 니콘 카메라와 같은 사진으로 만들거나, 니콘 카메라로 캐논 카메라와 같은 사진을 만들 수 있으므로 어느 쪽을 고를 것인지는 결국 촬영하는 사람의 기호에 달려 있을지도 모른다…….

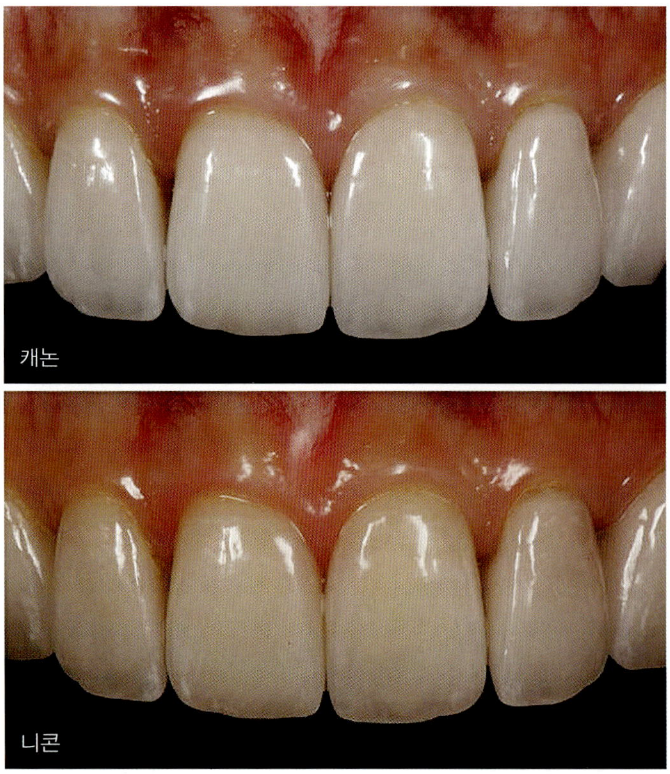

그림 A. 캐논과 니콘 카메라로 찍은 사진의 차이.
실제의 색은 니콘에 가깝지만, 캐논이 실제보다 깨끗하게 찍힌다. 다만 RAW 형식으로 촬영하면 현상처리를 통해 사진의 느낌을 가깝게 만들 수 있다.

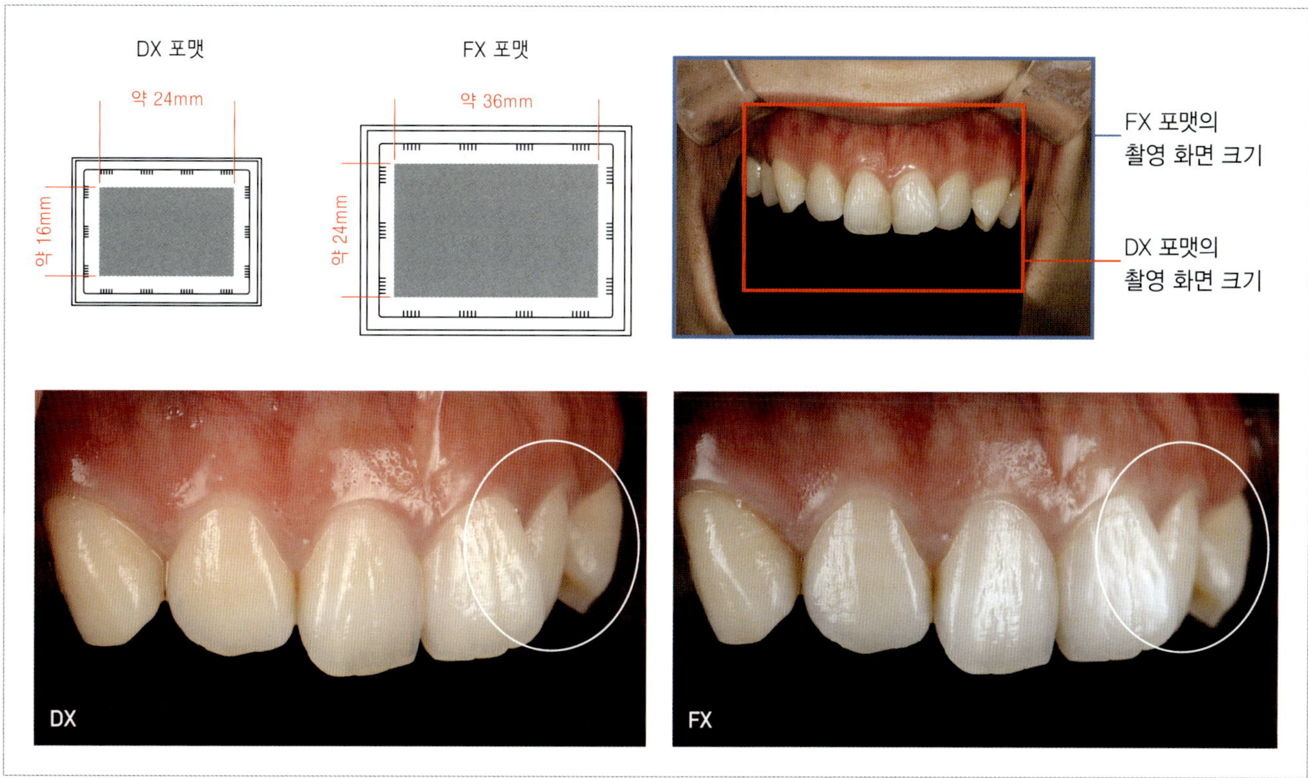

그림 1. DX 포맷과 FX 포맷의 차이.
DX 포맷은 초점이 맞는 부분과 맞지 않는 부분의 차이가 없고, 전체적으로 부드럽게 이차원적으로 찍혔다. 한편 FX 포맷은 초점이 맞는 부분과 맞지 않는 부분의 차이가 확실한 삼차원적으로 찍혔다. 규격사진에서는 별로 차이를 느끼지 못하지만 화상의 선예도가 필요한 사진에서는 차이가 난다.

2 포맷의 차이

포맷이란 카메라에 찍힌 화상의 범위를 말하는 것으로 니콘의 일안 리플렉스 카메라에는 FX 포맷과 DX 포맷의 2종류가 있다(캐논이라면 FX 포맷은 full size, DX 포맷은 APS-C size에 해당. 소니나 올림푸스는 다른 규격이다. 이제부터 이 책에서는 니콘을 예로 들어 설명함). FX 포맷은 화상 범위가 넓고 DX 포맷은 좁으므로, 넓은 범위에서 촬영하고 싶은 경우에는 FX 포맷이 적당하고 좁은 범위에서 촬영하고 싶은 경우에는 DX 포맷이 적합하다. 다시 말해서 배경을 흐릿하게 하고 피사체를 두드러지게 만들고 싶은 경우에는, 넓은 범위를 촬영할 수 있는 FX 포맷이 유리하다. 하지만 피사체를 크게 찍고 싶은 경우나, 사진의 모퉁이까지 또렷하게 찍고 싶은 경우는 DX 포맷이 적합하다(그림 1).

치과 임상에서는 구강 내 규격사진과 같은 기록사진으로서 모퉁이까지 흐릿하지 않게 촬영하고 싶은 경우에는 DX 포맷이 유리하고, 배경을 흐릿하게 해서 찍고 싶은 부위를 두드러지게 촬영하고 싶은 경우에는 FX 포맷이 유리하다. 바꿔 말하면 DX 포맷은 이차원적인 표현과 규격화된 자료에 적합하고, FX 포맷은 삼차원적인 표현과 예술적인 사진에 적합하다고도 이야기할 수 있다.

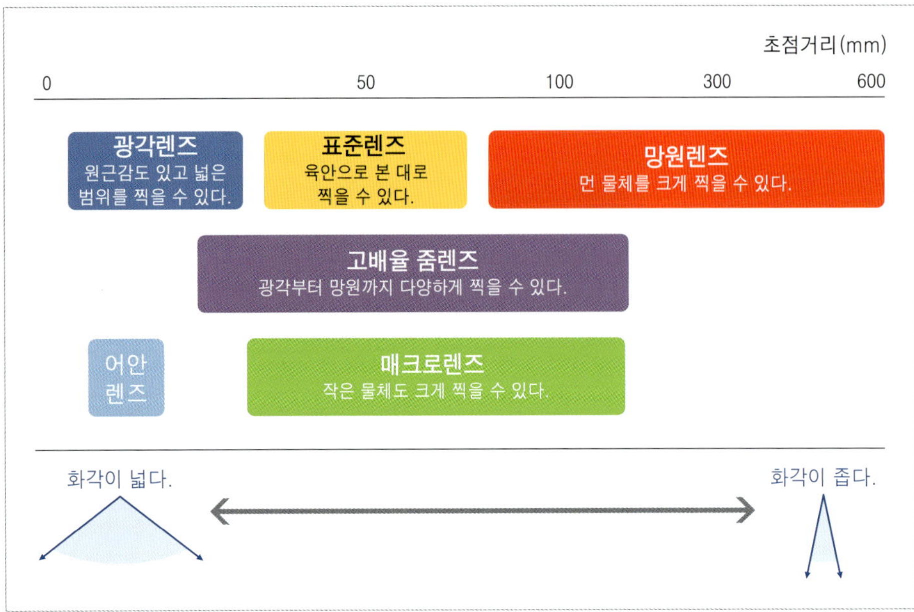

그림 2. 렌즈의 종류.
치과 임상에서 대부분의 사진은 매크로렌즈로 촬영할 수 있다. 안모 사진도 설정에 따라서는 매크로렌즈로 촬영할 수 있다.

3 치과 임상에서 사용하는 카메라

구강 내 규격사진은 예술적인 사진보다 기록적인 사진이 필요하기 때문에 entry 클래스의 DX 포맷 카메라로 충분하다. DX 포맷이라면 모퉁이에서 모퉁이까지 확실한 사진을 찍을 수 있을 뿐만 아니라 카메라 본체의 무게도 가벼우므로 여성 스태프도 사용하기 쉽다.

한편 entry 클래스로는 부족한 경우나 보다 예술적인 사진을 찍고 싶은 경우에는 FX 포맷 카메라를 추천한다. 이유는 entry 클래스보다 예술적인 입체감이 있는 사진을 찍을 수 있기 때문이다. 이 책의 목적인 '보다 고급스러운 구강 내 사진을 찍고 싶다'고 생각하는 선생님께는 FX 포맷 클래스를 추천한다.

어떤 렌즈를 선택하면 좋을까

1 렌즈의 종류

렌즈의 종류에 따라 특징이 크게 변하는데 광각렌즈, 표준렌즈, 망원렌즈, 고배율 줌렌즈, 어안렌즈, 매크로렌즈(니콘의 경우에는 마이크로렌즈라고 함) 등의 종류가 있다(그림 2). 치과 임상에서 안모 이외의 사진은 매크로렌즈를 이용하는 경우가 대부분이므로 여기서는 매크로렌즈에 대해 설명한다.

매크로렌즈란 작은 것을 크게 찍을 수 있는 렌즈를 말하는 것으로, 곤충이나 꽃의 접사 촬영 등은 매크로렌즈를 사용한다. 렌즈에는 카메라의 포맷에 따라 DX 포맷 대응 렌즈와 FX 포맷 대응 렌즈가 있고, 카메라 제조사에 따라 캐논용과 니콘용이 있다. 시그마 등의 렌즈도 장착할 수 있는데, 마찬가지로 캐논용과 니콘용으로 나뉜다.

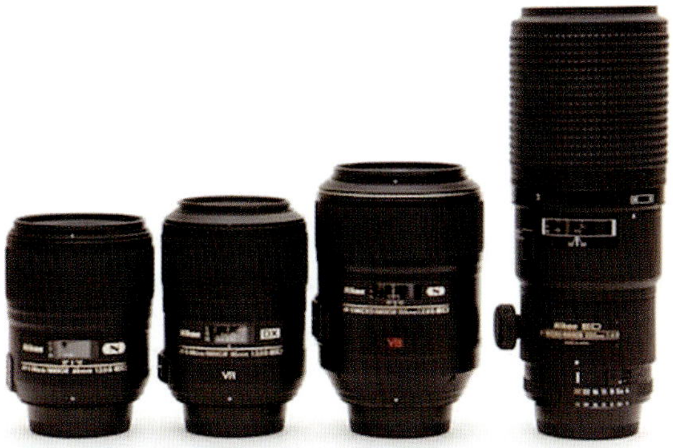

그림 3. 니콘의 매크로렌즈.
초점거리가 60mm, 85mm, 105mm, 200mm인 렌즈가 있다.

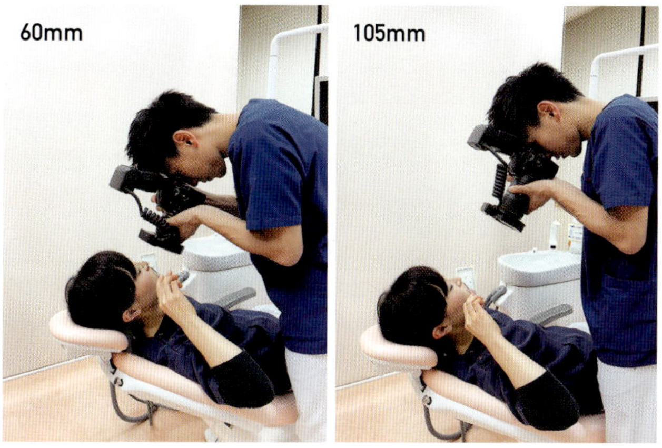

그림 4. 렌즈 초점거리 차이에 따른 피사체와의 거리감.
왼쪽: 60mm의 경우에는 상당한 접사가 되어 전치부 이외의 촬영에는 적합하지 않다.
오른쪽: 105mm의 경우에는 알맞은 거리가 되어 사용하기 쉽다.

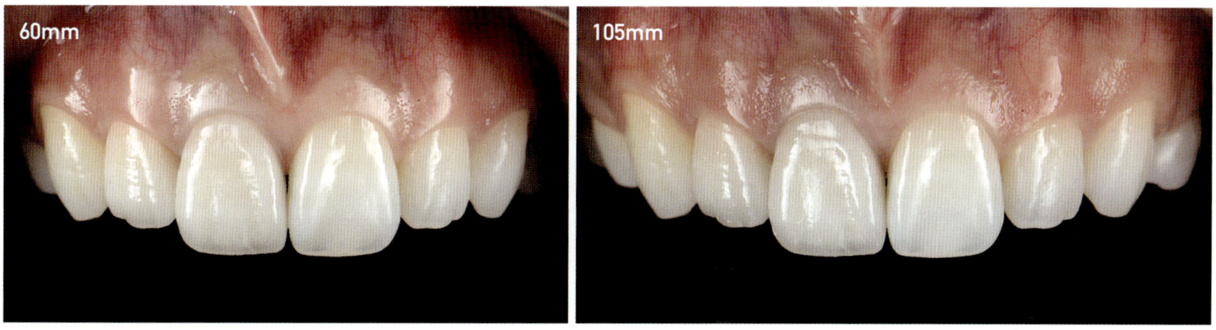

그림 5. 렌즈 초점거리 차이에 따른 촬영 화상의 차이.
60mm에서는 접사가 되므로 사진의 가장자리가 왜곡된다. 105mm에서는 왜곡이 적다. 전치부의 #12~22 정도를 강조하는 경우에는 60mm, #13~23을 찍고 싶은 경우에는 105mm가 효과적이다.

2 치과 임상에 적합한 렌즈

치과 임상에 사용하는 매크로렌즈는 초점거리에 따라 나뉜다. 초점거리란 피사체로부터 어느 정도 떨어져 사진을 촬영할 수 있는지를 표시하는 것으로, 니콘의 매크로렌즈에는 60mm, 85mm, 105mm, 200mm가 있다(그림 3). 동일한 피사체를 동일한 크기로 찍는 경우 피사체에 가장 근접해 찍는 것이 60mm이고, 가장 멀리 떨어져서 찍는 것이 200mm이다. 예를 들어 곤충 등을 촬영할 때는, 곤충이 도망가지 않도록 멀리서 찍으므로 200mm의 매크로렌즈가 필요하다. 그러나 치과 임상에서는 초점거리가 제한되어 있으므로 일반적인 구강 내 사진의 경우, DX 포맷 카메라라면 85mm, FX 포맷 카메라라면 105mm 정도의 렌즈를 이용하면 문제가 없다고 생각한다(그림 4). 또한 동일한 피사체라도 60mm와 105mm에서는 사진의 느낌이 크게 다른데, 60mm에서는 피사체에 상당히 가깝기 때문에 사진의 가장자리에 '수차'라는 왜곡이 생긴다(그림 5).

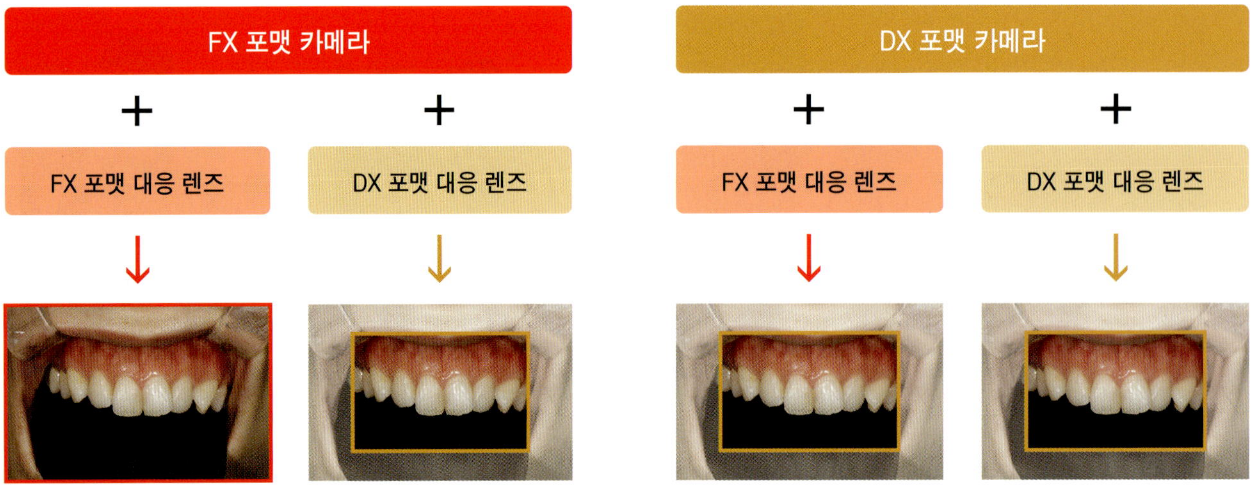

	FX 포맷 대응 렌즈	DX 포맷 대응 렌즈
FX 포맷 카메라 (약 36×24mm)	FX 포맷으로 촬영 가능	DX 포맷으로 촬영 가능
DX 포맷 카메라 (약 24×16mm)	DX 포맷으로 촬영 가능	DX 포맷으로 촬영 가능

그림 6. FX 포맷 카메라에 FX 포맷 대응 렌즈를 장착하면 FX 포맷으로 촬영할 수 있고, DX 포맷 대응 렌즈를 장착하면 DX 포맷 촬영이 된다. DX 포맷 카메라에는 FX 포맷 대응 렌즈와 DX 포맷 대응 렌즈를 모두 장착할 수 있지만, FX 포맷 대응 렌즈를 장착하면 FX 포맷으로 촬영되는 것이 아니라 초점거리가 1.5배로 환산된다(DX 포맷 카메라에 FX 포맷 대응 렌즈 60mm를 장착하면, DX 포맷 대응 렌즈 90mm를 장착한 경우와 같아짐).

참고로 DX 포맷 카메라에 FX 포맷 대응 렌즈를 장착하면 초점거리가 1.5배로 환산된다. 예를 들어 FX 포맷 대응 렌즈 60mm를 DX 포맷 카메라에 장착하면, DX 포맷 대응 렌즈 90mm를 DX 포맷 카메라에 장착한 경우와 같아진다(그림 6).

어떤 플래시를 갖추면 좋을까

구강 내 사진 촬영에 이용하는 플래시를 크게 나누면 링 플래시와 트윈 플래시의 2종류가 있다(그림 7). 링 플래시는 렌즈 끝에 장착하는 둥근 링 모양의 플래시로 빛이 직선적이고 안쪽 깊숙한 곳까지 잘 도달한다. 구강 내 사진의 대부분은 링 플래시로 찍는다. 다만 링 플래시는 빛이 전치의 정면에서 반사되어 버리므로 전치부 촬영에는 적합하지 않다.

트윈 플래시는 링 옆에 부착한 2개의 플래시를 말한다. 트윈 플래시는 빛을 양옆에서 조사하므로 치아의 미세구조나 입체감을 낼 수 있어 전치부 촬영에 적합하다고 할 수 있다. 다만 렌즈와 피사체의 아주 작은 거리 차이에 따라서도 표현이 크게 달라지기 때문에 주의가 필요하다(그림 8).

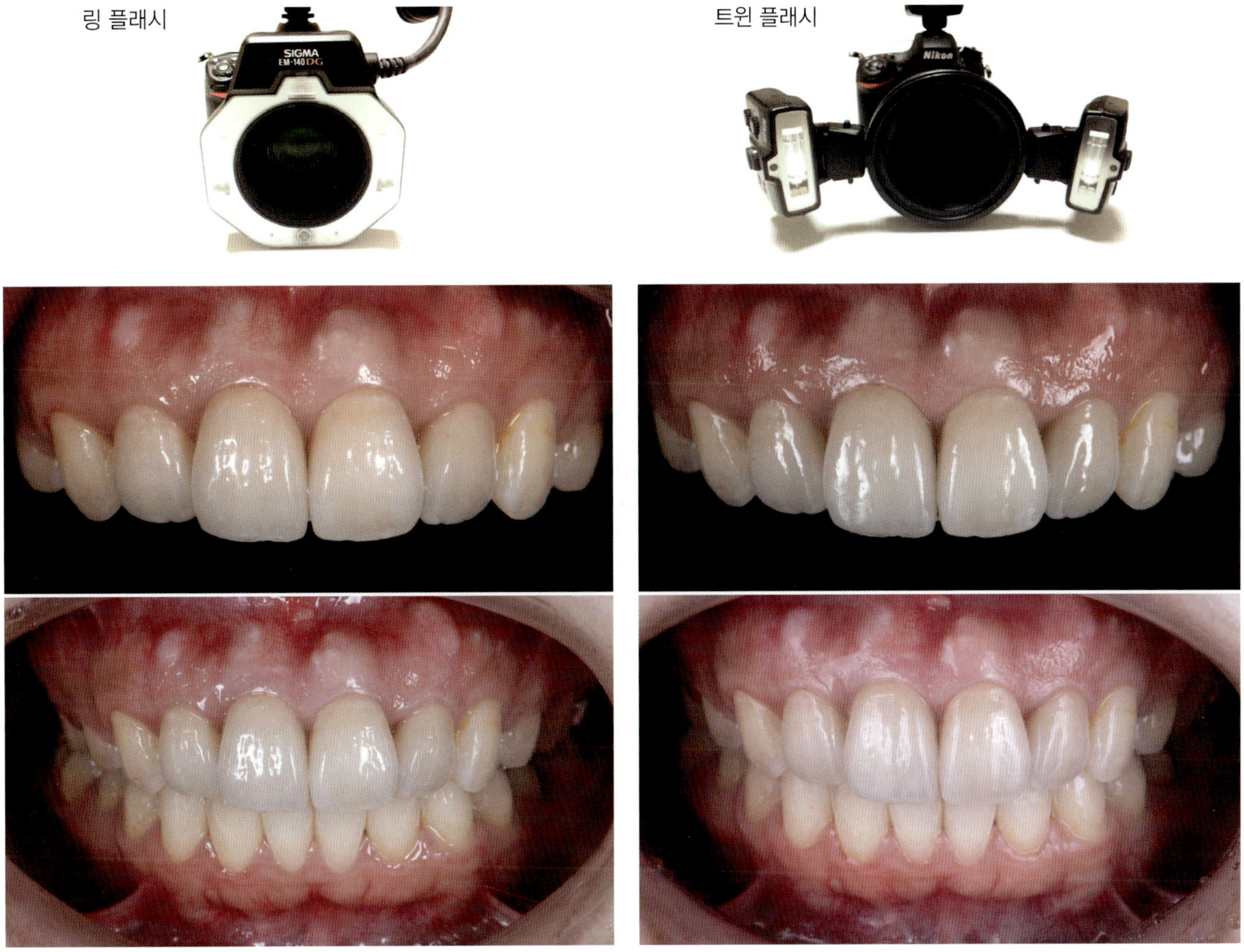

그림 7. 링 플래시(왼쪽)와 트윈 플래시(오른쪽)의 차이.
링 플래시로 촬영하면 전치부에서 빛이 반사되므로 색조나 질감을 표현하기 어렵지만, 구치부까지 빛이 도달한다. 트윈 플래시는 양옆에서 빛이 들어가므로 우각부에 빛이 조사되어 색조나 질감을 재현할 수 있지만, 구치부까지 빛이 도달하지 않는다. 둘을 가려 사용할 필요가 있는데 일반적으로 전치부 심미영역의 촬영에는 트윈 플래시가 적합하고, 전치부 이외의 촬영에는 링 플래시가 적합하다.

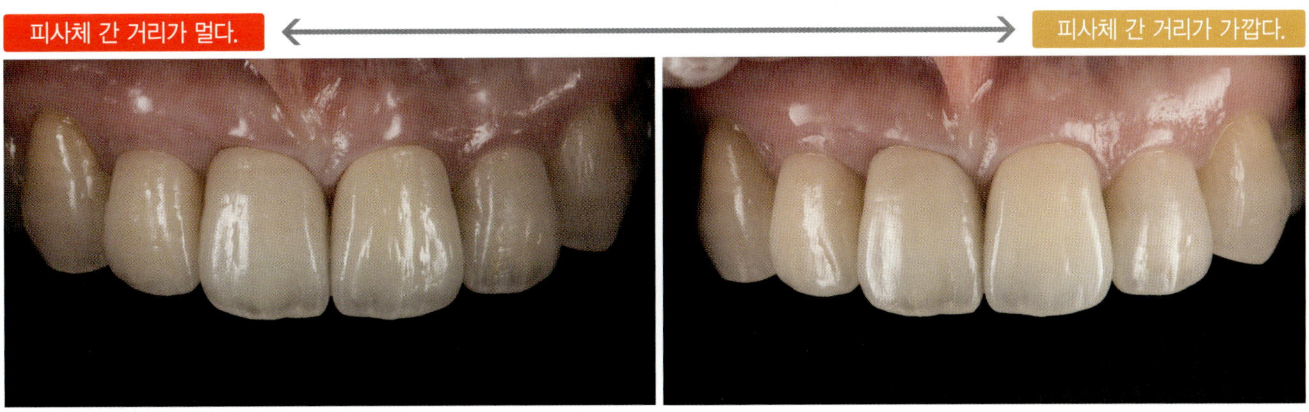

그림 8. 트윈 플래시의 경우 동일한 설정의 플래시를 사용해도 렌즈와 피사체의 아주 작은 거리 차이에 따라서도 표현이 크게 달라진다. 멀어지면 전체를 넓게 찍을 수 있고, 가까워지면 치아의 미세구조를 찍을 수 있다.

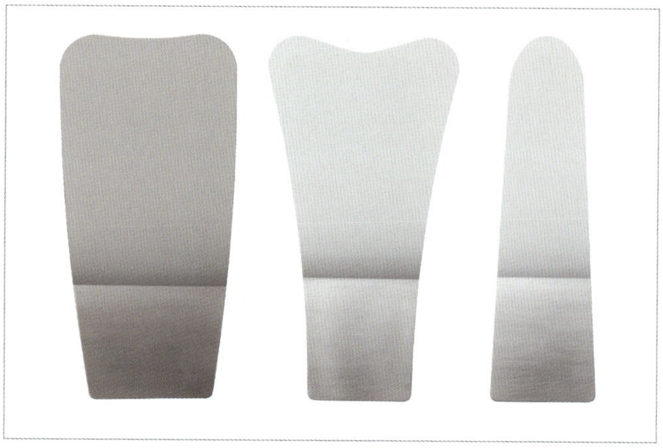

그림 9. 교합면, 측면, 설면 등 촬영하는 부위에 따라 여러 가지 형태의 거울이 있다(YDM). 또한 입의 크기에 따라 거울의 크기도 가려 사용하면 좋다.

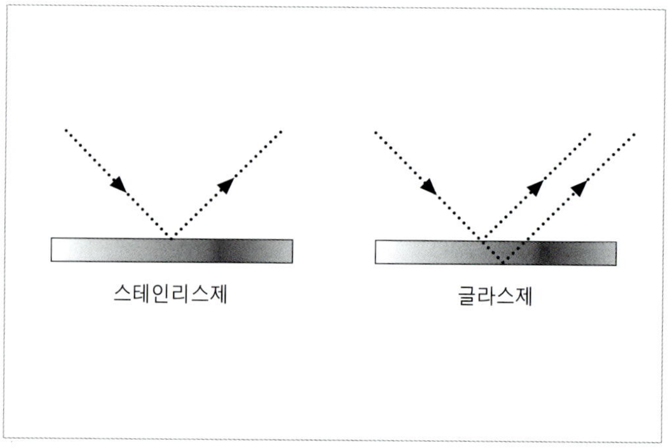

그림 10. 스테인리스제 거울과 글라스제 거울의 차이.
글라스제 거울은 글라스 표면과 내부에서 모두 반사되므로 화상이 2중으로 보이는 고스트 현상이 일어난다.

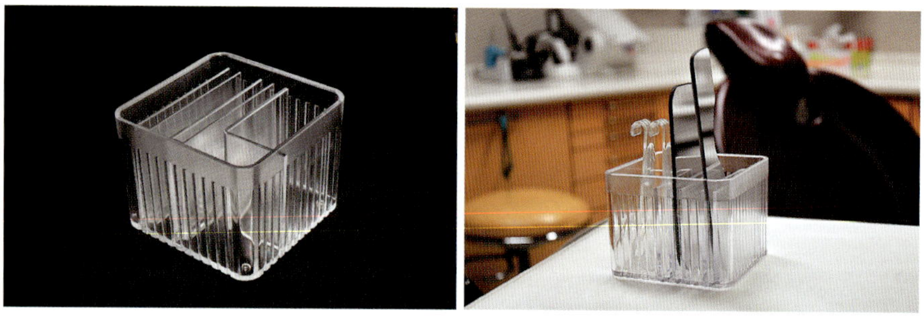

그림 11. 구강 내 촬영용 거울 보온용기(유키짱 DX, Sun Phooto).
구강 내와의 온도차나 습기에 의해 거울이 뿌옇게 되는 경우가 있는데, 거울을 미리 따뜻하게 해 두면 뿌옇게 되기 어렵다. 보온용기는 혼자서 촬영하는 경우 등에 편리하다.

필요한 주변 기자재

질이 높은 구강 내 사진을 찍기 위해서는 카메라나 렌즈, 플래시 이외에도 리트랙터, 구강 내 촬영용 거울, 콘트라스터 등이 필요하다.

1 구강 내 촬영용 거울

구강 내는 뺨과 입술로 둘러싸인 좁은 공간이기 때문에 그대로 촬영하면 빛이 들어가지 않아 화상이 어두워지기 쉽다. 따라서 여러 가지 형태의 거울을 이용해 촬영한다(그림 9). 특히 측면 모습 등은 직접 촬영하는 것보다 거울에 반사시켜 촬영해야 빛이 확산하기 쉬우므로 깨끗한 화상이 된다.

(1) 거울의 종류

거울에는 글라스제와 스테인리스제가 있다. 글라스제는 내마모성이 우수하고 반사율도 높지만, 떨어뜨리면 깨지는 점과 글라스 표면과 내부에서 모두 반사되어 2중상(고스트 화상)이 생기기 쉽다는 단점이 있다(그림 10). 스테인리스제는 글라스제에 비해 반사율이 낮고 표면에 상처가 생기기 쉽지만, 표면반사이므로 고스트가 생기지 않고 내구성이 우수하며, 글라스제보다 얇기 때문에 조작하기 쉽다는 장점이 있다.

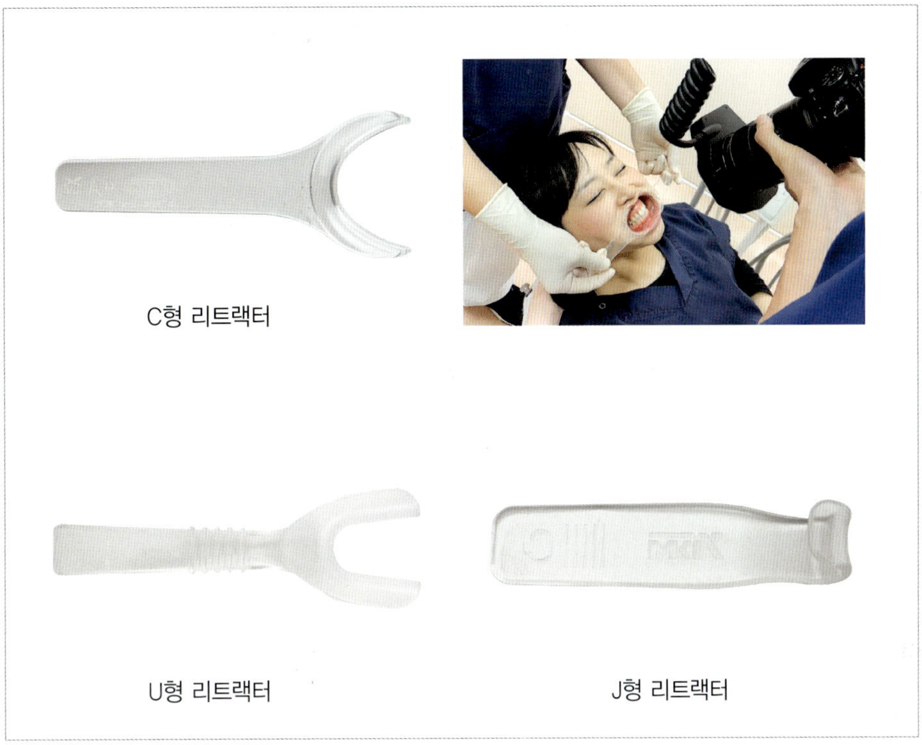

그림 12. 리트랙터.

거울은 반사율이 높은 것일수록 표면에서 빛을 흡수하지 않고 반사하기 때문에 화상이 밝고 선명해진다. 따라서 요즘에는 글라스제 거울 표면에 크롬, 티타늄이나 로듐을 코팅함으로써 반사율을 높여 고스트가 생기지 않는 것도 판매되고 있다. 다만 제품에 따라서는 사진의 색감에 영향을 미치는 것도 있으므로 주의가 필요하다.

(2) 거울을 사용할 때 주의할 점

거울은 구강 내에 들어가면 온도차나 습기에 의해 뿌옇게 되는 경우가 있으므로, 미리 체온과 같은 온도로 따뜻하게 해 두면 좋다. 거울을 데우는 전용 기자재도 있으므로 사용하면 편리하다(그림 11). 그리고 거울이 뿌옇게 된 경우에는 스태프에게 공기를 불도록 한다.

2 리트랙터(retractor)

리트랙터에는 입술을 옆으로 당기는 C형, 더 넓게 옆으로 당기는 U형, 윗입술을 위로 올리는 J형이 있다(그림 12). C형은 범용성이 높고 입술을 좌우로 당길 때 이용한다. 하지만 측면을 촬영할 때, 제1대구치까지는 찍히지만 제2대구치는 찍기 어렵다. U형은 측면 촬영에는 좋지만 정면 촬영에는 적합하지 않다. 또한 뺨을 당기기 어려운 환자의 경우에는 넣기도 힘들다. C형 리트랙터를 사용해 교합면을 촬영한 화상에서 리트랙터가 찍힌 사진을 자주 본다. 필자는 이를 방지하기 위해 교합면 촬영에는 J형을 이용한다. J형은 환자나 스태프에게 잡도록 할 필요가 있지만 소형이므로 환자의 부담도 적다.

그리고 리트랙터가 사진에 찍히는 경우도 있으므로 색이 있는 것보다 투명한 리트랙터가 좋다.

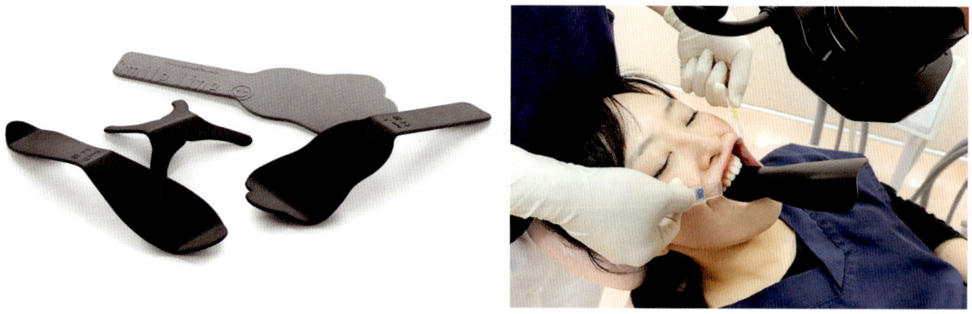

그림 13. 콘트라스터(Smile Line).

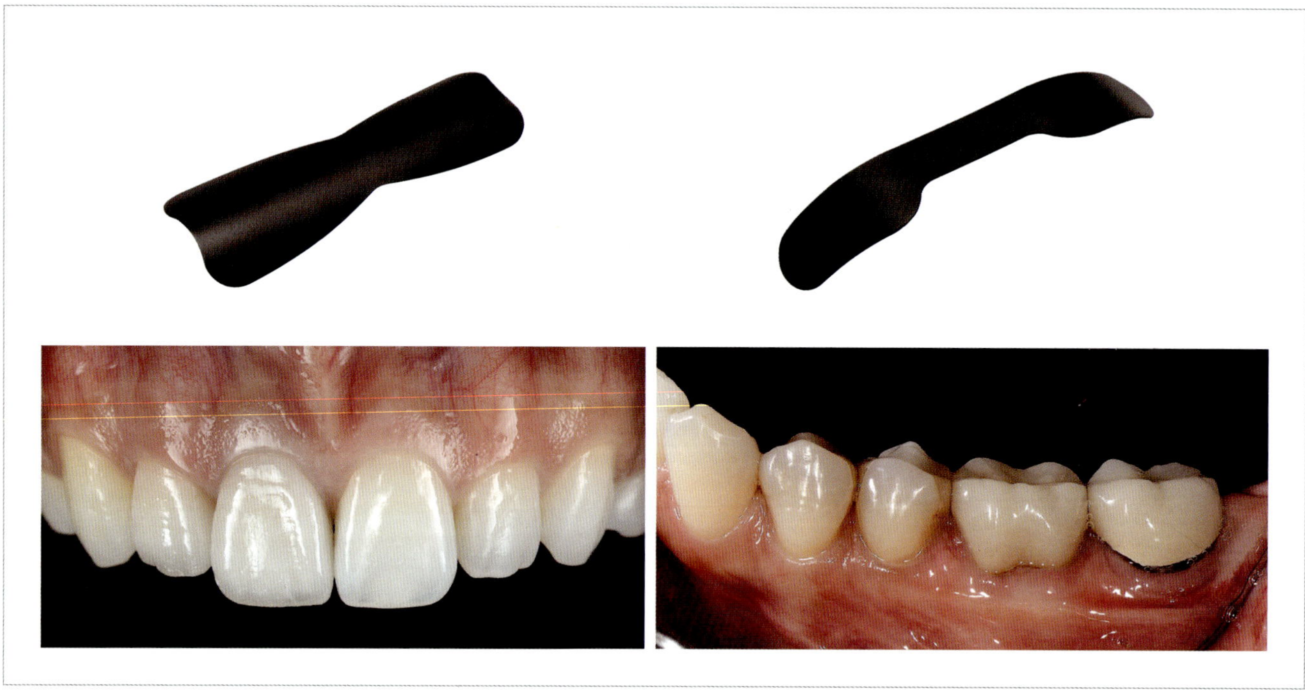

그림 14. 여러 가지 형태의 콘트라스터(YDM).
부위에 따라 가려 사용할 필요가 있다.

3 콘트라스터(contraster)

콘트라스터란 피사체의 배경을 검게 만들기 위한 기자재로서, 배경을 검게 만들면 피사체가 뚜렷하게 찍히는 장점이 있다(그림 13). 현재는 플라스틱제가 일반적이고, 또한 상악 전치부뿐만 아니라 구치부나 교합면 촬영에도 사용할 수 있도록 여러 가지 형태의 콘트라스터가 판매된다(그림 14).

하지만 콘트라스터를 사용하면 전치의 절연과 같이 투명성이 있는 부위가 약간 어두워져버리기 때문에 프레젠테이션 슬라이드를 흰 배경으로 하면 절연부가 조금 부자연스러운 느낌의 사진이 되어버리므로 주의가 필요하다(Ⅲ편 Chapter 2의 Column 참조). 색조선택을 위한 촬영을 할 때도 절연이 약간 어두워지기 때문에 콘트라스터를 넣은 사진과 넣지 않은 사진을 모두 촬영해 두는 것이 좋다.

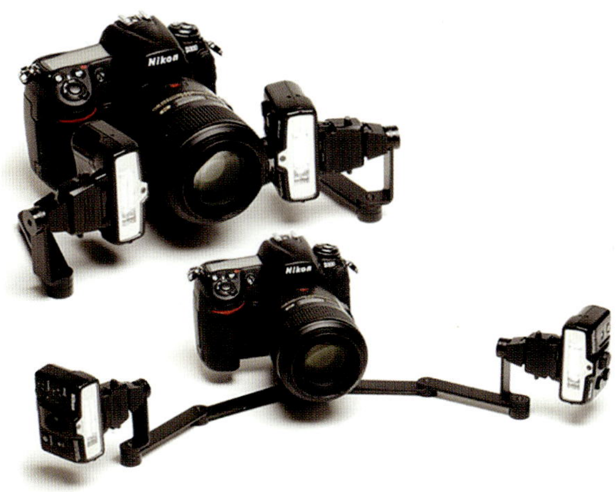

그림 15. PhotoMed 브래킷(AG PAC).
플래시 위치를 고정시키는 데 자유도가 높다. 일본에서도 구입할 수 있다.

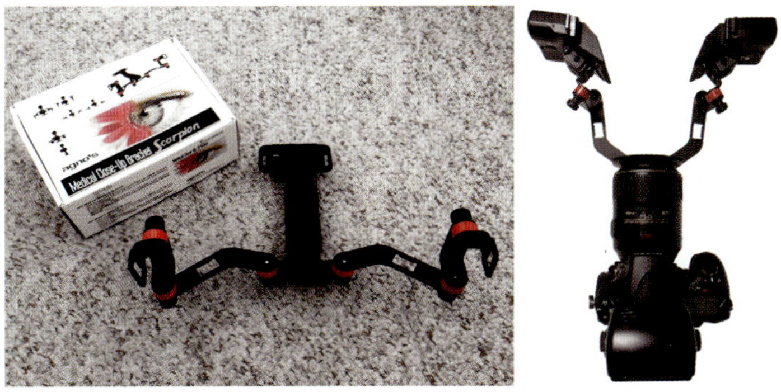

그림 16. Scorpion 브래킷.
피사체 간 거리에 맞추어 플래시를 전측방에 고정할 수 있다. 이탈리아의 Agnos에서 인터넷으로 구입할 수 있다.

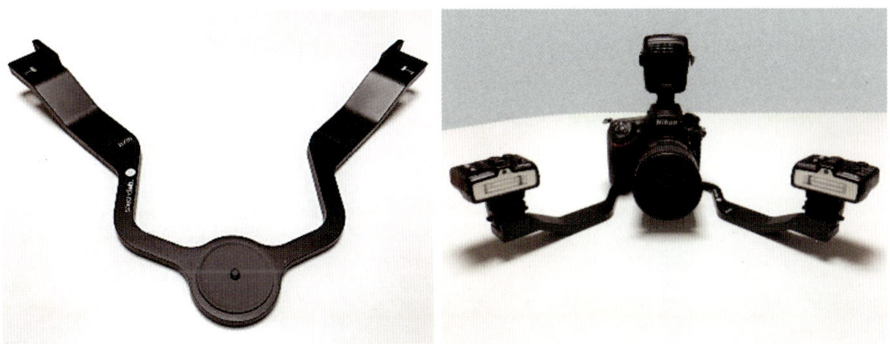

그림 17. Sacha Hein 브래킷.
Bio-Emulation 그룹의 Dr. Sacha Hein이 고안한 브래킷. 인터넷으로 구입할 수 있다.

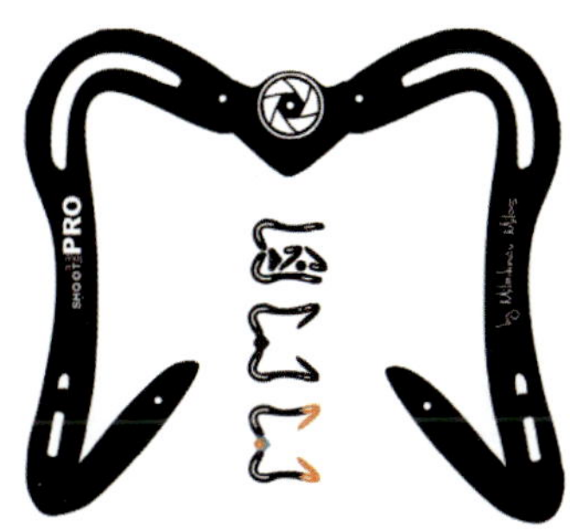

그림 18. Shoot like a Pro 브래킷.
Dr. Miladinov milos가 고안한 브래킷. 촬영용 DVD도 판매된다.

4 플래시 브래킷(flash bracket)

플래시에 의한 브라운 아웃을 피하면서 피사체에 빛을 조사하기 위해서는 가능하면 카메라의 측면에 플래시를 위치시킬 필요가 있다. 플래시 브래킷은 플래시의 위치를 이상적인 곳에 고정하는 데 이용한다. 일본에서 구입할 수 있는 것으로는 PhotoMed의 브래킷이 있는데, 해외에서 여러 기종이 판매되고 있으므로 인터넷으로 주문할 수 있다(그림 15~18).

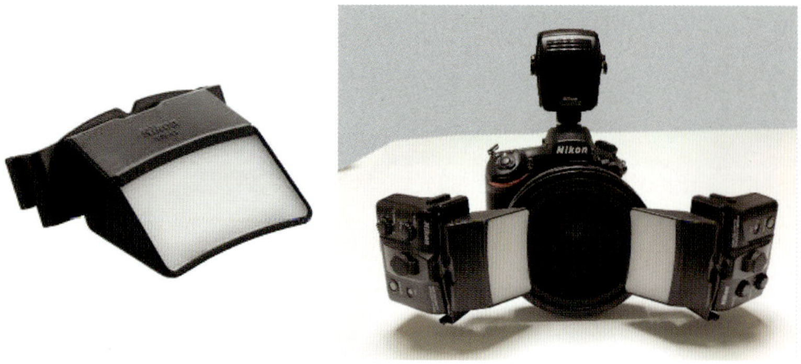

그림 19. R1C1용 순정 디퓨저.
순정 기성품으로 항상 같은 상태에서 촬영이 가능하다.

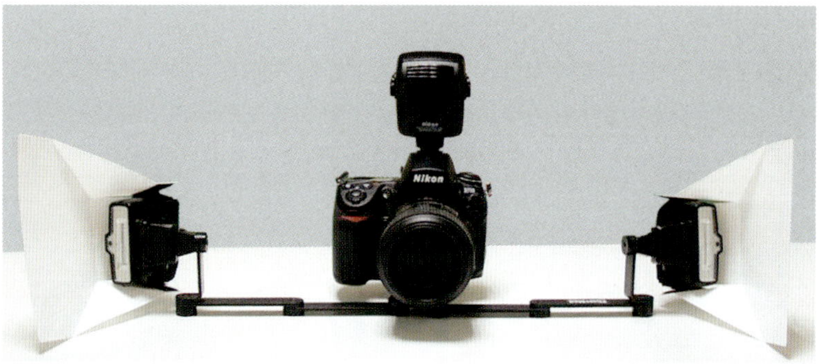

그림 20. 바운서.
플래시에서 나온 강한 빛을 한 번 반사시킴으로써 폭넓게 확산시키는 데 이용한다.

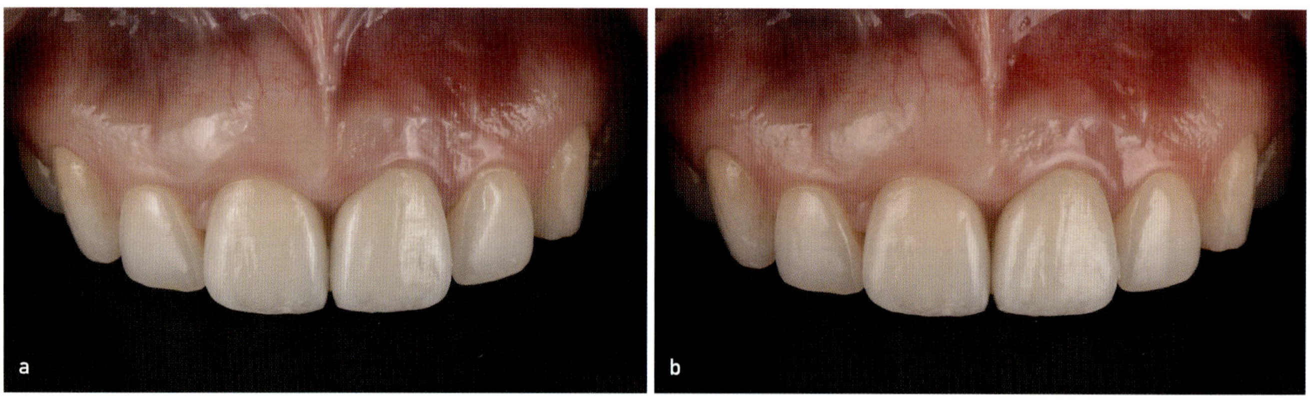

그림 21. 바운서만 이용한 촬영과, 바운서와 디퓨저를 동시에 이용한 촬영.
바운서만으로도 빛이 부드러워지지만(a), 디퓨저를 추가하면 더 매끄러워진다(b).

5 디퓨저(diffuser)와 바운서(bouncer)

플래시의 빛을 피사체에 직접 조사하면 좁고 강한 빛이 닿으므로 사진 브라운 아웃의 원인이 된다. 디퓨저는 플래시에서 나온 빛을 확산시켜 부드러운 빛으로 바꾸는 기자재이고(그림 19), 바운서는 플래시에서 나온 빛을 반사시켜 넓은 빛으로 바꾸는 기자재이다(그림 20, 21). 상세한 것은 Ⅱ편 Chapter 5를 참조하기 바란다.

마무리

이 장에서는 카메라, 렌즈, 플래시, 주변 기기에 대해 설명했다. 카메라를 스스로 선택함으로써 자유도가 높은 임상사진을 찍을 수 있다. 카메라는 high end 클래스까지는 필요하지 않을 수도 있지만, 보다 고급스러운 구강 내 사진을 찍고 싶다면 middle 클래스 정도의 카메라를 갖추는 것이 좋다. 또한 스스로 고르고 갖추는 것이 비용도 저렴하다. 한 단계 위 클래스의 카메라를 갖추면 한 단계 위의 사진을 찍을 수 있게 되고, 자신의 임상기술이나 환자와의 커뮤니케이션이 향상되며, 일상 임상도 즐거워질 것임에 틀림없다.

스스로 카메라를 사면 '설정이 불안하다'는 이야기도 자주 듣지만, 설정은 이론만 알면 의외로 간단하다. 그러므로 Ⅰ편 Chapter 2에서는 기자재의 설정에 대해 상세하게 설명하고자 한다.

I

기자재편

CHAPTER 02

기자재 설정

Tsutomu Tanno (丹野 努)

카메라나 렌즈 등의 기자재를 갖추어도 생각대로 사진을 찍을 수 없다는 이야기를 자주 듣는데, 그 원인의 대부분은 카메라나 플래시의 설정 오류에 의한 것이다. 설정이라는 말을 들으면 어렵다고 생각하기 마련인데, 스포츠처럼 피사체가 움직이는 경우나 어두운 곳에서 촬영하는 경우에 비해 치과 임상에서는 거의 같은 조건에서 움직이지 않는 피사체를 촬영하기 때문에 이해만 한다면 설정 자체는 그다지 어려운 것이 아니다.

따라서 이 장에서는 치과 임상사진을 촬영할 때 중요한 설정에 중점을 두어 설명하고자 한다.

카메라 설정

더 나은 임상사진을 촬영하기 위해서는 카메라 설정에 대한 이해가 반드시 필요하다. '좋은 기자재를 갖추었는데도 생각한 것처럼 사진을 찍을 수 없다'는 고민의 대부분은 설정이 적절하게 되지 않은 것 때문이다. 또한 맞춤형 카메라 세트라고 해도 스스로 카메라 설정을 변경할 수 없으면 한 단계 더 나은 사진을 찍을 수 없을 것이다.

1 조리개값

조리개값(F값)이란 렌즈를 통해 센서에 찍히는 화상의 밝기를 말한다. 조리개값을 변경함으로써 조리개가 열리는 정도가 변하고, 렌즈를 통과하는 빛의 양이 변해 화상의 밝기나 피사계심도가 변한다.

(1) 화상의 밝기

조리개값을 큰 방향으로 1단계 변화시키는 것을 '조리개값을 1단계 키운다', '조리개를 1단계 조인다'라고 말하는데, 조리개를 1단계 조이면 개구부의 면적이 1/2이 되고 화상소자 위에 찍히는 화상의 밝기는 1/2이 된다. 예를 들어 조리개값을 F4에서 F5.6으로 조이면 렌즈를 통과하는 빛의 양이 절반으로 줄고, 화상소자 위에 찍히는 화상도 절반의 밝기가 된다(그림 1, 2).

니콘의 디지털 일안 리플렉스 카메라에서는 조리개값을 1/3단계씩 변화시킬 수 있다. 구강 내를 전

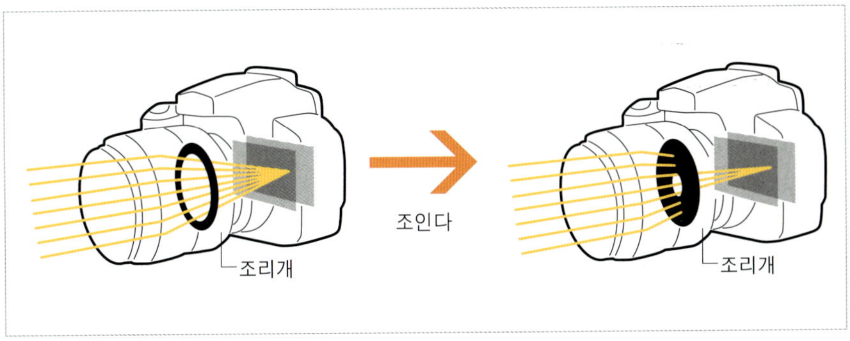

그림 1. 조리개값을 키우면 조리개 개구부의 면적이 좁아져 통과하는 빛의 양이 적어진다.

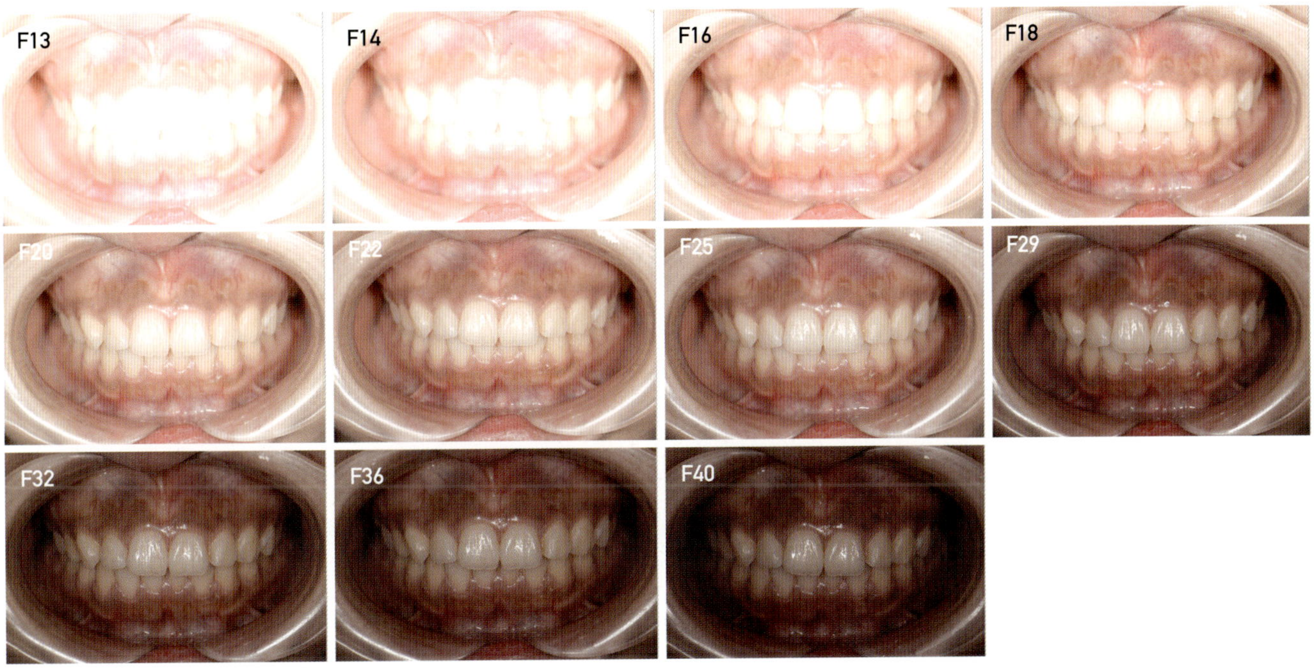

그림 2. 조리개값을 키우면 화상이 어두워지고, 조리개값을 줄이면 화상이 밝아진다. 약간의 밝기는 조리개값 증감으로 조절한다. 치과 임상사진에서는 F25 전후에서 적정노출이 되도록 다른 항목을 설정하면 좋다.

체적으로 찍는 경우에는 F25 정도, 부분적으로 찍는 경우에는 F22를 기준으로 조리개값을 설정하면 좋다.

(2) 피사계심도

조리개값을 바꾸면 초점이 맞아 보이는 범위도 변한다. 조리개값을 키울수록 초점이 맞아 보이는 범위가 넓어지고, 반대로 조리개값을 줄일수록 초점이 맞아 보이는 범위가 좁아진다. 초점을 맞춘 위치에 대해 그 전후의 초점이 맞는 것으로 인식되는 범위를 '피사계심도'라고 한다. 피사계심도가 깊은 경우는 중앙에서부터 가장자리까지 초점이 거의 맞는 상태가 되고, 피사계심도가 얕은 경우는 중앙부만 초점이 맞는 상태가 된다. 중앙을 강조하고 싶은지, 가장자리까지 확실히 초점을 맞추고 싶은지에 따라 피사계심도를 고르면 좋을 것이다(그림 3, 4).

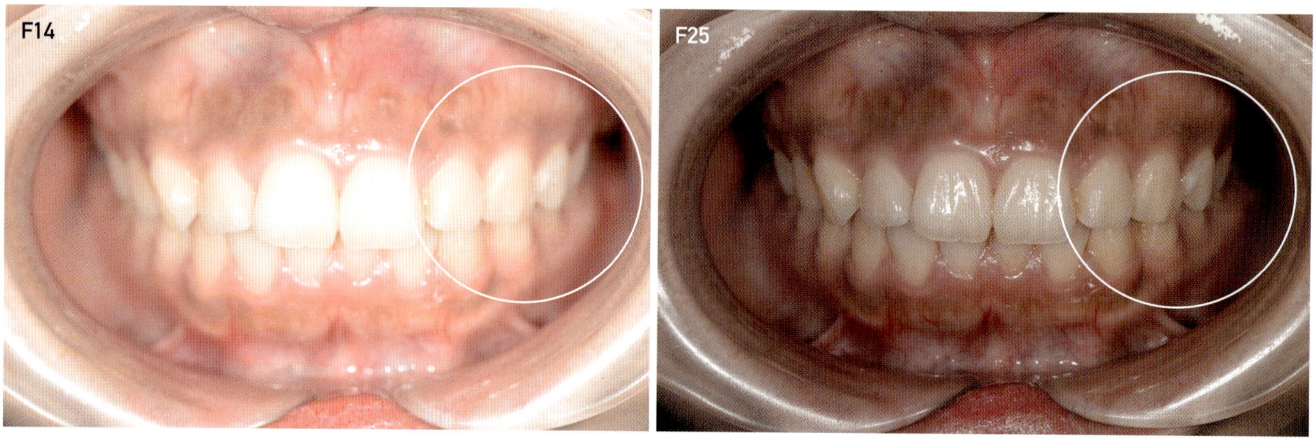

그림 3. 피사계심도에 따라 초점이 맞는 범위가 변한다. F25보다 F14가 피사계심도가 얕아 초점이 맞는 범위가 좁아지므로 다른 부위는 뿌옇게 보인다.

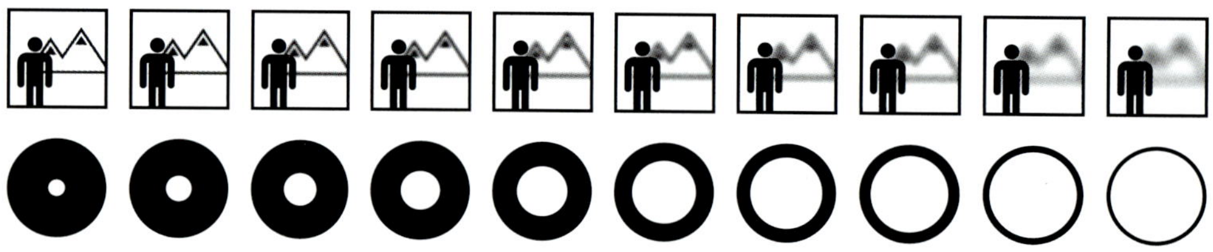

그림 4. 조리개값과 화상의 이미지.
조리개값을 키우면 조리개 개구부가 작아지고 빛의 양이 적어져 어두운 화상이 되지만, 피사계심도가 깊어지므로 전체적으로 초점이 맞는 상태가 된다.

(3) 조리개값 조정

앞에서 서술한 것처럼 조리개값에 따라 화상의 밝기가 변한다. 이 현상을 이용해 조리개값을 조정함으로써 화상의 밝기를 조정하는 테크닉은 일상 임상에서 자주 이용된다. F25로 촬영했을 때 화상이 너무 밝은 경우는 F32로 변경하고, 화상이 너무 어두우면 F22로 변경하는 등의 미세 조정으로 사진의 밝기를 바꾼다. 이때 피사계심도도 약간 변하므로 그것이 신경 쓰인다면 F25인 채로 그대로 두고 플래시의 광량이나 노출값을 바꾸는 경우도 있다.

2 셔터 속도

셔터 속도란 '셔터가 열려 있는 시간'을 말하는 것으로 1초, 1/2초, 1/4초, …… 1/250초, 1/500초와 같이 표현된다. 셔터 속도를 빠르게 하면 센서에 빛이 닿는 시간이 짧아지고, 셔터 속도를 느리게 하면 센서에 빛이 닿는 시간이 길어진다. 따라서 빛이 센서에 닿는 시간이 길어지면 사진은 밝아지고, 짧아지면 사진은 어두워진다.

셔터 속도는 움직이는 물체를 촬영할 때는 크게 영향을 미치지만, 정지해 있는 물체를 대상으로 하는 치과 임상에서는 별로 관계가 없다. 다만 셔터 속도가 늦으면 손떨림의 영향이 커지는 점이나 환경광의 영향도 있다는 점에서 빠른 셔터 속도(1/200~1/250)로 설정해 두는 것이 좋을 것이다(그림 5).

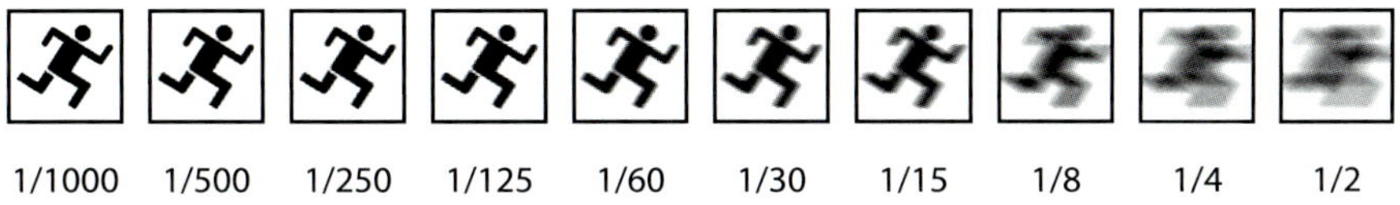

그림 5. 셔터 속도와 화상의 이미지.
셔터 속도가 빠르면 움직이는 순간을 찍을 수 있고, 늦으면 움직이는 흐름을 찍을 수 있다. 치과 임상사진에서는 셔터 속도를 되도록 빠른 값으로 설정해 둔다.

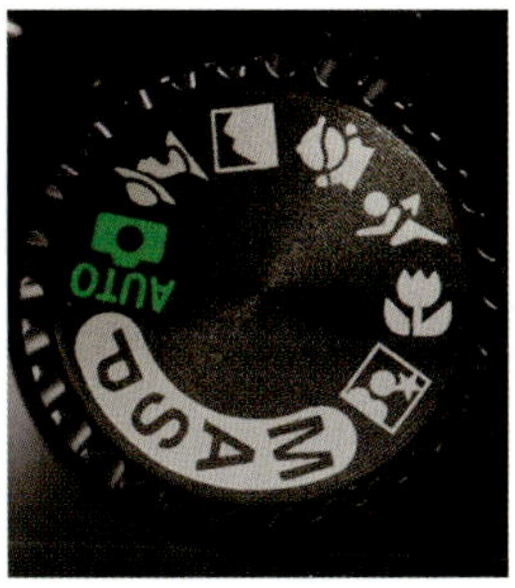

촬영 모드	셔터 속도	조리개값
M(수동 모드)	촬영하는 사람이 결정	촬영하는 사람이 결정
A(조리개 우선 모드)	카메라가 결정	촬영하는 사람이 결정
S(셔터 우선 모드)	촬영하는 사람이 결정	카메라가 결정
P(프로그램 모드)	카메라가 결정	카메라가 결정

그림 6. 촬영 모드.
M 모드는 촬영하는 사람이 셔터 속도와 조리개값을 설정해야 하지만, 치과 임상에서는 셔터 속도가 고정값이므로 조리개값만 조정하면 된다.

3 노출

노출이란 센서에 빛이 닿는 것이다. 노출을 조정함으로써 밝은 야외에서도 어두운 사진으로 만들 수 있고, 어두운 실내와 같은 장소에서도 밝은 사진으로 만들 수 있다. 너무 밝지도 어둡지도 않고 알맞은 밝기의 화상을 '적정노출'이라 한다. 한편 너무 밝은 사진을 '노출 과다', 너무 어두운 사진을 '노출 부족'이라고 부른다.

사진의 밝기를 좌우하는 노출은 앞에서 서술한 조리개값과 셔터 속도로 결정된다. 셔터 속도가 빠르면 조리개가 열려 있는 시간이 짧아지므로 빛이 센서에 닿는 시간도 짧아져 어두운 사진이 된다. 또한 조리개값을 키우면 센서 위에 찍히는 화상은 어두워진다. 다시 말해서 조리개값과 셔터 속도의 조합으로 센서에 빛이 닿는 시간과 양이 결정되고, 사진의 밝기도 결정되는 것이다. 예를 들어 조리개값을 키우면 센서 위에 찍히는 화상은 어두워지지만, 그만큼 셔터 속도를 늦추면 적정노출이 되도록 할 수 있다. 따라서 적정노출이 되는 조리개값과 셔터 속도의 조합은 몇 가지나 있다.

4 촬영 모드

촬영 모드는 '노출 모드'라고도 불리는데, 적정노출이 되도록 각종 모드에 맞춰 카메라가 조리개값이나 셔터 속도를 자동으로 결정한다(그림 6). P 모드는 적정노출이 되도록 조리개값과 셔터 속도를 모두 카메라가 자동으로 결정한다. S 모드는 촬영하는 사람이 고른 셔터 속도에 대해 적정노출이 되도록 조리개값을 카메라가 자동으로 결정한다. A 모드는 촬영하는 사람이 고른 조리개값에 대해 적정노출이 되도록 셔터 속도를 카메라가 자동으로 결정한다. M 모드는 매뉴얼(수동) 노출 모드이고, 조리개값과 셔터 속도를 모두 촬영하는 사람 스스로가 고르기 때문에 사진의 표현 폭이 넓어진다. 치과 임상에서는 M 모드로 촬영해 적정노출을 얻는 테크닉을 몸에 익혀 가는 것이 매우 중요하다.

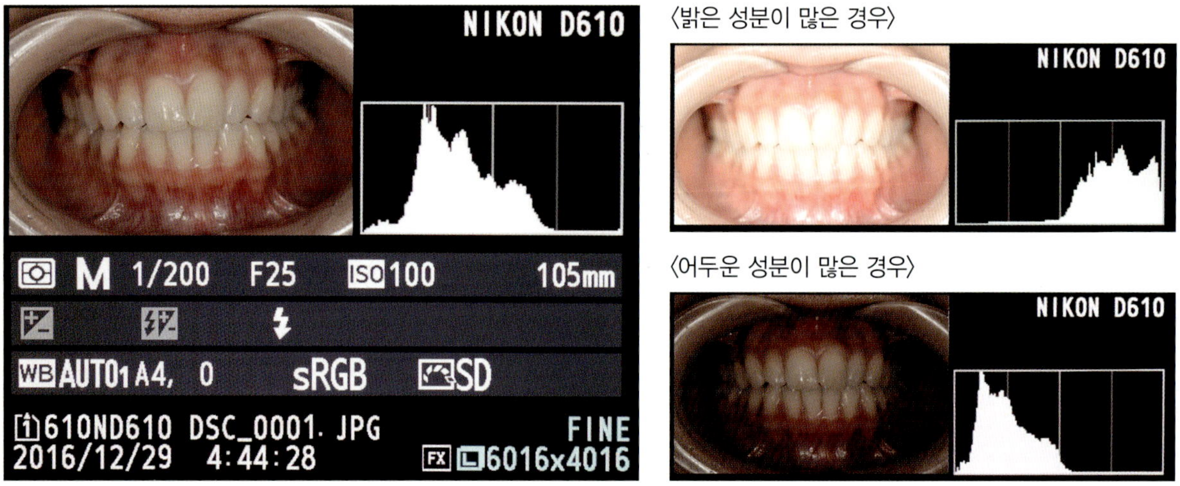

그림 7. 히스토그램과 노출의 관계.
히스토그램이 중앙 부근이라면 적정노출, 오른쪽으로 치우치면 노출 과다, 왼쪽으로 치우치면 노출 부족이 된다.

5 노출 보정

디지털 일안 리플렉스 카메라의 경우 촬영한 것을 그 자리에서 바로 확인할 수 있으므로 촬영한 화상을 보고 밝게 하고 싶으면 노출을 + 쪽으로 보정하고, 어둡게 하고 싶으면 – 쪽으로 보정해 다시 촬영할 수 있다. 그리고 뒤의 기록형식에서 설명하는 JPEG 형식으로 촬영하는 경우는 노출 보정을 사용하는 경우도 있지만 RAW 형식의 경우는 촬영 후에 노출을 조정할 수 있다.

6 히스토그램(histogram)

노출이 적정한지를 객관적으로 판단하는 것으로서 히스토그램이 있다. 히스토그램이란 화상의 밝기 분포를 표현하는 그래프를 말하는 것으로 가로축은 밝기, 세로축은 밝기별 픽셀 수를 나타낸다(그림 7). 어두운 화상에서는 히스토그램의 분포가 왼쪽으로 치우친 모양이 되고, 밝은 화상에서는 오른쪽으로 치우친 모양이 된다. 히스토그램을 참고함으로써 찍은 화상이 노출 과다인지, 그렇지 않으면 노출 부족인지를 객관적으로 판단할 수 있다.

7 ISO 감도

디지털 카메라의 경우 ISO 감도란 디지털 카메라가 빛을 받아들이는 능력을 나타낸다. 디지털 카메라는 어두운(빛이 적은) 곳에서의 촬영이 서툴다고 하는데, 그 이유는 센서가 빛을 감지하는 것이 어렵기 때문이라고 한다. ISO 감도를 올리면 적은 빛 정보를 증폭하기 때문에 어두운 곳에서도 촬영할 수 있게 되지만, 노이즈가 생겨 화상이 거칠어진다. 따라서 치과 임상에서는 ISO 감도를 너무 올리지 말고 촬영하는 편이 좋을 것이다(그림 8). 추천하는 ISO 감도는 100~200이다.

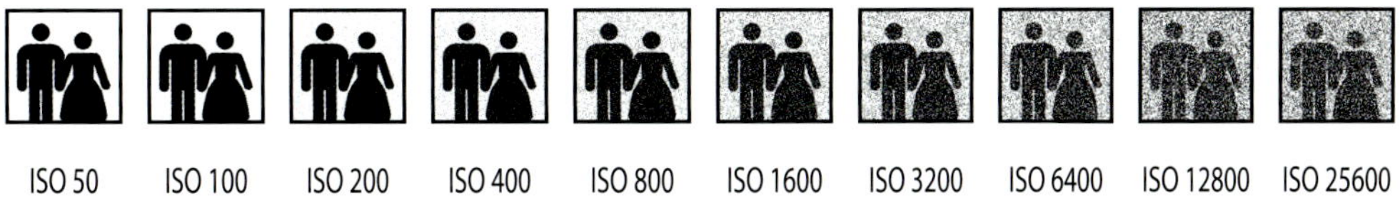

그림 8. ISO 감도와 화상의 이미지.
ISO 감도를 올리면 어두운 곳에서도 플래시를 사용하지 않고 사진을 찍을 수 있는 반면, 화상이 거칠어진다. 치과 임상에서는 ISO 감도를 되도록 작은 수치로 설정해 둔다.

8 포커스(focus)

포커스란 초점으로, 카메라의 초점을 맞추는 것을 말하는데 오토 포커스와 매뉴얼 포커스의 2종류가 있다. 오토 포커스란 카메라가 자동으로 초점을 맞춰주는 기능이다. 한편 매뉴얼 포커스에서는 촬영하는 사람 스스로가 초점을 맞출 필요가 있으므로 카메라의 위치를 움직이거나 렌즈의 배율을 조정해 초점을 맞추어야 한다.

매뉴얼 포커스에서는 초점거리를 일정하게 유지함으로써 항상 같은 배율에서 촬영할 수 있어 규격성이 있는 사진을 찍을 수 있다. 다만 숙련된 사람이 아니면 초점이 흐려질 가능성이 있다. 초점이 흐린 사진은 프레젠테이션 등에 사용하기 어렵고, 또한 흐린 초점을 수정할 수도 없다. 오토 포커스의 장점은 초점이 흐려지는 것을 방지할 가능성이 높다는 점이고, 단점은 항상 같은 크기에서 규격적으로 피사체를 찍는 것이 어렵다는 점이다.

촬영하는 사람이 숙련되어 매뉴얼에서도 포커스를 맞출 수 있다면 매뉴얼 포커스로 촬영하는 것이 바람직하다. 반면에 촬영하는 사람이 숙련되지 않아 초점이 흐려질 가능성이 있을 때는 오토 포커스로 크게 촬영하고, 나중에 사진을 적절한 크기로 자르기를 하는 것이 좋다고 생각한다.

9 기록 형식

기록 형식이란 촬영된 사진을 어떤 형식으로 기록할 것인지를 말하는 것으로서 RAW, JPEG, TIFF 등이 있다. 주로 사용하는 것은 RAW 형식과 JPEG 형식이므로 아래에서는 이 두 가지에 대해 설명한다(표 1).

RAW 형식은 센서에서 추출한 그대로의 데이터를 보존한다. RAW 형식은 카메라의 각종 설정값과는 별도로 기록되기 때문에, 촬영한 후에 화상의 밝기나 색감 등을 변경할 수 있다. 반복해서 화상을 편집한 경우에도 화질은 떨어지지 않는다.

JPEG 형식은 원 화상을 압축해 보존한다. 압축이란 화상에 어떤 처리를 해서 화상의 정보를 줄여, 파일 크기를 작게 만드는 것을 말한다. Fine은 1/4, Normal은 1/8, Basic은 1/16로 압축된다. 압축률이 낮을수록 화질은 좋아지지만, 파일 크기는 커진다(그림 9). 또한 JPEG 화상은 편집을 하면 질이 떨어진다.

표 1. 기록 형식

기록 형식(확장자)		압축	파일 크기 (D5000 클래스의 경우)	PC의 표시
RAW(.NEF)		Lossless 압축※ (상위 기종은 비압축이 있음)	64MB	Photoshop Lightroom
JPEG(.JPG)	Fine	약 1/4 압축	16MB	일반적인 프로그램으로 표시할 수 있다.
	Normal	약 1/8 압축	8MB	
	Basic	약 1/16 압축	4MB	

RAW 형식으로 기록해 두면 촬영 후에 화상의 질을 떨어뜨리지 않고 현상할 수 있지만, 파일 크기는 상당히 무거워진다. 보통은 Fine으로 촬영하고, 특별한 사진만 RAW+Fine으로 촬영하는 것을 권장한다.
※: 압축 전의 상태로 되돌아올 수 있는 압축법

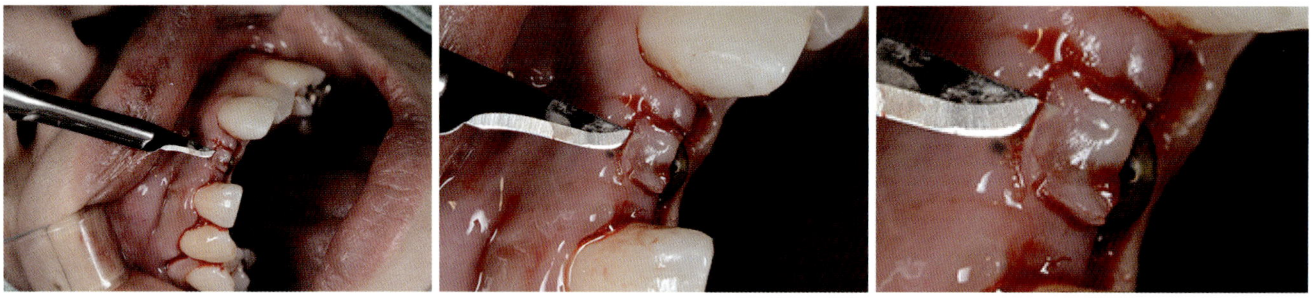

그림 9. Fine으로 촬영해 화상의 크기가 크면, 사진을 넓게 찍어두고 나중에 자르기를 해도 화질이 거칠어지기 어렵다. 작게 자르기를 해도 화질이 거칠어지지 않는 것을 '자르기 내성이 높다'고 이야기한다. 자르기 내성은 카메라의 화소 수와 기록 형식에 의존한다.

10 흰색 균형(white balance)

피사체에는 태양광, 전구나 형광등의 빛 등 여러 가지 종류의 빛이 닿는다. 육안으로는 모든 빛이 같은 무색투명한 것처럼 느껴지지만 사실은 빛의 종류에 따라 색 표현이 다르다. 디지털 카메라 센서는 빛의 색 차이를 그대로 출력하기 때문에 이대로라면 빛의 종류에 따라 사진 전체의 색 표현이 달라진다(그림 10).

흰색 균형이란 피사체에 닿는 빛의 종류에 따라 변하는 색감을 조정해, 흰 물체를 흰색에 가깝게 마무리하는 기능이다. 일반적으로 흰색 균형을 오토로 두면 그 성능에 따라서는 깨끗한 사진으로 마무리되지만, 촬영하는 사람의 머릿속 이미지대로 되지 않는 경우도 있다. 이때는 매뉴얼로 설정할 필요가 있는데, 아래에 보이는 세 가지 방법이 있다.

첫 번째, 오토의 색온도를 미세 조정해 두는 방법이다. 촬영된 화상이 파란색에 가까울 때는 노란색 가까이로 조정하고, 빨간색 가까이의 화상일 때는 녹색 가까이로 조정해 둠으로써 오토로 촬영한 화상에서 약간의 차이를 미세 조정할 수 있다(그림 11).

두 번째, 매뉴얼에서 5,000~5,500K로 고정해 두는 방법이다. 흰색 균형을 오토로 설정하면 태양광이나 전구 등 환경광에 의해 영향을 받는 일이 있지만, 치과의원 내의 직사광선이 비치지 않는 장소

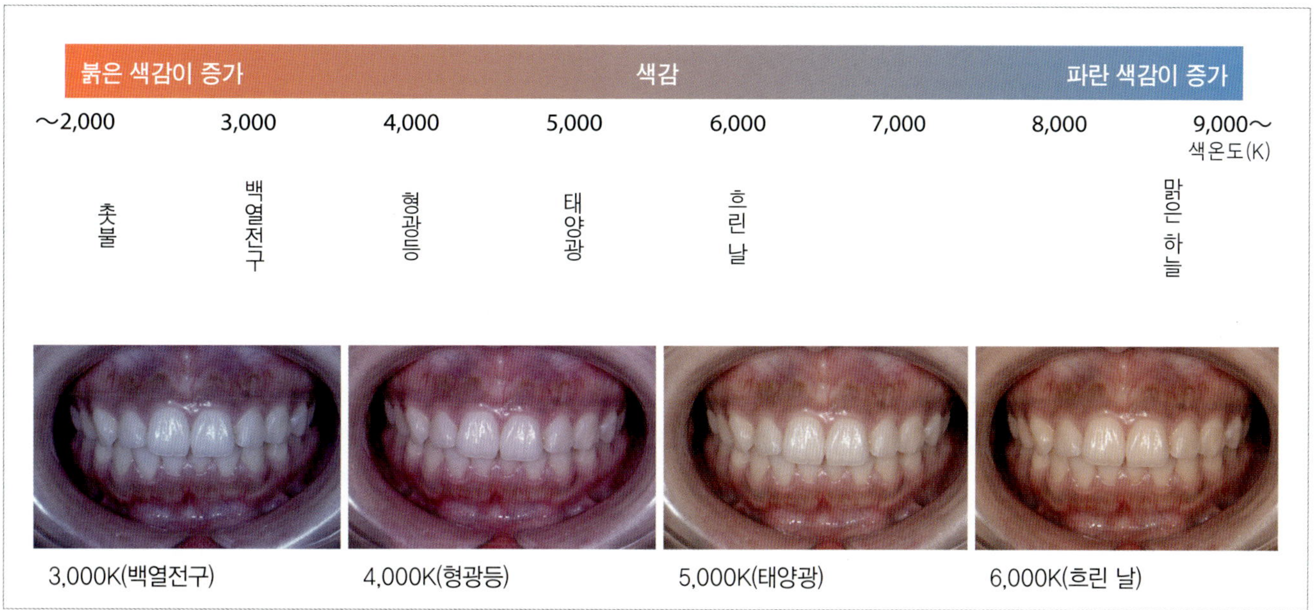

그림 10. 흰색 균형에 따라 사진의 색감이 변한다. RAW 형식으로 기록하는 경우는 촬영 후에도 보정할 수 있지만, JPEG 형식으로 기록한 경우는 미리 흰색 균형을 조정해 두는 것이 좋다. 하단의 사진은 흰색 균형을 5,000K로 고정하고 그 아래에 보이는 환경광으로 촬영한 것이다. 예를 들어 형광등 아래에서는 사진이 푸르스름해지므로 흰색 균형의 고정값을 4,000K로 변경해야만 한다.

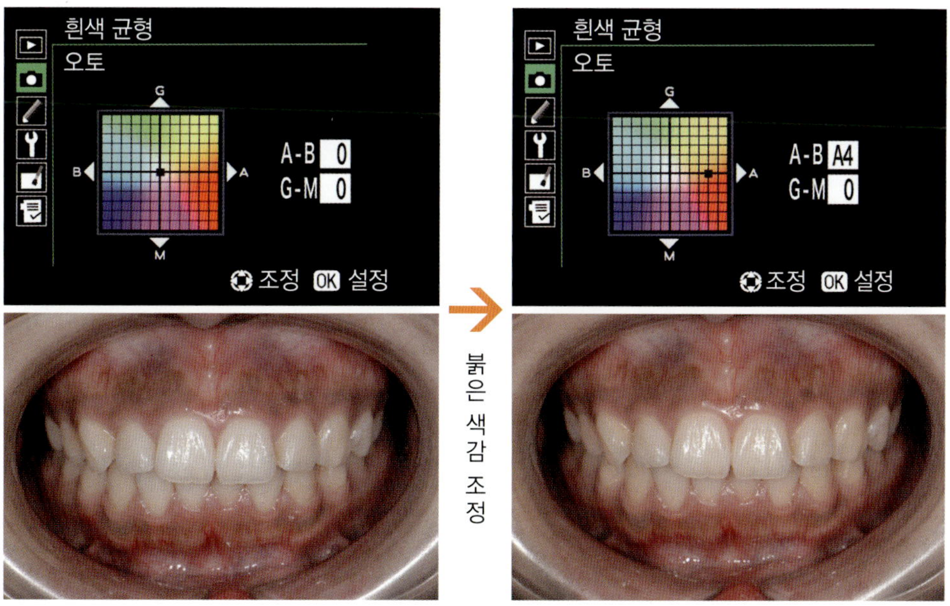

그림 11. 흰색 균형을 오토에 설정해도 색온도의 미세 조정을 할 수 있으므로, 환경광에 따라 미세 조정을 해 두면 적절한 흰색 균형의 사진을 찍을 수 있다.
왼쪽: 오토
오른쪽: 오토 + 붉은 색감 조정

라면 흰색 균형 값을 미리 일정한 값(5,000~5,500K)으로 설정해 두면 플래시광만 반영되므로 환경광의 영향을 받는 일이 적다. 그 카메라의 설정이 환경광에 영향을 받는지 받지 않는지는 플래시를 끄고 촬영해봐서 새까만 사진이 찍히면 영향이 없고, 흐리게 무언가가 찍히는 경우에는 환경광에 영향을 받는다는 말이 된다. 스스로 설정한 색온도가 맞다면 생각한 대로의 흰색 균형이 되지만, 맞지 않다면 색삼이 달라지므로 숙련되는 것이 필요하다.

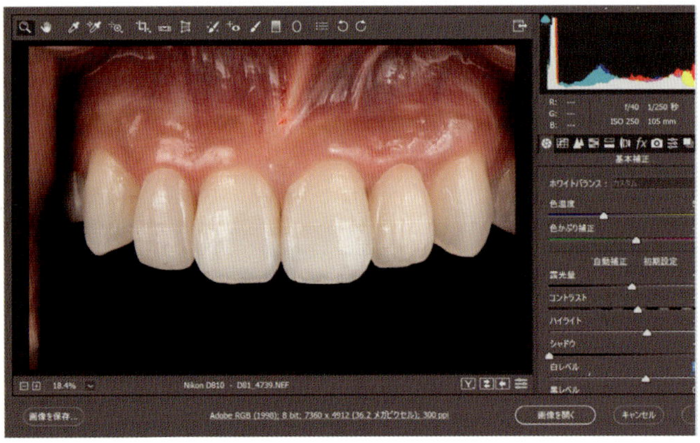

그림 12. RAW 화상은 포토샵이나 라이트룸과 같은 편집 프로그램으로 현상할 수 있으므로 흰색 균형, 노출, 화상의 기울기, 크기 등을 변경할 수 있다.

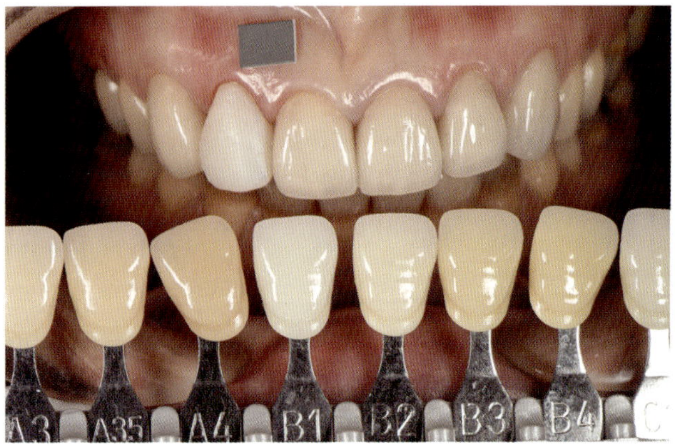

그림 13. 반사율 18%의 그레이카드와 함께 촬영하면 RAW 화상을 현상할 때 흰색 균형 조정의 기준이 된다.

세 번째, 기록 형식을 RAW 형식으로 기록하고 포토샵(Photoshop)이나 라이트룸(Lightroom)과 같은 프로그램으로 현상할 때 흰색 균형을 변경하는 방법이다(그림 12, Ⅲ편 Chapter 1 참조). 반사율 18%의 그레이카드를 피사체와 함께 촬영하면 현상할 때 흰색 균형을 적절하게 조정하는 데 도움이 된다(그림 13).

흰색 균형을 변경하면 치아와 치은의 색이 모두 변한다. 치아 색을 희게 하면 치은 색이 붉어지고, 치은 색을 먼저 맞추면 치아 색이 노란 색감을 띠거나 한다. 사진의 결과가 어딘가 다를 때는 흰색 균형이 적절하지 않는 경우가 많으므로, 적절한 사진을 찍기 위해서는 흰색 균형에 대한 이해가 필요하다.

플래시 설정

플래시 설정에는, 촬영하는 사람 스스로가 빛의 양을 설정하는 매뉴얼과 TTL(Through-The-Lens) 자동조광이 있다(그림 14). 매뉴얼에서는 1/1, 1/2, 1/4, 1/8, 1/16과 같이 광량을 일정하게 해둘 수 있고, 나머지는 카메라 설정으로 사진의 밝기를 조정할 수 있다. TTL 자동조광이란 렌즈를 통과한 광량을 측정해 센서로 들어가는 적정노출을 결정하는 방식을 말한다. 다만 촬영 상황에 좌우되기 때문에 TTL 자동조광으로 능숙하게 촬영되는 경우도 있지만, 어둡거나 밝게 촬영되는 등 안정되기 힘들다.

필자는 매뉴얼에서, 카메라의 설정을 조금 변경하면 사진의 노출을 조정할 수 있는 플래시의 광량에 설정한다. 또한 플래시의 전원이 건전지인 경우 건전지의 잔량에 따라서도 발광량이 다르다는 사실을 고려할 필요가 있다.

기본 설정—고정값과 가변값

카메라 설정에서 고정값으로는 셔터 속도를 1/200이나 1/250, ISO 감도를 100~200에 설정한다. 가변값으로서 조리개값은 치열 전체를 찍을 경우에는 F25, 부분적인 치아를 찍을 경우에는 F22, 흰색 균형은 5,000~5,500K, 플래시 광량은 매뉴얼 1/4 정도로 설정하고 나서 아래의 미세 조정을 하면 좋다(그림 15).

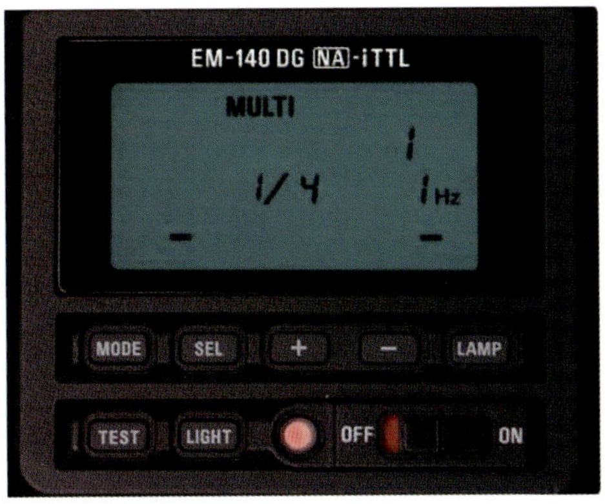

그림 14. 플래시 설정.
TTL 자동조광으로 설정해 생각한 대로의 노출이 된다면 그것으로 좋지만, 항상 같은 발광량을 원하고 스스로 조절하려면 매뉴얼에서 1/8~1/2 정도로 설정해 두면 좋다.

고정값		가변값	
SS	1/200~1/250	조리개값	22, 25(~36)
ISO	100~200	WB	5,000~5,500K
노출 보정	±0	플래시	1/8~1/2
릴리스 다이얼	S		
촬영 모드	M		
AF area 모드	싱글		
포커스 모드	AF-S		

그림 15. 필자의 카메라와 플래시 설정.

1 밝기의 미세 조정

사진의 밝기에 대해서는 먼저 그림 15에 기록한 설정값으로 촬영해봐서 히스토그램을 확인해, 히스토그램이 오른쪽으로 치우치면 화상이 밝으므로 조리개값을 키우고, 히스토그램이 왼쪽으로 치우치면 화상이 어두우므로 조리개값을 줄인다. 그래도 밝기를 조절할 수 없는 경우는 플래시 광량을 바꾼다. 노출을 보정하는 것은 맨 마지막의 미세 조정에서 하는 것이 좋다.

2 색조의 미세 조정

사진의 색조에 대해서는 RAW 형식에서 그레이카드와 함께 사진을 촬영하면 현상할 때 몇 번이고 흰색 균형을 변경할 수 있으므로 간단하다. 그러나 RAW 화상은 상당히 무겁기 때문에 JPEG 형식만으로 기록하는 경우도 많다. JPEG 형식으로 기록하는 경우에는 흰색 균형의 오토를 사용자 설정에서 미세 조정하거나 5,000~5,500K 전후의 색온도에 설정하는 방법 중에서 한 가지 조작을 할 필요가 있다. 중요한 1장을 찍을 때는 RAW 형식으로 촬영해 두는 것이 무난하다.

마무리

이 장에서는 카메라와 플래시 설정에 대해 설명했다. 많은 설정 항목이 있지만 대부분이 고정값이고 변동해야 하는 값은 아주 적다. 다만 지금까지 예로 든 것은 필자의 설정이고, 이 책에서도 집필자에 따라 설정이 미묘하게 다르므로, 촬영하는 사람 개개인의 기호나 환경광에 맞춰 설정을 찾는 것이 매우 중요하다. 이 장에서 설명한 기본을 이해하고 체크 포인트를 지키기만 하면 보다 좋은 사진을 찍을 수 있을 것이다.

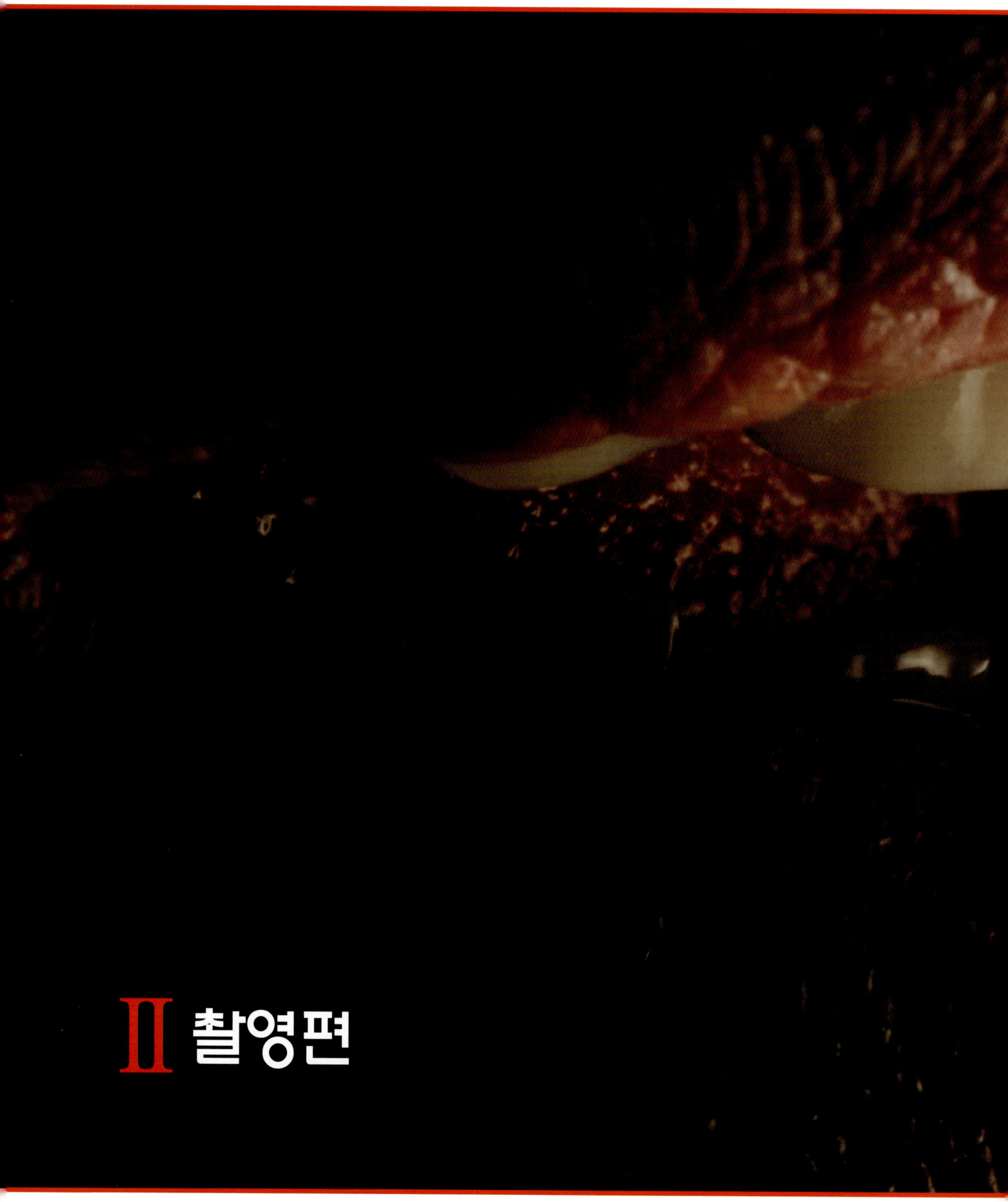

II 촬영편

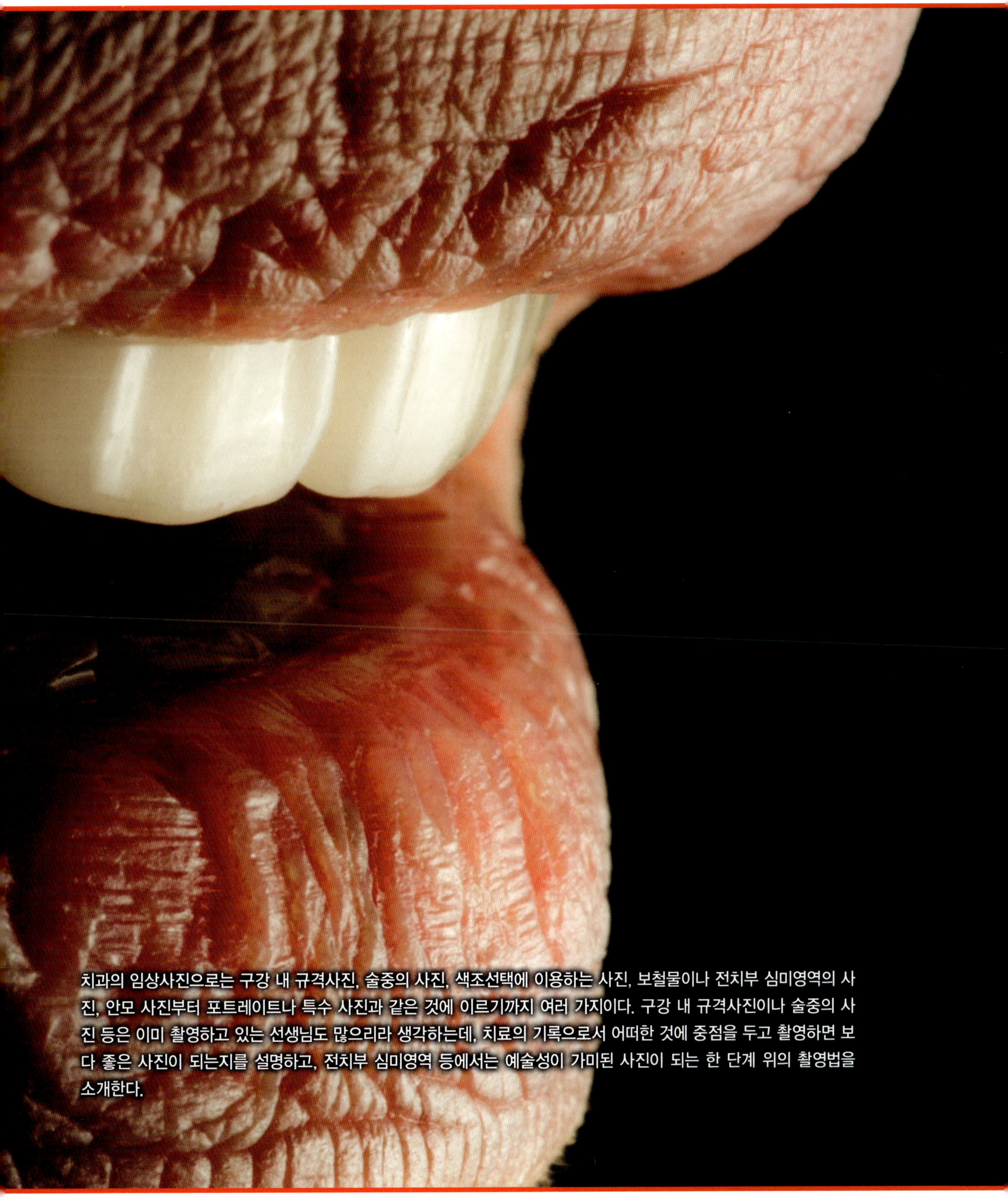

치과의 임상사진으로는 구강 내 규격사진, 술중의 사진, 색조선택에 이용하는 사진, 보철물이나 전치부 심미영역의 사진, 안모 사진부터 포트레이트나 특수 사진과 같은 것에 이르기까지 여러 가지이다. 구강 내 규격사진이나 술중의 사진 등은 이미 촬영하고 있는 선생님도 많으리라 생각하는데, 치료의 기록으로서 어떠한 것에 중점을 두고 촬영하면 보다 좋은 사진이 되는지를 설명하고, 전치부 심미영역 등에서는 예술성이 가미된 사진이 되는 한 단계 위의 촬영법을 소개한다.

Ⅱ 촬영편

CHAPTER 01

자료 채득

Koji Kikuchi (菊地康司)

최적의 치료계획을 세우기 위해서는 적절한 검사를 바탕으로 한 진단이 중요하다는 사실은 말할 필요도 없다. 그러기 위해서는 정확한 자료를 채득할 필요가 있다. 구체적인 자료로는 문진을 비롯해, X-ray 사진, 안모 사진, 구강 내 규격사진, 연구용 모형, 중심위에서 부착된 교합기 모형, 타액 검사나 혈액 검사 등이 있다. 이 장에서는 위의 내용 중에서 구강 내 규격사진에 대해 설명하고자 한다.

규격사진이란

치과 임상에서 필요한 규격사진은 예술적인 사진이 아니라 '기록으로서의 사진'이다. 구체적으로는 '전체적으로 초점이 맞도록 설정해, 매번 같은 구도와 배율에서 촬영된 사진이면서 피사체를 있는 그대로 찍은 것'이라고도 할 수 있다.

그러면 왜 규격사진이 필요한 것일까? 첫 번째 목적은 환자를 치료할 때 필요한 자료로서의 기록이다. 가장 자주 이용되는 것은 초진, 치료 종료, 유지관리와 같은 치료 단계마다 촬영한 5매법이나 12매법의 규격사진이기 때문이다. 이 사진들은 검사·진단과 치료 내용의 기록, 환자와의 커뮤니케이션, 치과기공사와의 정보 공유, 치과의사의 치료기술 향상 등에 도움이 된다. 그리고 적절하게 촬영된 규격사진(기록 사진)이 아니면 학회나 스터디그룹의 발표, 학회지 투고와 같은 경우에는 사용하기 어렵다고도 할 수 있을 것이다.

기자재와 설정

여기서는 필자가 5매법 및 12매법 촬영에서 실제로 사용하는 기자재와 설정을 설명한다. 기자재로서 카메라 본체는 D7000(니콘), 렌즈는 SP AF90mm F/2.8 DiMACRO 1:1(TAMRON), 플래시는 ELECTRONIC FLASH MACRO EM-140 DG(시그마)를 사용한다.

설정(상세한 것은 Ⅰ편 Chapter 2 참조)은 촬영 모드를 M(매뉴얼) 모드에 맞춘다(필자는 안모 촬영을 포함한 임상사진은 모두 M 모드로 촬영함). 고정값으로서 셔터 속도(SS)는 1/200, 조리개값은 F29, ISO는 200, 흰색 균형(WB)은 5,560K, AF area 모드는 single point AF 모드, 포커스 모드

고정값		가변값	
SS	1/200	플래시	1/8~1/1
F값	29		
ISO	200		
WB	5,560K		
AF area 모드	Single point AF 모드		
포커스 모드	AF-S		

그림 1. 5매법 및 12매법의 구강 내 규격사진 촬영에서 필자의 설정.

는 single AF servo(AF-S)로 설정하고, 가변값으로서 플래시만 매뉴얼의 1/8~1/1로 설정한다(그림 1). 배율에 대해서는 결정된 것이 없는데 5매법에서는 1/2로 고정하고, 12매법에서는 1/3, 1/2, 1/1.5, 1/1.2, 1/1을 촬영 부위에 따라 가려서 구도별로 매번 같은 배율에서 촬영한다.

적절한 구강 내 사진이란

5매법은 일상 임상에서 가장 사용 빈도가 높은 촬영법이고, 검사·진단의 자료로서 없어서는 안 되는 기록이다. 5매법의 기본적인 촬영법에 대해서는 많은 책에 자세히 서술하고 있으므로 그 책들을 참고하기 바란다. 이 장에서는 보통으로 촬영하는 5매법을 더 정확한 정보가 되도록 촬영하기 위해 중요한 '무엇을 보고자 하는가?(무엇을 찍고 싶은가?)'에 대해 설명한다.

5매법에서는 구강 내의 전체상을 한눈에 둘러볼 수 있도록 5장의 사진을 상하좌우중앙에 배치하는 것이 일반적이다. 그러나 단순히 촬영하고 배치하는 것만으로는 구강 내 전체를 삼차원적으로 파악하기 어렵다. 그림 2에 5배법의 구강 내 규격사진을 보이는데, 이것만으로는 구강 내를 삼차원적으로 파악하기 어렵다. 그러면 어째서 이러한 사진이 되었을까? 여러 가지 문제가 있지만, 한마디로 대답하면 '기본적인 5매법의 구도가 머리에 그려지지 않은 채 촬영했기 때문이다.'고 할 수 있다.

5매법의 기본적인 구도를 이해하고 촬영해 정해진 법칙으로 배열하면, 한눈에 삼차원적으로 파악할 수 있고 더 많은 정보를 얻을 수 있다(그림 3, 4). 반대로 기본적인 구도가 확실히 머리에 그려지지 않으면 촬영 후에 각도 보정 등을 할 필요가 생긴다. 그에 동반해 상하좌우 균형의 결여, 화질의 저하, 확대율의 불일치(각각의 사진에서 치아의 크기 등이 다름) 등의 문제가 생기므로, 적절한 검사·진단을 위한 기초자료로서는 질이 낮고 제삼자에게 제시하기에는 적절함이 결여된 자료가 된다.

?

구강 내를 삼차원적으로 파악하기 어렵다.

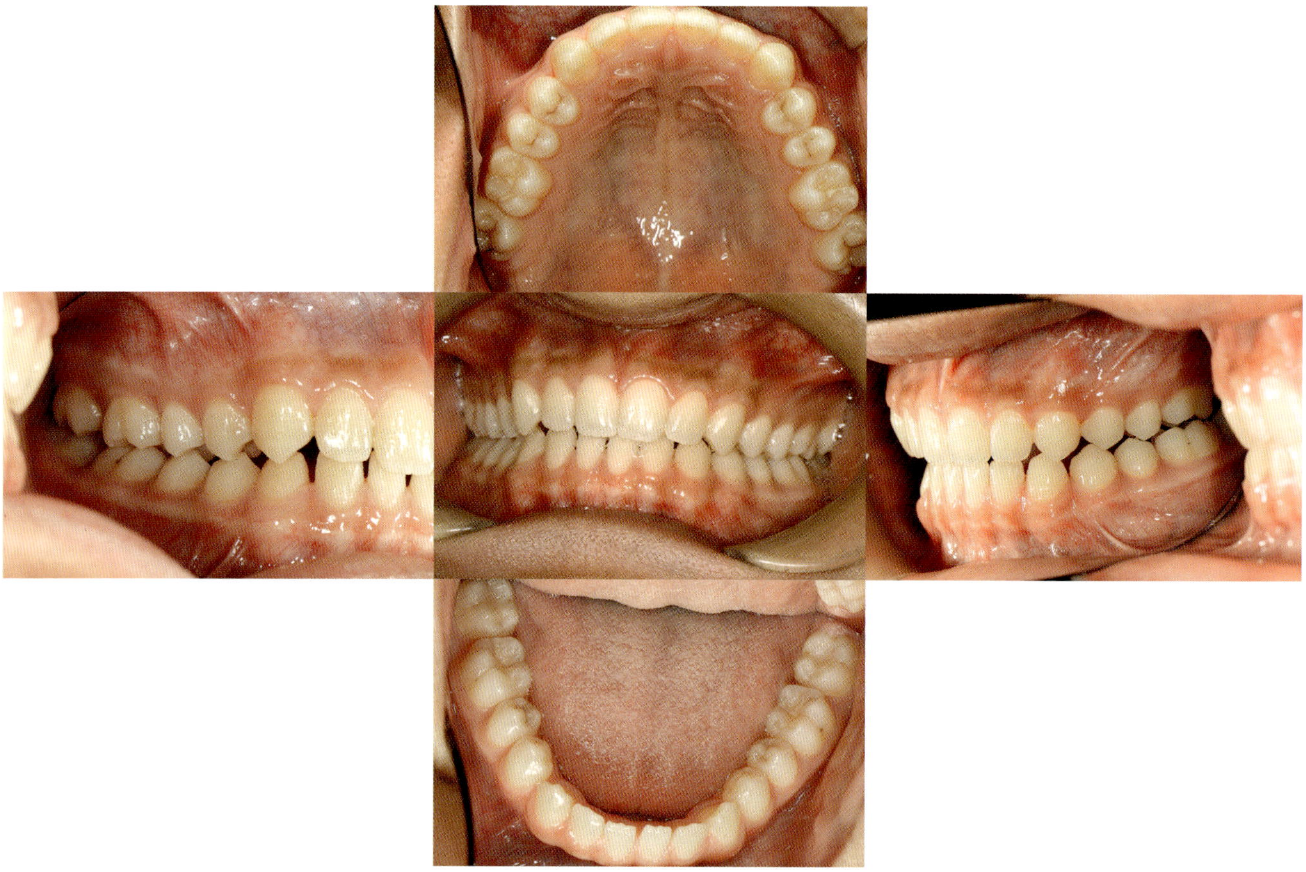

그림 2. 촬영 결과가 나빠 5장의 사진을 배치했을 때 균형이 무너진 예.
여러 가지 문제점이 있지만 몇 가지를 꼽아 보았다.

- 정면 모습이 적절하게 촬영되었다면 안모에 대해 치열 전체가 왼쪽으로 편위된 셈이다. 그러나 실제로는 Angle Ⅰ급이고, 치열은 안모의 중앙에 위치한다.
- 정면 모습의 좌우 위치가 상하악 교합면 모습과 일치하지 않는다.
- 상악 교합면 모습보다 하악 교합면 모습이 큰데 실제로는 그렇지 않다.
- 좌우 측면 모습에서 치아의 크기가 다르다.
- 정면 모습과 우측면 모습이 아래에서 올려다보고 촬영되었기 때문에 교합평면의 경사가 불분명하다.

그 밖에도 문제점이 있지만, 이 5매법에서는 구강 내를 정확히 파악할 수 없다. 또한 이 상태로부터 다음 47쪽에 보이는 적절한 5매법의 기본적인 구도로 마무리하기 위해서는 확대·축소, 대폭적인 각도 보정을 해야만 한다. 결과적으로 위에 기록한 것과 같은 부정확한 정보를 주는 5매법이 되어 삼차원적으로 파악할 수 없는 자료가 된다.

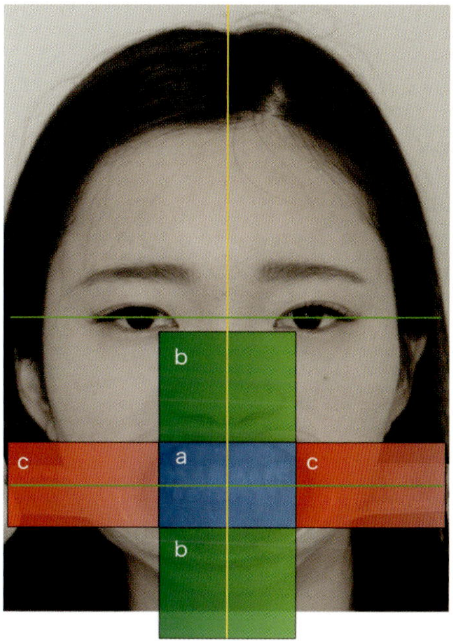

그림 3. 5매법 배열의 법칙.
a: 정면 모습
b: 상하악 교합면 모습
c: 좌우 측면 모습
상하악 교합면 모습(b)의 가로세로비는 동일
좌우 측면 모습(c)의 가로세로비는 동일

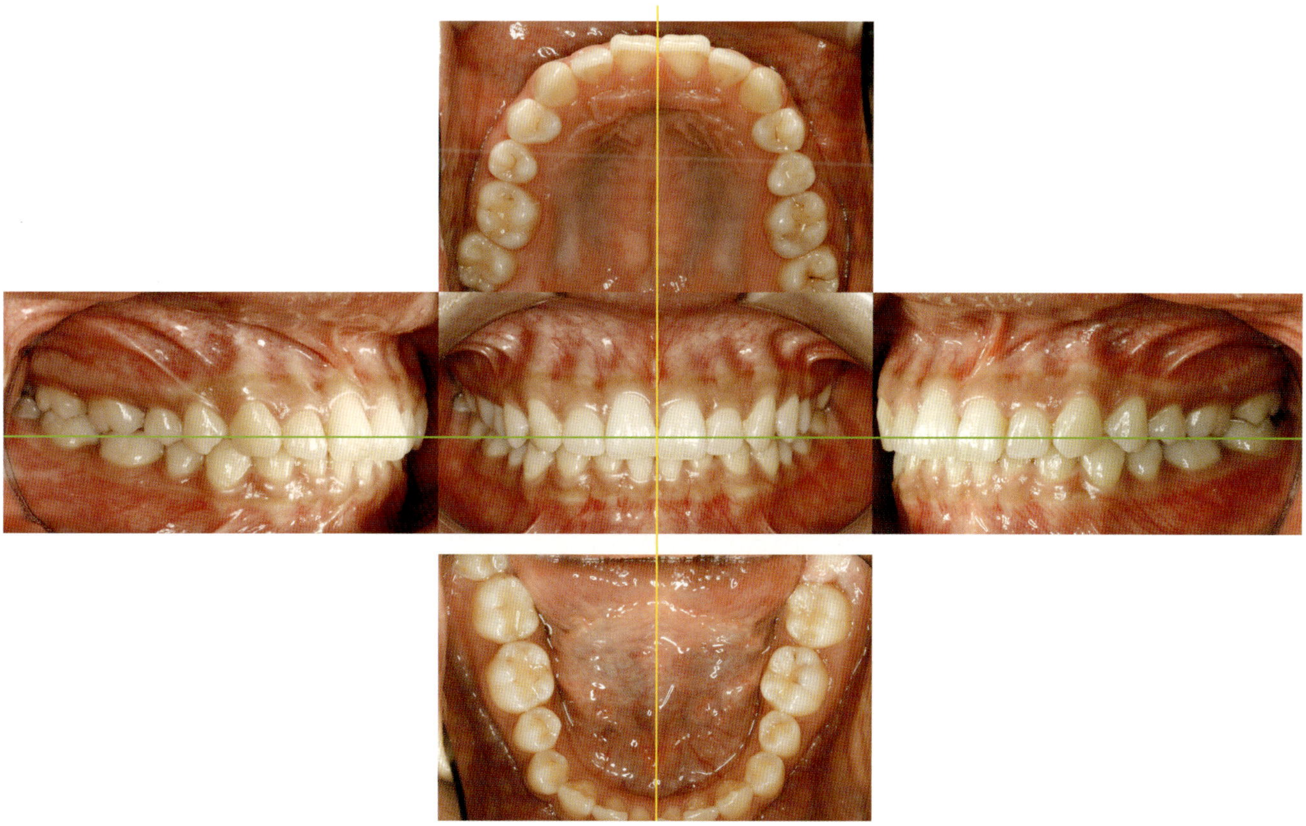

그림 4. 적절하게 촬영된 5매법 구강 내 규격사진.
원본 사진을 자르기만 했을 뿐 확대나 축소 등은 하지 않았다.
① 정면 모습의 중앙이 안모의 중심선과 일치한다(노란색 선).
② 정면 모습의 수평 경사가 동공간선(또는 수평기준선)과 평행이다(녹색 선).
③ 정면 모습의 중심이 상하악 교합면 모습의 중심과 일치한다.
④ 정면 모습과 좌우 측면 모습의 상하 위치가 일치한다.
⑤ 모든 사진에서 치아의 크기가 일치한다.
⑥ 5매법 배열의 원칙(그림 2)에서 보인 색 구분과 같이 5장의 사진에서 가로세로 길이가 각각 같다.

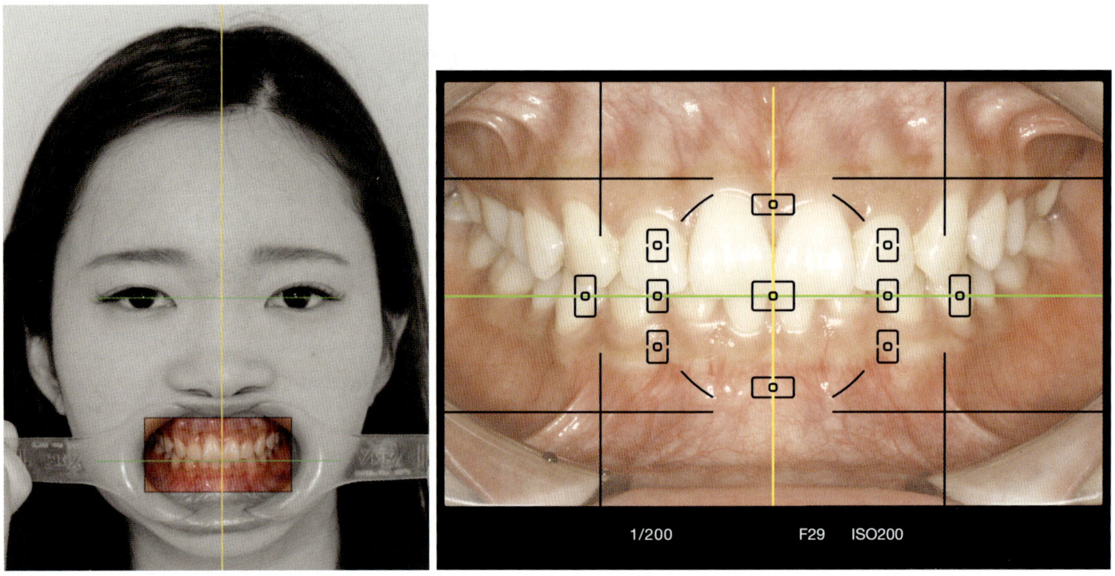

그림 5. 파인더의 중앙 위치는 안모의 정중선으로 하고, 교합평면의 수평 경사는 동공간선(또는 수평기준선)과 평행이 되도록 의식한다.

정면 모습의 중요성

구강 내의 정보를 적절히 파악하기 위해 가장 중요한 촬영 부위는 정면이다.

정면 모습을 촬영할 때 환자에게 리트랙터를 장착하고 곧바로 유닛체어를 눕힌 후 그대로 촬영에 들어가지는 않습니까? 그렇게 되면 애써 촬영한 5매법의 정보가 반감되거나 부정확한 사진이 되어버릴 가능성이 있다. 먼저 환자에게 리트랙터를 장착했으면 유닛체어를 눕히기 전에 상하악 치열이 안모에 대해 어떻게 위치하는지를 파악하는 것이 중요하고, 적절한 정면 모습을 촬영하는 데에도 필수적인 사항이다.

치아 정중과 안모의 정중이 틀어지지 않았으면 치아 정중이 파인더 가로 폭의 중앙에 오면서 수직이 되도록 촬영한다. 다시 말해서 파인더의 중앙 위치는 안모의 정중선으로 하고, 교합평면의 수평 경사는 동공간선(또는 수평기준선)과 평행이 되도록 의식한다(그림 5).

실패의 원인을 찾는다

위에서 기록한 것에 입각해 실제로 그림 2와 그림 4의 사진을 한 장씩 비교해 보면서 적절한 사진이 되기 위한 포인트는 무엇이고, 부적절한 사진에서는 어디를 수정해야 하는지에 대해 설명한다.

1 정면 모습

적 절

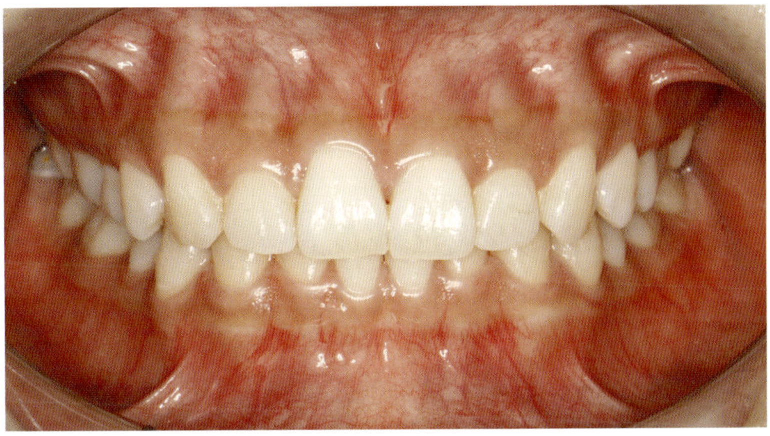

❶ 교두감합위에서 제대로 교합하고 있다.
❷ 사진의 세로 중심선이 안모의 중심(안모 정중선)과 일치한다(환자에 따라서는 치아 정중이 사진의 중심에 오지 않는 경우도 있음).
❸ 사진의 교합평면 수평 경사가 동공간선 또는 수평기준선과 일치한다. 동공간선이 기울어져 있을 때는 수평기준선에 맞춘다.
❹ 정면에서 촬영한 각도가 Frankfort 평면과 거의 일치한다.
❺ 구치부까지 초점이 맞았다.

부적절

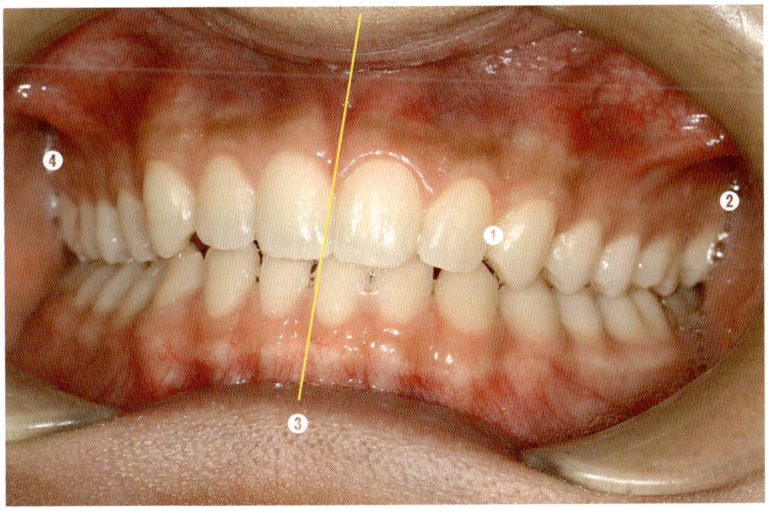

❶ 교두감합위에서 교합하지 않았다.
→ 방심하면 환자가 입을 조금 벌리는 경우가 있기 때문에 촬영 후에 카메라 모니터에서 확인한다.
❷ 좌우 구치부에 타액이 있다.
→ 촬영을 위해 셔터를 누르기 직전에 교합한 상태에서 환자에게 스스로 타액을 흡입하도록 요청한다.
❸ 이 증례의 환자는 치아 정중이 안모의 중심에 있고, #11, 21의 절단연을 이은 선은 동공간선과 평행하다. 그러나 사진에서는 중심이 오른쪽으로 치우쳐 있으며, 심지어 오른쪽 위로 올라가는 교합평면을 보인다.
→ 촬영 전에 리트랙터를 좌우에 장착하고 약간 떨어진 위치에서 안모에 대한 치열 및 치아 정중의 위치를 확인한 후, 상하좌우의 틀어짐이 없으면 #11, 21의 치축과 절단연을 이은 선을 프레임의 가로세로 기준으로 해서 촬영한다.
❹ 구치부까지 초점이 맞지 않았다.
→ 조리개가 너무 개방되어 있는(조리개값이 작은) 것이 원인. 5매법 구강 내 규격사진 촬영에서는 조리개값을 F29에 고정한다.
❺ 정면에서 촬영한 각도를 보면, 환자의 왼쪽 아래에서 올려다보고 촬영되었다.
→ 안모의 전두면에 대해 중심이면서 직각으로 촬영한다(Frankfort 평면도 의식함).

2 우측면 모습

적 절

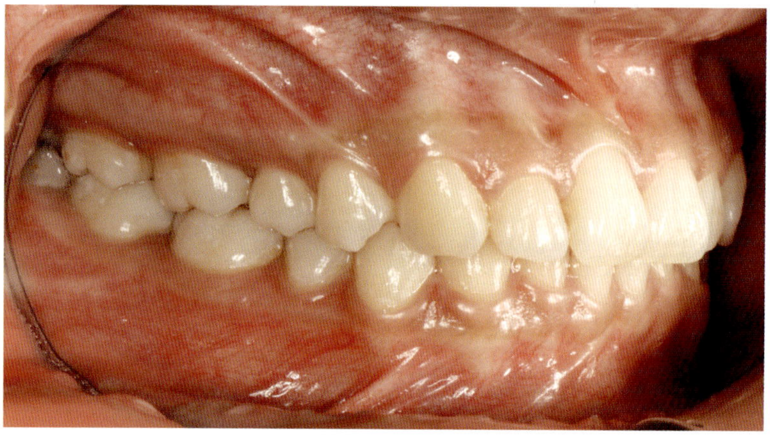

❶ 교두감합위에서 제대로 교합하고 있다.
❷ #14 또는 #13이 사진의 상하좌우의 중앙에 위치한다.
❸ 상하악 제2대구치까지 찍혔다.
❹ 상하 전치의 치근 부위가 입술로 가려지지 않아 치근의 돌출정도를 파악할 수 있다.

부적절

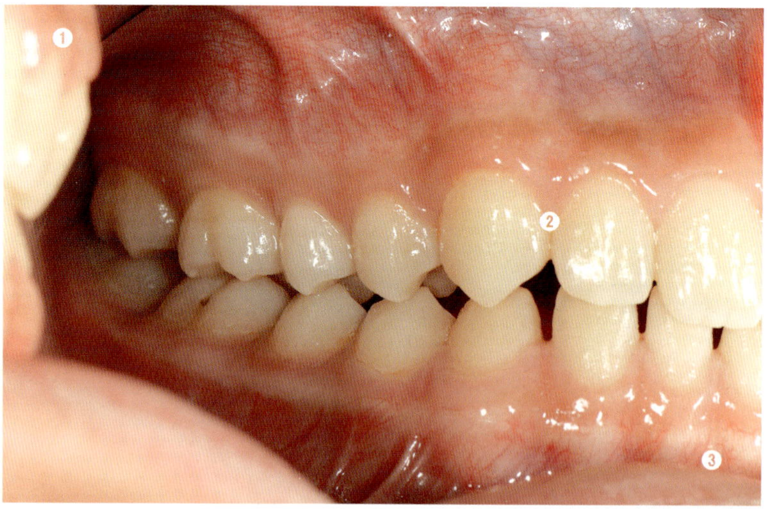

❶ 거울상과 실상이 함께 찍혔다.
→ 거울을 이용해 협점막을 오른쪽 방향, 특히 바깥 방향으로 배제하는 것이 부족하다. 촬영에 익숙하지 않은 술자는 거울로 배제할 때 환자를 의식하는 경우가 종종 있다. 협점막은 가로로 바로 옆으로 넓혀도 생각보다 아프지 않으므로 연습해 익혀둔다.
❷ 교두감합위에서 교합하지 않았다.
→ 방심하면 환자가 입을 조금 벌리는 경우가 있기 때문에 촬영 후에 카메라 모니터에서 확인한다.
❸ 아랫입술이 하악 전치부의 치조점막을 덮고 있다.
→ 왼쪽에 들어 있는 리트랙터를 왼쪽 위로 너무 당기면 아랫입술이 사진에 담긴다. 리트랙터는 살짝 대는 정도로 충분하고, 상하 전치부 치근의 돌출 정도를 파악할 수 있도록 한다.

3 좌측면 모습

적 절

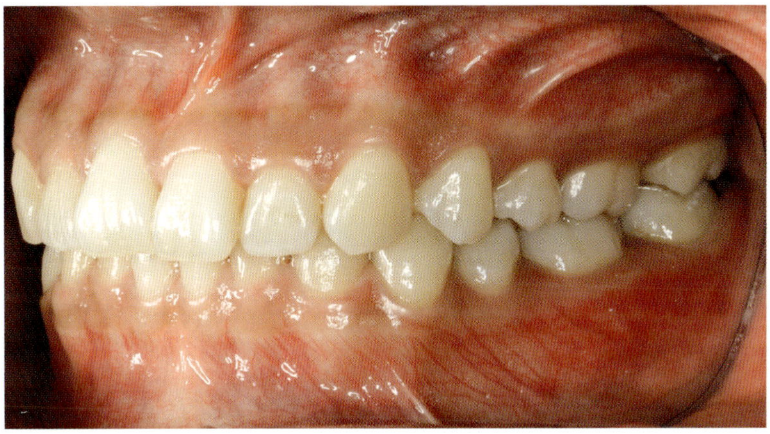

❶ 교두감합위에서 제대로 교합하고 있다.
❷ #24 또는 #23이 사진의 상하좌우의 중앙에 위치한다.
❸ 상하악 제2대구치까지 찍혔다.
❹ 상하 전치의 치근 부위가 입술로 가려지지 않아 치근의 돌출정도를 파악할 수 있다.

부적절

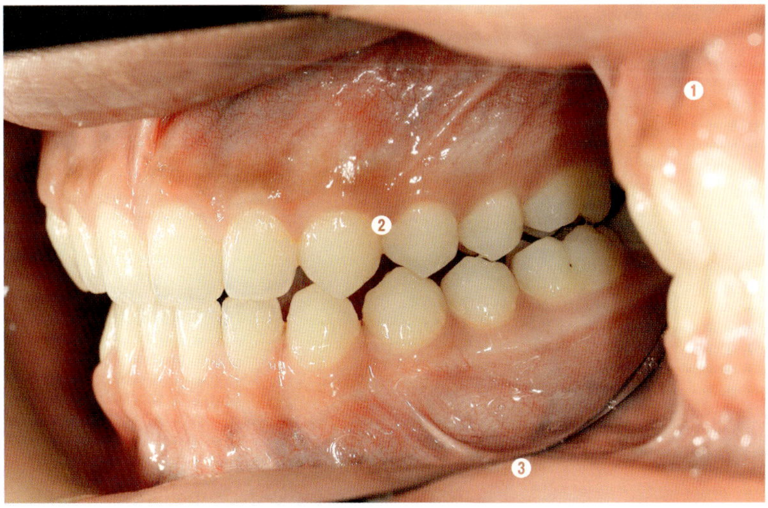

❶ 거울상과 실상이 함께 찍혔다.
→ 거울로 협점막을 왼쪽 방향, 특히 바깥 방향으로 배제하는 것이 부족하다. 거울 가장자리를 안쪽까지 확실히 넣는다. 이때 제2대구치 협측의 치은치조점막 경계 부근에 거울이 닿으면 환자에게 통증을 주므로 주의해야 한다.
❷ 교두감합위에서 교합하지 않았다.
→ 측면 모습 촬영에서는 거울로 협점막을 당기기 때문에, 개구하기 쉬우므로 주의가 필요하다.
❸ 거울이 삐뚤어졌다.
→ 거울과 평행하게 카메라를 위치시킨다.

4 상악 교합면 모습

적 절

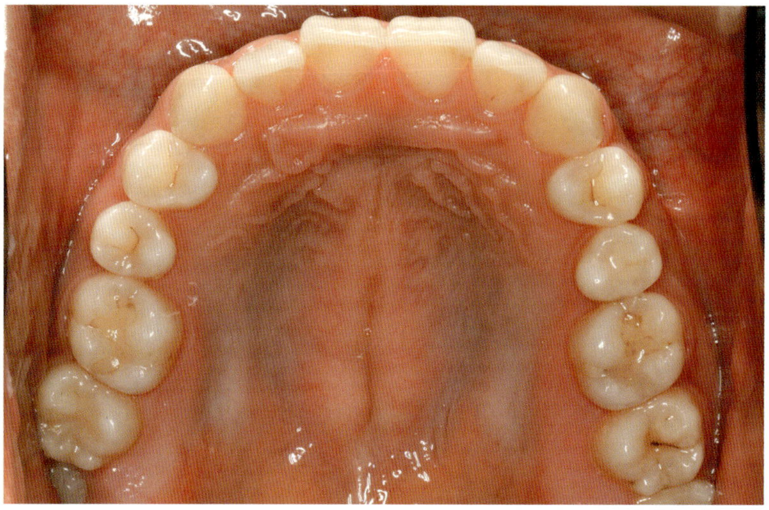

❶ 사진 가로세로의 중앙에 치열이 들어가 있다.
❷ 절치유두가 가로 폭의 중앙에 위치한다.
❸ 제2대구치가 원심까지 찍혔다.
❹ 중절치 순면이 1/3~1/2 정도 찍혔다.

부적절

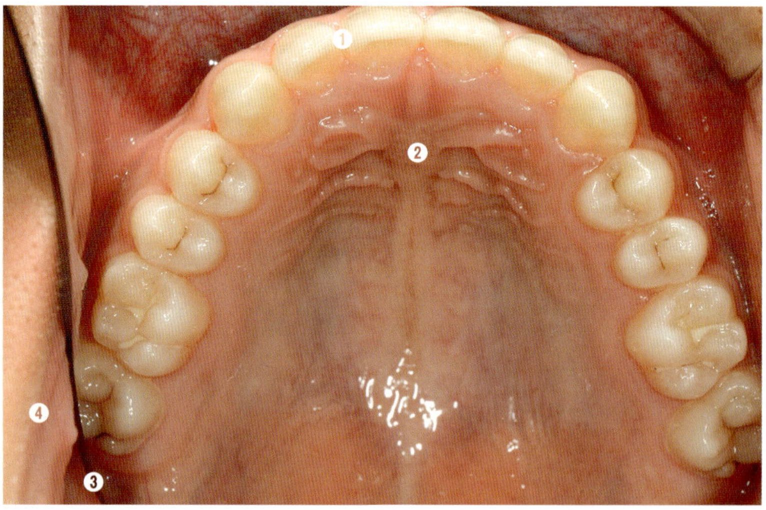

❶ 전치부 순면이 찍히지 않았다.
→ 거울의 뒷면(촬영하지 않는 면)에서 앞쪽을 하악 전치부에 접촉시킨다.
❷ 절치유두의 위치가 사진의 오른쪽에 위치한다.
→ 카메라를 똑바르게 안모의 정면에 위치시켰다면 절치유두가 좌우중앙에 오도록 거울을 움직인다.
❸ 제2대구치 협측교두가 거울에서 벗어났다.
→ 거울 뒷면의 가장자리를 하악 대구치에 접촉시킨다.
❹ 협점막이 거울의 측면을 침해한다.
→ 왼쪽의 리트랙터를 왼쪽 앞으로 비스듬히 힘껏 당긴다.

5 하악 교합면 모습

적 절

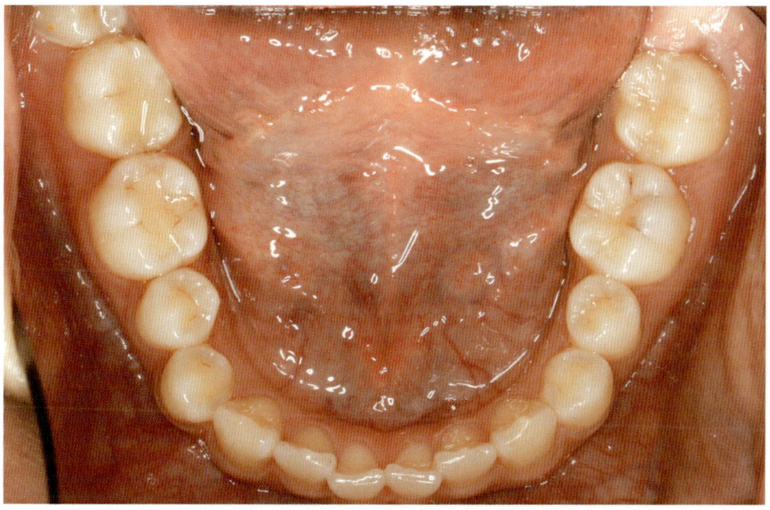

❶ 사진 가로세로의 중앙에 치열이 들어가 있다.
❷ 전치부 설면이 치경부까지 찍혔다.
❸ 구치부 설측교두가 확실히 찍혔다(혀를 제대로 배제했음).
❹ 제2대구치가 원심까지 찍혔다.

부적절

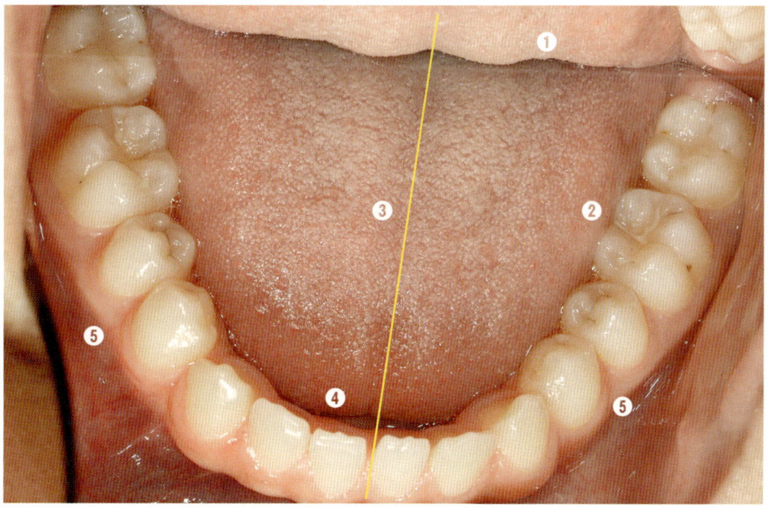

❶ 거울상과 실상이 함께 찍혔다.
→ 환자에게 최대한으로 개구하도록 하면서 거울의 뒷면을 상악 치열에 접촉시킨다.
❷ #36 설측에 혀가 덮였다.
→ 거울 가장자리로 혀를 배제한다.
❸ 치열 전체가 사진의 왼쪽으로 기울어졌다.
→ 거울을 확실히 안쪽까지 넣고 좌우 대칭의 치열이 되도록 의식한다.
❹ 하악 전치 설면이 찍히지 않았다.
→ 환자에게 되도록 크게 개구하도록 하면서 거울 뒷면을 상악 치열에 접촉시킨다.
❺ 좌우 소구치의 교합면이 다르게 보인다.
→ 거울을 교합평면에 평행하게 위치시키도록 의식한다.

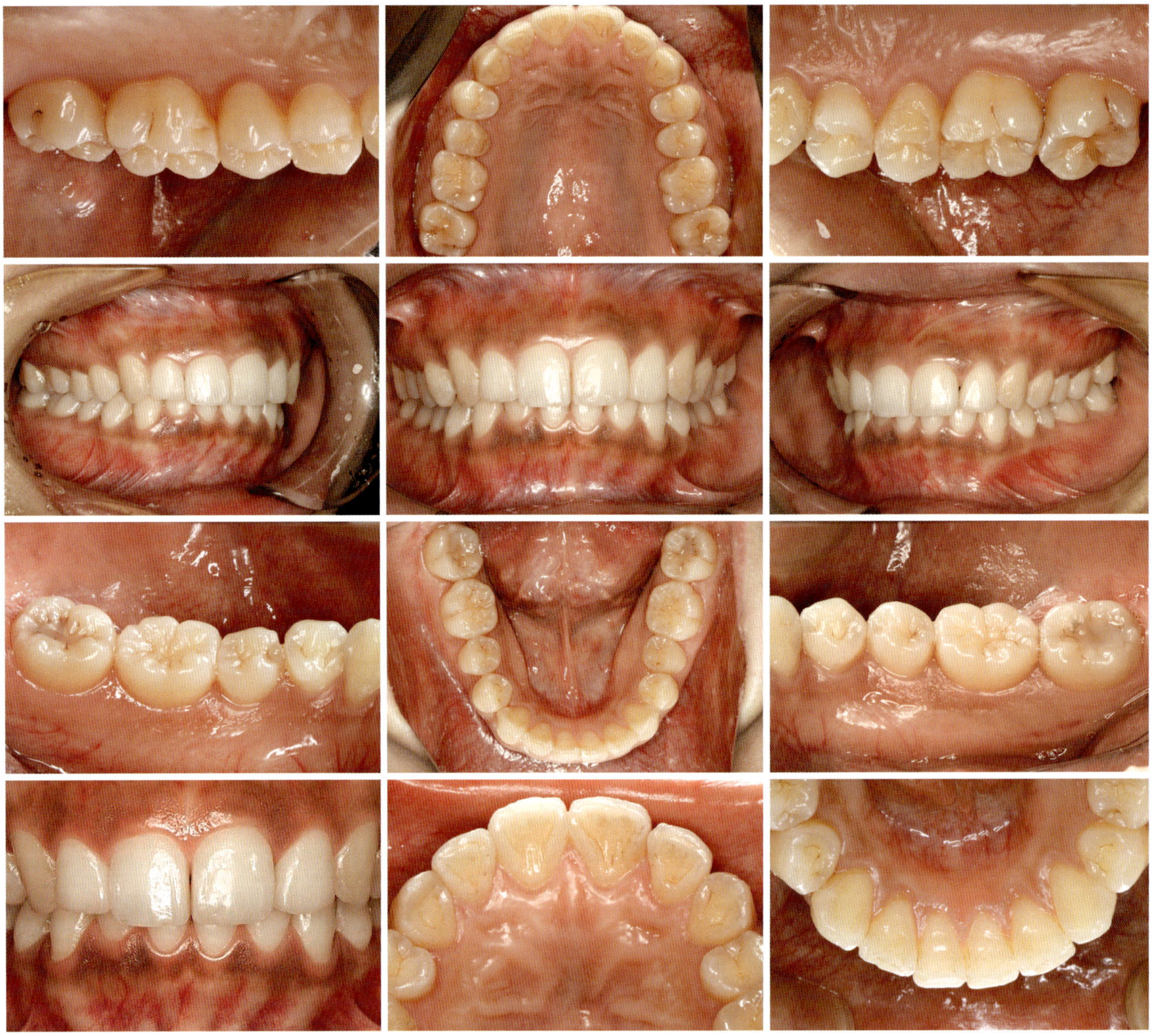

그림 6. 12매법 구강 내 사진.

더 상세한 구강 내 기록

1 5매법+α의 필요성

앞에서 서술한 5매법은 치과치료를 하는 데에 최소한으로 필요한 자료이다. 5매법에 전치부와 구치부 설면 모습, anterior guidance 상태(수직피개, 수평피개), 편심운동(전방 및 좌우 측방운동) 할 때 가이드 및 disclusion 상태 등을 파악할 수 있는 사진을 첨가하면 더 많은 정보를 얻을 수 있다(그림 6~9). 특히 교정치료나 치주치료, 보철치료를 위해서는 빼놓을 수 없는 정보이다.

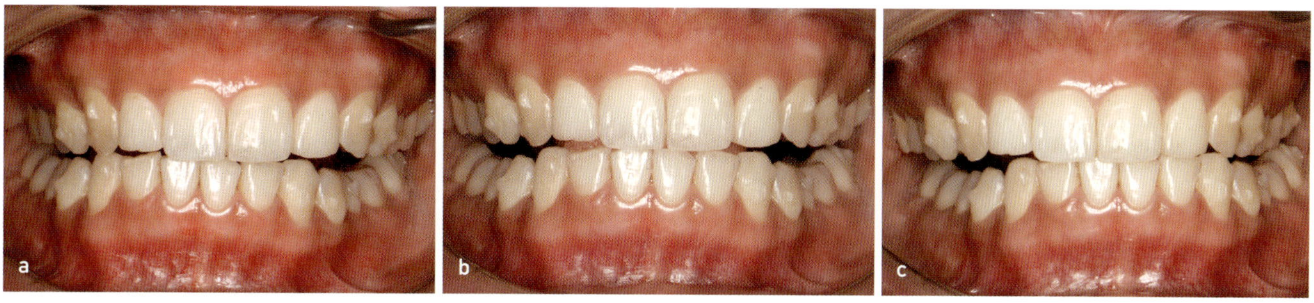

그림 7. 편심운동을 할 때. a: 우측 측방운동, b: 전방운동, c: 좌측 측방운동.

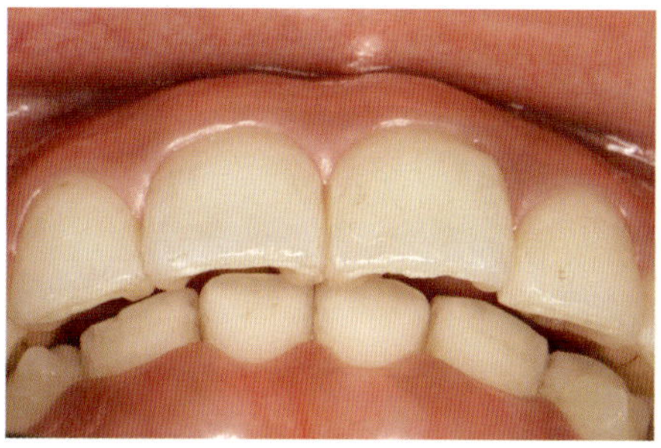

그림 8. 수직피개.

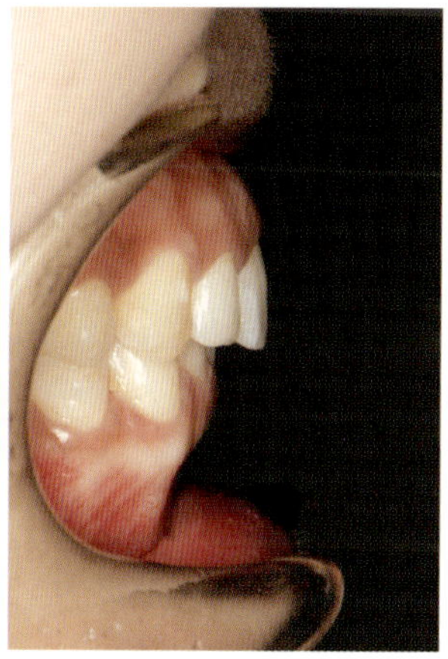

그림 9. 수평피개.

2 구치부 설(구개)면 촬영

위의 기록 중에서도 구치부 설(구개)면을 적절하게 촬영하기 위해서는 거울 잡는 법 등에서 약간의 요령이 필요하다. 그 요령을 촬영법과 함께 소개한다.

(1) 거울 잡는 법과 환자 머리의 각도

우측 구치부 설(구개)면 촬영에서는 손을 뒤집어 거울을 잡고, 좌측 구치부 설(구개)면 촬영에서는 손을 뒤집지 않고 잡는다. 또한 우측 촬영에서는 환자에게 오른쪽(촬영하는 사람이 있는 쪽)으로 약 10° 고개를 돌리게 하고, 좌측 촬영에서는 거기서 오른쪽으로 약 10° 더 고개를 돌린다.

(2) 촬영의 실제

거울 가장자리가 교합평면과 평행이 되도록 위치시킨다(구강 내가 작거나 개구량의 문제 등으로 평행하게 할 수 없는 경우에는 카메라를 거울상의 교합평면에 평행하게 위치시킴). 이어서 거울 끝을 피사체의 치열, 특히 최후방 구치에서 가능한 만큼 떨어뜨린다. 이때 일반적인 측면 촬영용 거울을 사용한 경우, 반대쪽 구치에 거울의 밑부분이 닿으므로 대합악 구치부의 실상이 사진에 담긴다. 필자는 그렇게 되지 않도록 아래가 움푹 팬 측면 촬영용 거울(설측 촬영용 거울, YDM)을 사용한다.

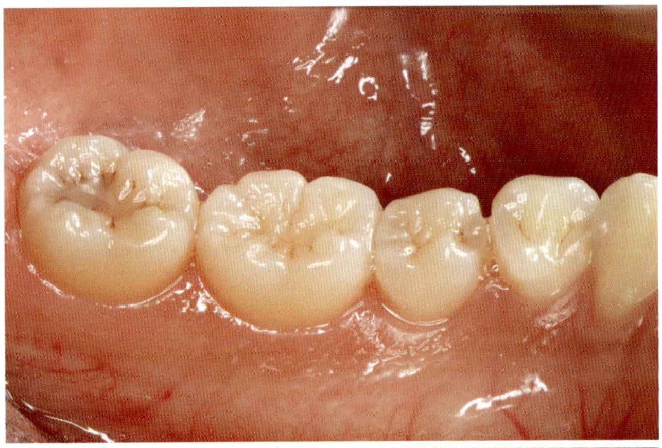

- 배율은 1/1.2로 하고 거울을 사용한다.
- 초점은 #45, 46 사이에 맞춘다.
- 교합평면이 화상의 수평면과 평행해야 한다.
- 치열이 화상의 상하 중앙에 위치해야 한다.
- #44 근심부터 #47 원심까지 모두 찍혀 있어야 한다.

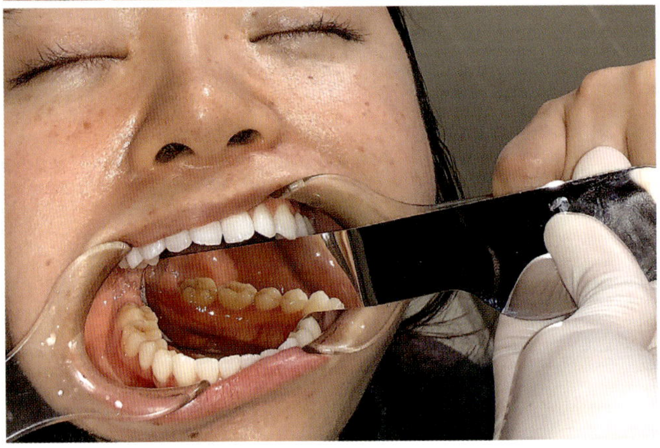

- 리트랙터를 양쪽에 건다.
- 손을 뒤집어 거울을 잡는다.

그림 10. 하악 우측 구치부 설면 촬영.
설(구개)면 촬영에서 기본적인 포인트를 보인다.

설(구개)면 모습은 배율을 1/1.2로 고정하고, 초점은 제2소구치와 제1대구치 사이에 맞춘다. 또한 교합평면을 화상의 수평면과 평행이 되도록 하고, 치열을 화상의 상하 중앙에 위치시켜 제1소구치 근심에서 제2대구치 원심까지 모두 찍히는 것을 확인하고 촬영한다(그림 10~13).

마무리

5매법 구강 내 규격사진에서 그 환자의 구강 내 정보를 최대한으로 이끌어 내기 위해서는 기본적인 5매법의 구도를 잘 이해한 후에 촬영해 임해야 한다. 일상 임상에서는 체어타임이나 환자에게 주는 부담을 고려해 다시 찍는 일이 없는, 다시 말해서 셔터를 5번 누르는 것만으로 이상적인 5매법을 촬영할 수 있도록 평소부터 5매법의 기본적인 구도를 염두에 두고 연습하는 것이 무엇보다 중요하다.

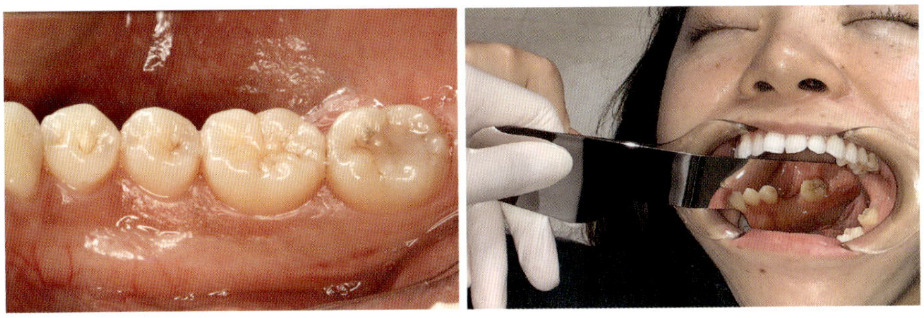

그림 11. 하악 좌측 구치부 설면 촬영.
적절하게 촬영하기 위한 요령은, 환자에게 하악 우측 구치부 설면을 촬영할 때보다 더 오른쪽(촬영하는 사람 쪽)으로 고개를 돌리도록 하는 것이다.

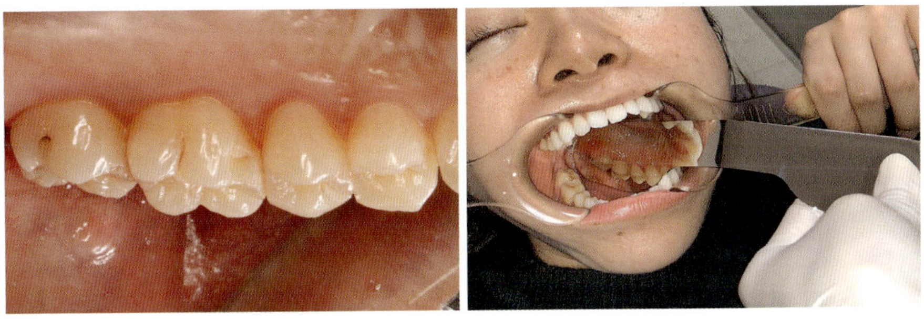

그림 12. 상악 우측 구치부 구개면 촬영.
적절하게 촬영하기 위한 요령은 손을 뒤집어 거울을 잡는 것이다.

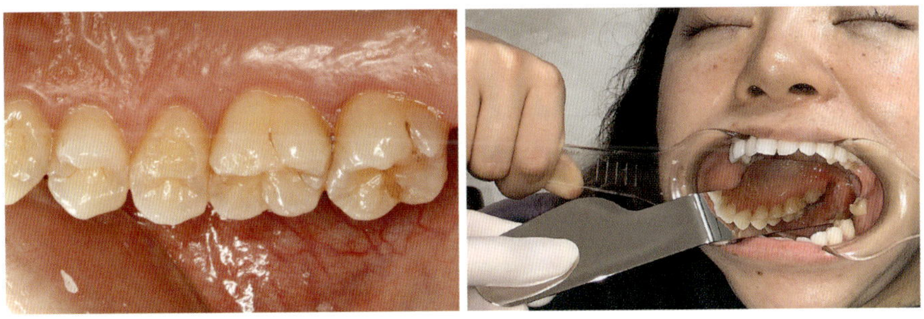

그림 13. 상악 좌측 구치부 구개면 촬영.
적절하게 촬영하기 위한 요령은 상악 우측 구치부 설면을 촬영할 때보다 더 오른쪽(촬영하는 사람 쪽)으로 고개를 돌리도록 하는 것이다.

그리고 5매법에 설면 모습 등을 추가해 상세하게 기록하면 구강 내 전체의 정보를 망라할 수 있기 때문에, 치주치료나 전악재건(교정치료, 보철·수복치료) 등을 할 때는 빼놓을 수 없는 자료이다.

치과치료는 기록의 치료라고 해도 과언이 아니고, 시간의 흐름에 따른 변화를 기록하지 않으면 자신이 한 검사·진단 및 치료 결과를 객관적으로 평가할 수 없다. 다시 말해서 치과치료의 향상을 위해서는 정확한 규격사진(기록)을 촬영할 필요가 있고, 나아가서는 환자의 건강 유지와 증진으로 이어질 것이라고 믿는다.

Ⅱ
촬영편

CHAPTER
02

처치 중의 구강 내 사진 촬영

Masahiro Nakagawa (中川雅裕)

처치 중 사진 촬영의 필요성

응급 처치를 포함해 환자가 초진으로 내원했으면 실제 치료를 진행할 때까지의 사이에 치료계획을 수립하는데, 이때 치료방침 결정을 위한 자료채득으로서 사진 촬영이 필수이다. 그 후 치료를 진행해 가는데 여기서 주의해야 할 것은 '치료를 통해 일단 변화가 일어난 부위는 두 번 다시 원래의 상태로 되돌아오지 않는다'는 점이다. 사진을 비롯한 많은 자료가 준비되어 있어야만 술후 결과의 평가를 통해 검사·진단부터 치료계획의 정당성, 단계별로 선택된 처치의 타당성 등을 검토할 수 있게 되는 것이다(그림 1). 그러므로 술전·술중·술후에 각각 사진을 촬영해 그 변화를 확실히 기록하는 것이 반드시 필요하다. 이 장에서는 처치 중의 구강 내 사진 촬영에 대해 설명하고자 한다.

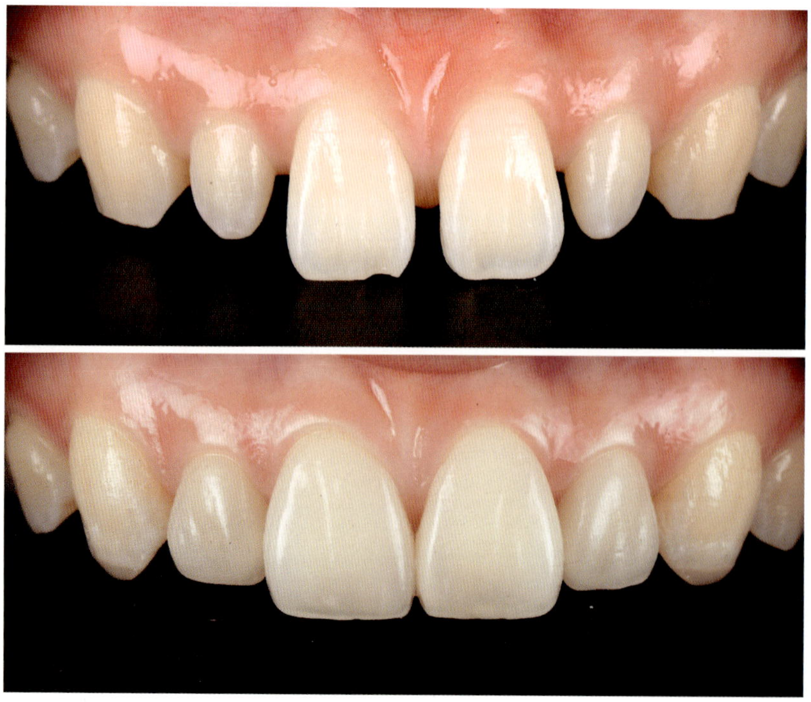

그림 1. 트윈 플래시에 추가해 바운서와 디퓨저를 사용해 촬영한 전치부의 술전과 술후 구강 내 사진(원본을 자르기만 한 것).

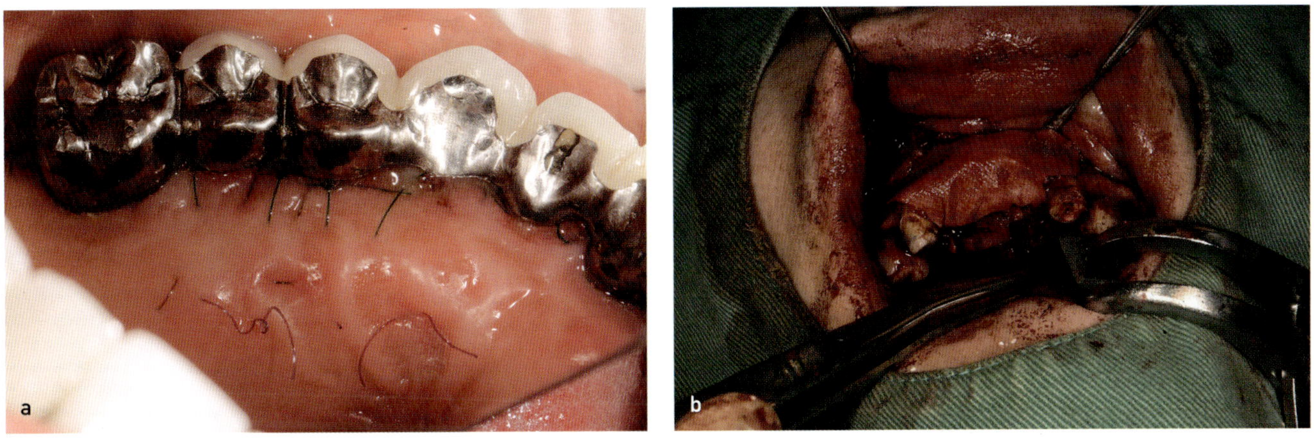

그림 2. 경험이 적은 치과의사가 촬영한 사진.
a: DX 포맷 카메라+85mm 매크로렌즈로 상악 구개면을 촬영(거울 사용). 전치가 실상으로 찍혔다. 원인으로는 부적절한 거울 각도나 불충분한 환자의 개구 등을 생각할 수 있다. 구개면이나 설면 촬영은 특히 어려우므로 환자에게 부담을 주지 않기 위해서도 충분히 연습을 쌓아가는 것이 필요하다.
b: FX 포맷 카메라+60mm 매크로렌즈로 전치부 GBR을 촬영. 전체적으로 어둡고 시술 부위가 작게 찍혔으므로 조금 더 가까이서 찍는 것이 좋다고 생각한다. 또는 105mm 매크로렌즈 등을 사용해도 좋다.

처치 중 사진 촬영의 요건

규격사진 촬영과는 달리 술중 사진 촬영에서는 아래에 제시한 포인트에 주의하는 것이 좋다.

1 기록하고자 하는 부위를 더 명확히 하고, 필요하지 않은 부분은 담지 않는다

술중 사진에서는 단순한 기록(규격사진)과는 달리 의도를 가지고 촬영하고 싶은 피사체(치아나 치주조직, 보철물 등)가 반드시 있을 것이다. 따라서 그것들을 중심에 두고 촬영하는 경우가 많다고 생각하는데, 이때 혀나 입술·협점막 등이 찍히지 않도록 배제할 필요가 있다(그림 2). 특히 거울을 사용할 때는 환자의 개구도나 입술의 긴장 등으로 인해 실상이 찍히는 경우도 있고, 반대로 이것들을 배제하려고 한 나머지 손가락이나 기구 등이 찍히는 경우가 있는데, 이렇게 되지 않도록 주의하는 것이 좋다. 대상이 되는 치아 등의 피사체를 화상의 가운데에 어떻게 담을지에 관해서는 기본적으로 Ⅱ편 Chapter 1의 자료 채득과 같기 때문에 이 장에서는 생략하고자 한다.

2 일련의 처치(술식) 중에는 가능하면 같은 구도의 사진을 촬영한다

치료계획이 치료로서 어떻게 이루어지고, 그 결과 어디까지 달성되었는가? 부족한 점이 있다면 그 원인은 어디에 있는가? 치료 후의 경과는 어떠한가? 이와 같은 포인트를 평가할 수 있는, 어느 정도 통일된 사진을 계속해서 촬영하는 것이 바람직하다. 이상적으로는 모두 같은 각도, 밝기, 크기가 되는 것이지만, 현실적으로 약간의 편차가 생기는 것은 어쩔 수 없다(63쪽의 Case 1 참조).

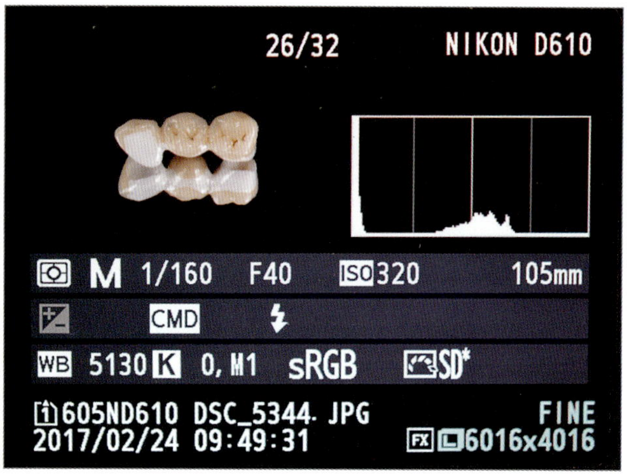

그림 3. 니콘 D610의 히스토그램.
전체의 밝기를 확인하기 위해서는 히스토그램을 이용하면 좋다. 다만 구강 내 촬영에서는 촬영 조건이 매번 거의 같다고 할 수 있다. 빛의 방향과 양을 술자가 임의로 조절할 수 있기 때문에, 최근에는 완성도가 높은 카메라 모니터에서 확인하면 촬영한 사진이 적절한지를 대략 판단할 수 있다. 물론 익숙해지는 동안에는 히스토그램을 참고해 적정노출을 확인하는 것은 대단히 유용하다(히스토그램에 대한 상세한 내용은 I편 Chapter 2를 참조).

처치 중의 촬영을 확실하게 만드는 기자재 선택과 설정

일반적인 기자재 선택과 설정 방법에 대해서는 I편에서 서술했다. 필자는 구강 내 촬영에서 화상의 재현성을 고려하여, 포커스를 포함해 매뉴얼로 설정·촬영할 것을 권장한다. 물론 사진 촬영에 익숙해지는 동안에는 오토 포커스로 촬영해 카메라에 익숙해지는 연습도 필요하다고 생각하지만, 매뉴얼로 촬영할 수 있도록 처음부터 신경 써 촬영하는 것이 좋다. 실제로 필자의 구강 내 촬영에서는 '오토'라는 문자는 하나도 없다. 오토 포커스에서는 어디에나 초점이 맞기 때문에 엄밀히 말하면 매번 피사체와의 거리(간격)가 일정치 않고, 거기에 동반해 화각(촬영 배율)도 변하므로 동일한 설정이라 해도 사진의 밝기가 일정하지 않는 등 좋은 것이 하나도 없다. 원래 오토는 움직이는 피사체를 순식간에 포착하기 위한 기능이기 때문에, 움직이지 않는 대상을 매번 거의 같은 조건에서 촬영할 수 있는 구강 내 촬영에는 무용지물이나 마찬가지다. 구강 내 촬영에서는 매뉴얼 포커스로 촬영 대상의 배율을 정했으면 '포커스 온' 할 때까지 카메라와 함께 촬영하는 사람이 스스로 이동하는 방법이 가장 적절하다.

또한 구강 내에는 여러 가지 색이 혼재한다. 치은의 핑크색, 치아의 흰색, 보철물의 금속 색 그리고 수술할 때는 혈액의 빨간색 등이 더해진다. 일반적으로 색이 진한(채도가 높은) 피사체(구강 내에서는 금속 색이나 혈액의 빨간색)는 동일한 설정으로 촬영해도 어두운 화상이 얻어지는 경향이 있기 때문에 가장 적당한 밝기가 되도록, 촬영할 때 설정을 미세 조정을 하는 것이 필요하다. 필자의 경우는 조리개를 조절해 대응하는데, 가능하면 F22 이하로는 조이지 않고 마칠 수 있도록 미리 다른 수치를 설정해 둔다(그림 3). 만에 하나 F22 이하가 되는 경우에는 ISO(감도)를 올려 대응한다(다만 감도를 올리면 화질이 떨어지기 때문에 ISO 400을 넘지 않도록 함). 플래시 광량에 관해서는 조작이 번잡하다는 점과 조정량에 따라 밝기의 변동이 크다는 점에서 한 번 설정한 후에는 거의 그대로이다.

표 1. 현재 필자의 용도별 카메라 기자재 세트

	용도	카메라	렌즈	플래시	비고
A	전치부 심미영역 촬영용	Nikon D610(FX)	SIGMA MACRO 105mm F2.8 EX DG OS	Nikon R1C1	LumiQuest Ultrasoft*
B	5매법 등의 규격사진 촬영용	Nikon D600(FX)	SIGMA MACRO 105mm F2.8 EX DG OS	Nikon R1C1	SZ-1 + SW11**
C	수술이나 수복 등 술중 촬영용	Nikon D7100(DX)	Nikon AF-S DX Micro Nikkor 85mm f/3.5G ED VR	Sigma EM-140DG	

*: 바운서(디퓨즈 효과 있음)
**: R1C1 키트 부속품(약간의 디퓨즈 효과 있음)

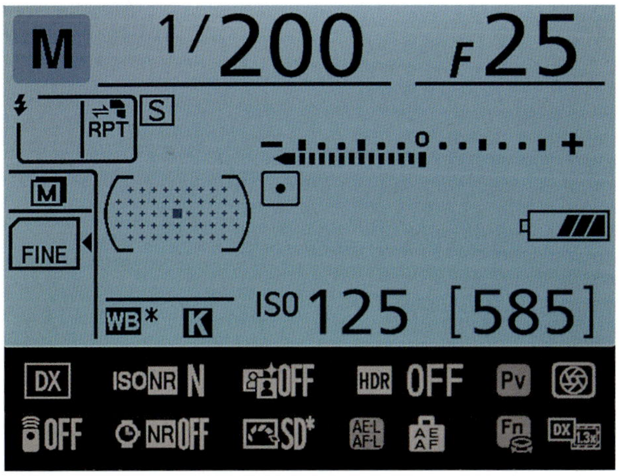

그림 4. 필자의 구치부 촬영용 설정.
완전 매뉴얼 포커스, WB 5,260K, SS 1/125~200, ISO 100~125, 화상 크기 Medium, 화질 Fine(JPEG 파일 크기 약 6.7MB), 플래시 발광량 Multi 1/4, 이상의 수치는 거의 불변. 조리개값(F22~32)은 화상이 어두우면 개방하는(수치를 낮춤) 등 촬영하면서 조정하는데, 피사계심도와의 관계에서 F22 이상이 표준이다.

술중 사진 촬영에서 각종 카메라 설정의 구체적인 예

필자는 전치와 구치를 촬영하는 방식에 약간의 차이가 있다고 생각한다. 사진의 균일성과 재현성이 중요시되는 구치부, 그리고 전치부에서는 거기에 예술성이 가미되는 촬영 방식이다. 촬영하는 방법론이 다르면 사용하는 기자재도 변하는 것이 마땅하다고 생각해서, 표 1에 필자가 사용하는 기자재를 정리했으므로 참고하기 바란다.

1 구치부 촬영(기자재: 표 1의 C, 설정: 그림 4)

구치부 촬영에 필요한 것은 안정된 빛의 공급이므로, 특수한 경우를 제외하고 안쪽까지 빛이 도달하는 링 플래시가 가장 적절하다. 구치부 처치 중의 사진은 기록으로서의 의미가 강하므로 카메라는 가볍고 다루기 편한 하프 사이즈 카메라(니콘에서는 DX 포맷)를 사용한다. 렌즈는 순정의 DX 포맷용 85mm 매크로렌즈, 링 플래시는 시그마 제품(니콘 순정품이 판매되지 않으므로)을 사용한다.

2 전치부 촬영(기자재: 표 1의 A, 설정: 그림 5)

심미영역의 촬영에서는 가능하면 트윈 플래시를 사용하는 것이 좋다고 생각한다(상세한 것은 Ⅱ편 Chapter 5 참조). 링 플래시 등 직진성이 강한 빛에서는 피사체의 요철이 평탄화되므로 사진으로서의 매력이 결여되기 때문이다. 측면에서 조사되는 트윈 플래시의 빛에 의해 얻어진 화상에서는 피사체의 입

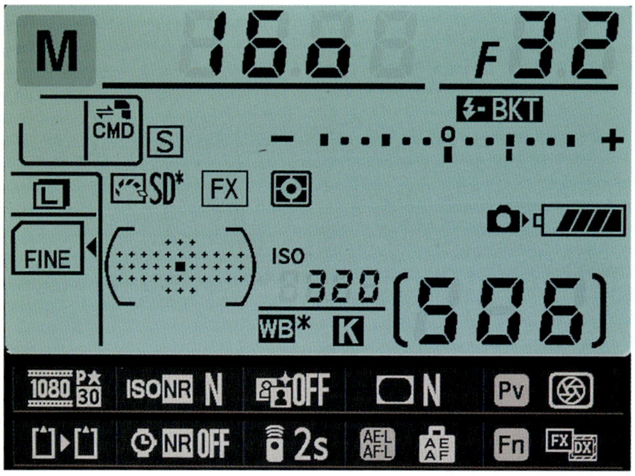

그림 5. 필자의 전치부 촬영용 설정.
완전 매뉴얼 포커스, WB 5,260K, SS 1/125~160, ISO 320, 화상 크기 Large, 화질 Fine(JPEG 파일 크기 약 6.7MB), 플래시 발광량 Multi 1/4. 이상의 수치는 DX 포맷 카메라와 마찬가지로 거의 불변. 조리개값은 F29~36을 기준으로 한다. 너무 조이면 안쪽으로 갈수록 흐릿함이 생기기 때문이다.

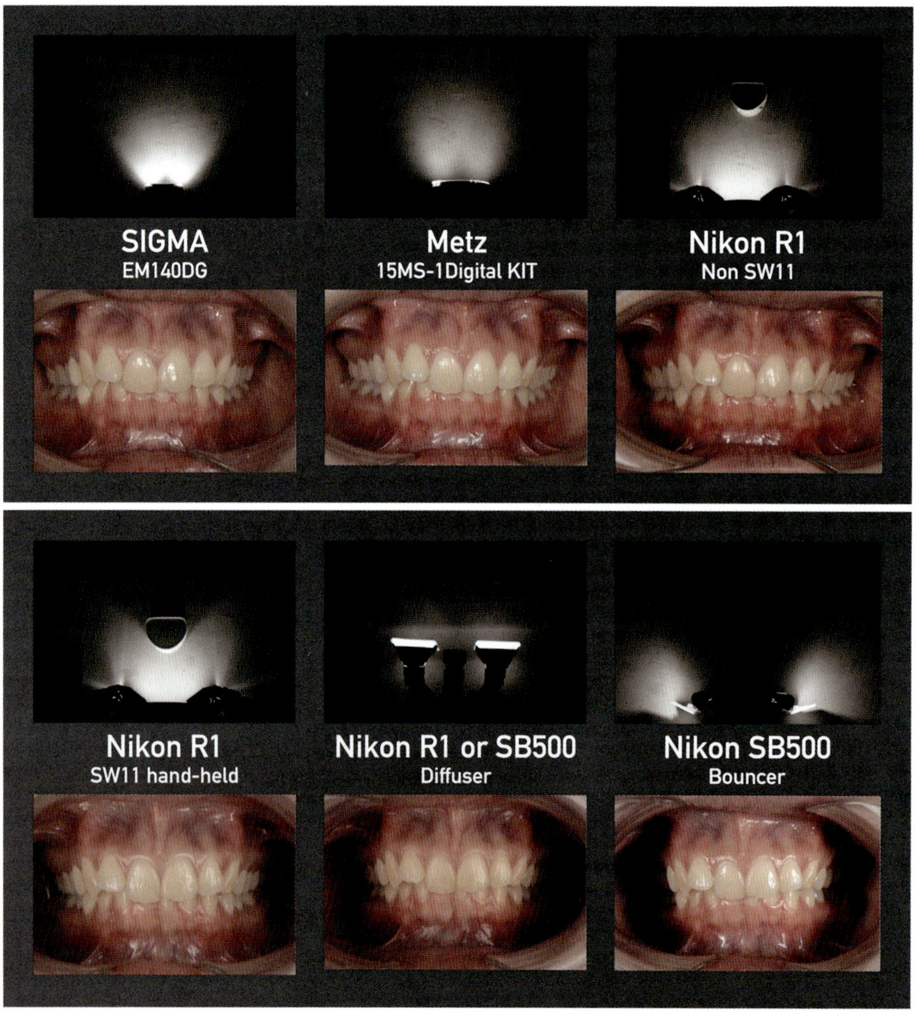

그림 6. 각종 플래시에 의한 빛의 집적 및 확산 방식[화상은 Iwazaki Tomoyuki(岩崎智幸) 씨의 후의로 실음].

체감을 재현할 수 있다고 생각한다(그림 6). 필자들은 전치부를 촬영할 때 뛰어난 선예도를 가진 풀 사이즈 카메라(니콘에서는 FX 포맷)를 사용한다. 렌즈는 심미영역에 한정해 생각하면 각 제조사에서 판매되는 60~105mm 매크로렌즈를 모두 사용할 수 있지만, 60mm에 가까워질수록 피사계심도가 얕아지고 또한 화상의 왜곡이 커지기 때문에 필자는 범용성이 높은 105mm 매크로렌즈를 사용한다. 플래시

CASE 1 하악 우측 결손부에 골조성을 동반한 임플란트 식립(촬영 기자재: 표 1의 B, 원본을 반전만 시행)

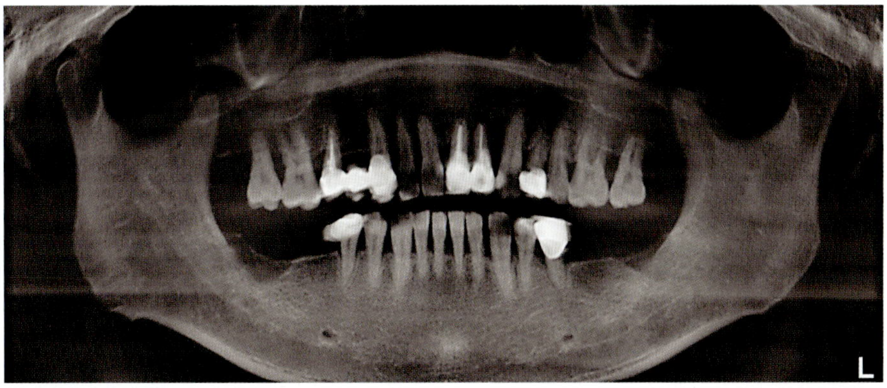

1-1. 사전에 대규모의 수술 계획이 결정되었으리라고 생각하는데, 순조로운 수술 진행을 위해서는 당일에 스태프와 함께 촬영 포인트에 대해 미리 순서를 정해 두는 것이 좋다.

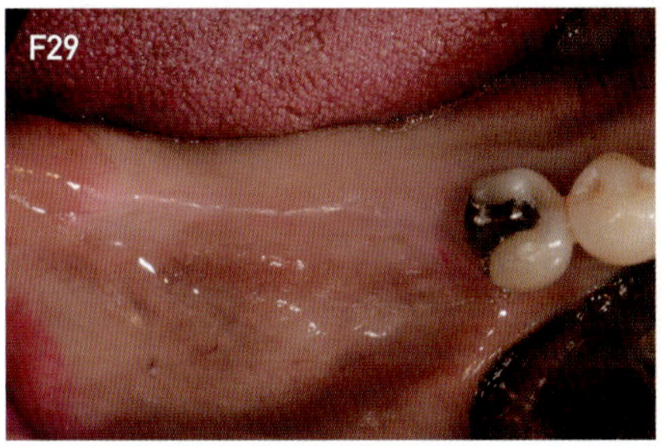

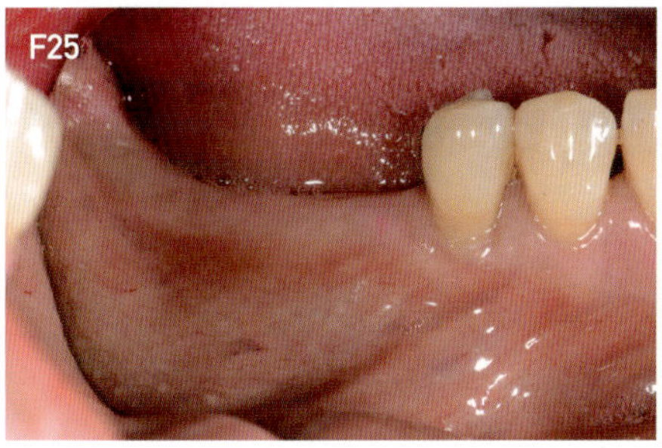

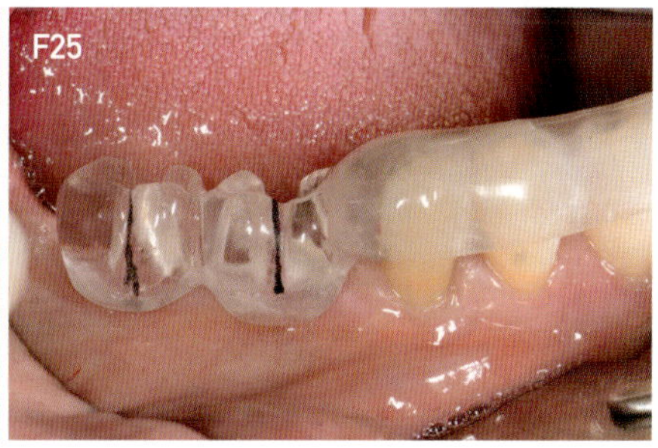

1-2~1-4. #46, 47 결손부는 약간 위축되어 있고, 치조제와 각화치은의 부족이 보이기 때문에 임플란트 식립과 함께 경·연조직의 management가 필요한 증례이다. 그것을 염두에 두고 촬영해야 할 구도를 검토한다. F29(1-2)는 F25(1-5)에 비해 약간 어두운 것을 알 수 있다.

는 니콘 순정 플래시(R1C1)에 바운서와 디퓨저를 장착해 촬영한다. 이것으로 간접광에 가까운 효과를 얻을 수 있고, 부드러운 이미지의 사진이 된다(그림 1 참조). 특별히 심혈을 기울이는 사진은 JPEG 형식에 추가해 RAW 형식으로도 동시에 촬영하는 것이 가능하다. 하지만 1장의 파일 크기가 크기 때문에(약 20MB에 못 미치는 정도) PC에서 취급하기 어렵고, 또한 가시화할 수 있는 형식으로 현상하는 데 필요한 번거로움을 감안해, 필자는 현재 RAW 형식의 촬영은 하지 않는다.

3 촬영의 실제

Case 1은 하악 양측 결손부에 임플란트 치료를 해서 구치부 지지를 회복한 증례이다. 제시한 사진은 모두 반전만 시행한 원본 화상인데, 아시는 바와 같이 주위 치아나 조직을 포함해 적절한 촬영 구도나 각도 등을 유지하려고 노력했다. 밝기에 관해서는 약간의 편차가 있는데, 촬영 중에 조리개로 밝기를 조절했기 때문이다. 또한 몇 장의 사진에서는 대합치나 치조점막 배제를 위한 리트랙터가 실상으로 찍혔다. 이는 환자의 입술이 긴장한 것이 원인인데, 실제로는 프로그램에서 최소한의 보정이 가능

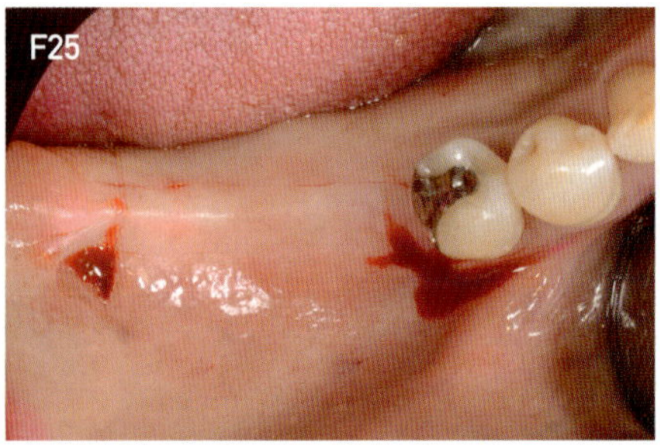

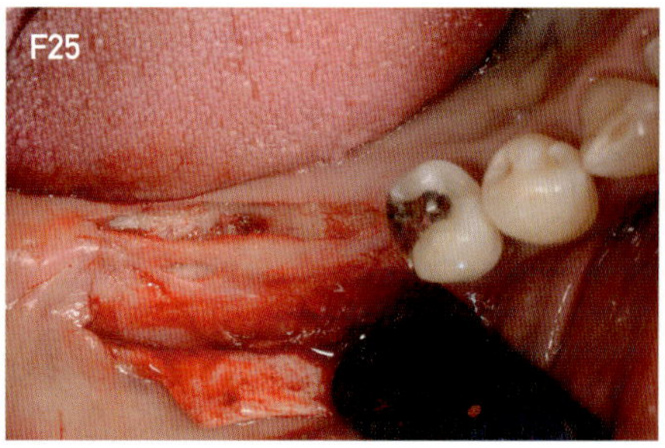

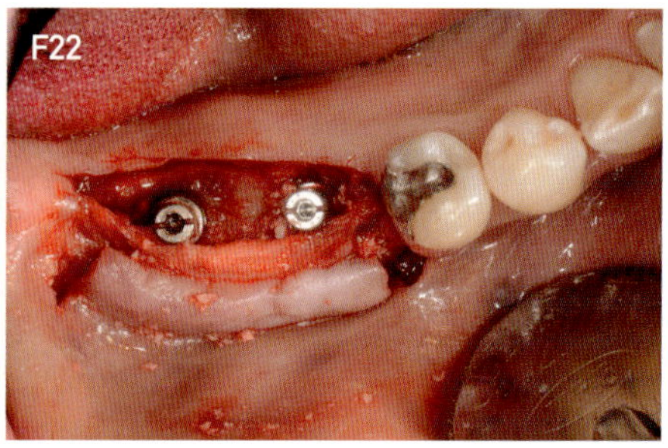

1-5~1-7. 술식은 임플란트 식립+envelop 테크닉을 이용해 골막하에 골이식재 충전+부분층 피판을 이용한 치은피판근첨측이동술이다. 1-5: 부분층 피판 절개선 명시. 1-6: 치조정절개 부위의 피질골, 협측에 잔존하는 골막 및 박리된 부분층 피판의 명시. 1-7: 임플란트 식립 후, 치조골과 골막 사이에 골이식재를 충전해 경조직이 증대된 상태를 명시.

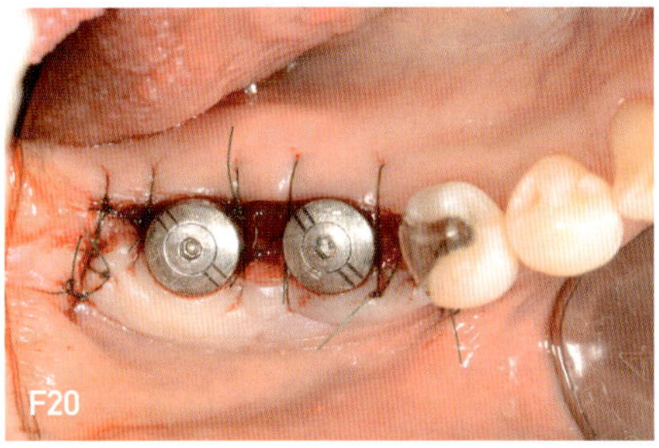

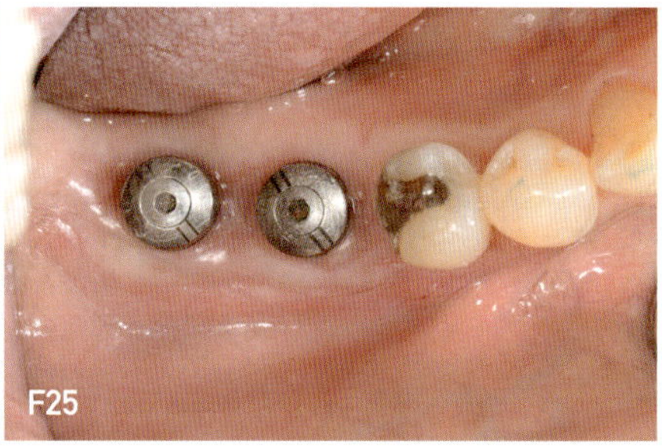

1-8. 봉합했을 때. 부분층 피판이 근첨측으로 이동되어 확실히 고정된 상태를 명시. 이 사진만 F20으로 촬영했기 때문에 약간 더 밝다.
1-9. 임플란트 식립 후 1개월. 임플란트 사이의 유두 모양 조직도 점점 재생되는 것을 관찰할 수 있다.

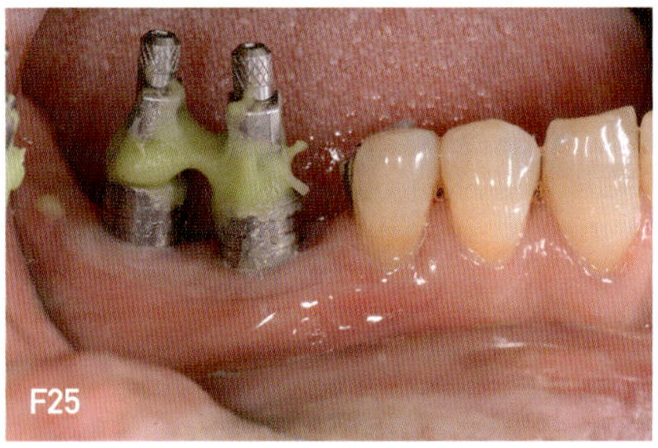

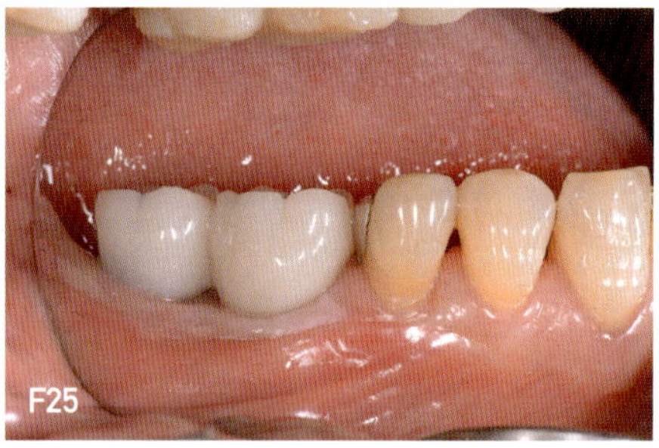

1-10. 임플란트 식립 후 3개월, provisional restoration을 위한 인상을 채득할 때. 각화치은도 예정대로 획득되었다.
1-11. Provisional restoration을 장착했을 때. 치경선이 인접치와 조화를 이루는 것을 명시.

하기 때문에, 필자는 이 정도라면 충분한 허용 범위 안에 있다고 생각한다. 반대로 촬영에 너무 집중한 나머지 입술 등을 너무 강하게 당겨 환자에게 필요 이상의 불쾌감을 주거나, 촬영하는 시간이 너무 많이 걸려 수술 결과에 악영향을 미치는 것은 본말전도가 되기 때문에 충분히 주의하는 것이 좋다.

또한 외과 처치를 깨끗하게 촬영하는 요령으로서 아래의 사항 등을 생각할 수 있다.

① 가능하면 혈액을 배제한 상태에서 찍는다(거즈 등으로 압박하고 제거 직후에 촬영할 것, 침윤마취를 충분히 할 것, 절개·박리 등 기본적인 술식을 엄수해 조직을 괴사시키지 않을 것 등의 배려가 필요).

② 사진에 손가락이나 입술 등 쓸데없는 것이 들어가지 않도록 한다.

③ 인접치에 혈액이 묻은 경우에는 조심히 닦은 후에 촬영하는 것이 좋다.

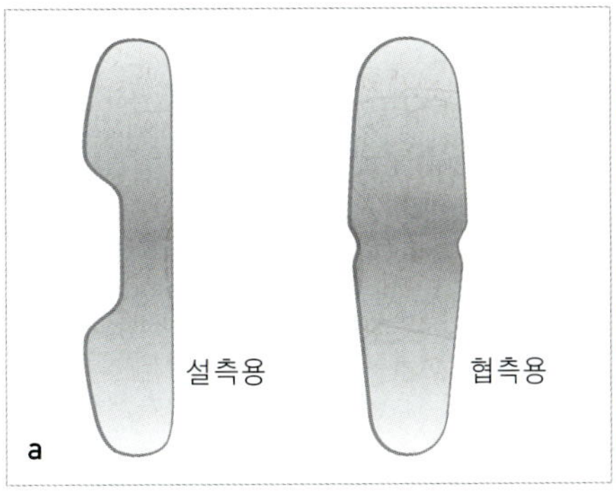

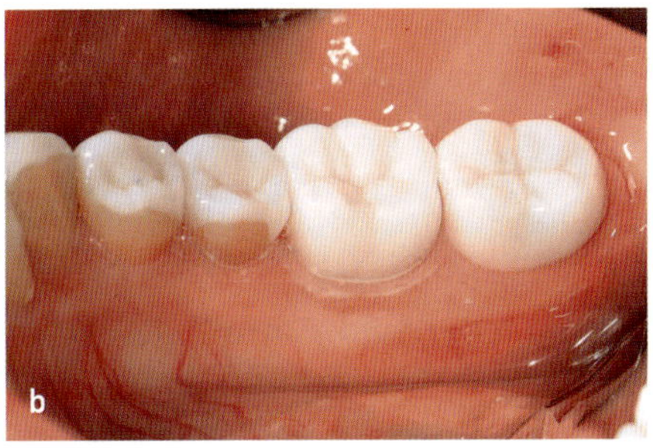

그림 7. 구강 내 촬영용 거울(YDM).
a: 측면 촬영용 거울. 설측용은 중앙에 '함몰'이 있어 구강 내에 넣을 때 전치부가 방해가 되지 않도록 배려되어 있다. 협측용은 환자의 입술이나 협점막의 긴장과 촬영 용도에 따라 크기를 가려 사용할 수 있으므로 매우 기능적이다.
b: 설측은 거울로 혀를 배제하면서 가능하면 치열에 대해 수직으로 촬영하도록 노력한다.

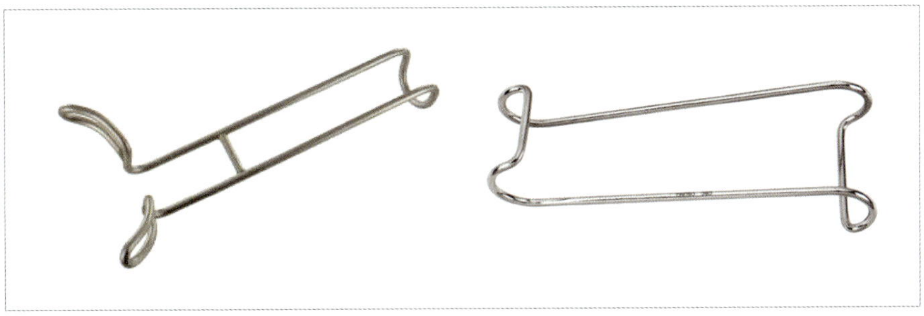

그림 8. 리트랙터의 예.

주변 기구 활용법

1 구강 내 촬영용 거울

규격사진이나 처치 중의 사진에 한하지 않고 필자는 스테인리스제 거울(YDM)을 사용한다(그림 7). 떨어져도 깨지지 않는다는 점을 고려한 필자 나름의 결론인데, 한편으로는 글라스제 거울을 애용하는 치과의사도 적지 않다. 어떤 것이 좋을까? 기록으로서의 촬영이라면 어느 것을 사용해도 지장이 없다. 다만 매번 사용하는 거울이 다르면 사진의 느낌에 통일감이 없으므로 어느 한쪽으로 통일하는 것이 좋다. 거울 표면은 되도록 조심스럽게 닦고, 흠집이 눈에 띄게 되면 미련 없이 교환해 항상 깨끗한 사진을 얻을 수 있도록 노력한다.

2 리트랙터

촬영이나 수술할 때 방해가 되는 입술이나 협점막의 배제에 사용한다. 각 제조사로부터 여러 가지 제품이 시판되는데, 술자나 보조자가 사용하기 쉬운 모양을 선택하면 문제가 없을 것이다(그림 8). 필자는 촬영할 때뿐만 아니라 수술 중에도 적절하게 사용하는데, 주위 조직까지 제대로 찍기 위해서는 근첨측(치은치조점막 경계 부근)에서 입술을 배제해야만 하므로 상황에 따라서는 치경 등의 손기구(hand instrument)가 쓰기 편한 경우도 많다. 술자의 편리성이나 환자 입술 형태 등에 따라 가려 사용한다.

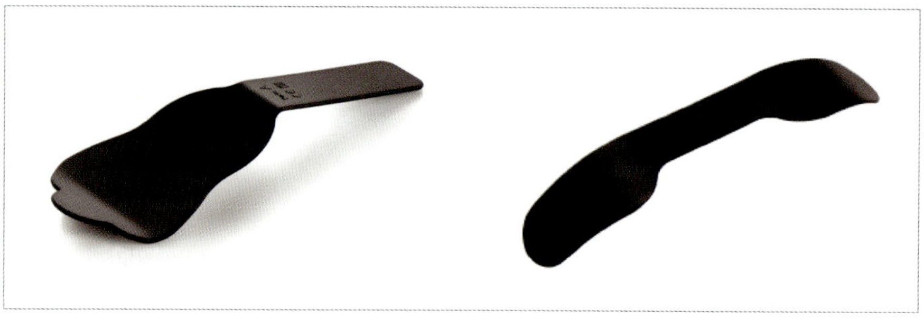

그림 9. 콘트라스터.
구치부용(오른쪽)은 설측에 맞추기 쉽도록 약간 아치 모양의 구조이다.

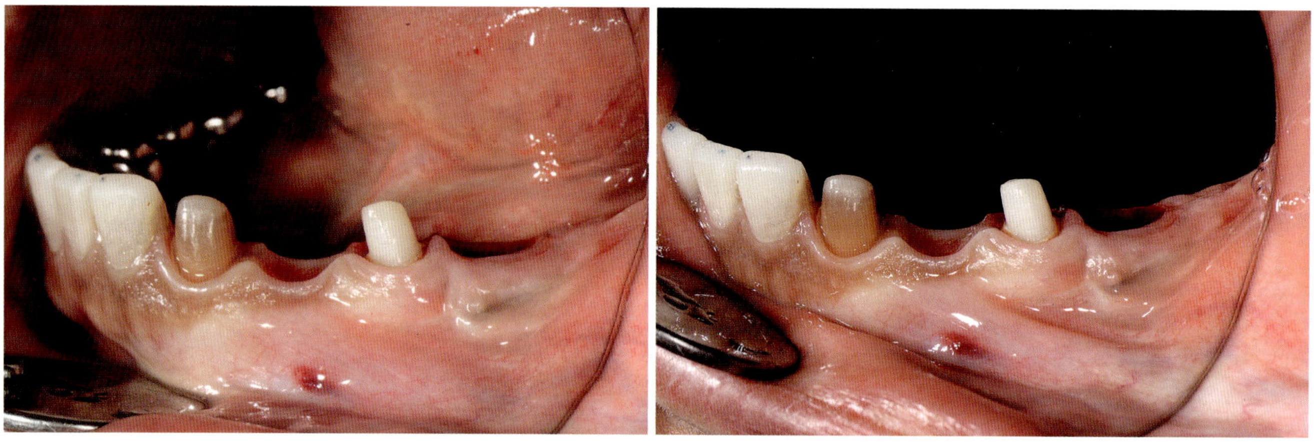

그림 10. 보통의 촬영으로도 정보로서의 가치가 충분하지만, 콘트라스터를 이용해 배경을 검게 만들면 더 간결한 인상의 사진이 된다. 이 수준이 되면 우열의 문제가 아니라, 이제는 술자(촬영자)의 기호의 문제일 것이다.

3 콘트라스터(contraster)

흔히 '검은 배경'이라고 불리는 것이다(그림 9). 콘트라스터를 사용하면 피사체를 더 두드러지게 만드는 효과가 있으므로, 전치부 촬영에서는 거의 매번 사용한다(그림 1 참조). 물론 술전이나 술후뿐만 아니라 처치 중에도 사용하면 사진에 통일감이 생긴다. 주요 목적이 기록인 구치부에서는 조작이 약간 번잡하기 때문에 사용하는 빈도가 높지 않지만, 사용했을 때 사진에 임팩트가 생기는 점은 주목할 가치가 있다(그림 10). 또한 촬영 후 관련 프로그램에서 배경을 검게 만드는 것도 가능하지만, 윤곽이 부자연스러워지는 등의 약점이 있으므로 주의가 필요하다.

Case 2는 전치부를 수술할 때의 사진을 중심으로 보였다. 필자는 전치의 촬영을 위해서는 바운서 등을 사용하는데, 수술할 때는 거울을 사용해 구개측이나 절단 방향에서 촬영하는 것이 필요한 경우가 많다. 그때는 빛의 직선화가 필요하기 때문에 바운서 없이 촬영하도록 카메라를 설정하는 것이 적절하다. 70mm 매크로렌즈를 사용해 1장만 시험적으로 촬영한 사진(2-9)을 보이는데, 이처럼 피사체가 찍히는 것에 차이가 생기므로 가능하면 사용 기자재를 통일하는 것이 바람직하다고 생각한다.

CASE 2 중등도 치주염의 상악 전치부에 재생요법과 치관수복을 시행한 증례(촬영 기자재: 2-1~2-8은 표 1의 B, 2-10, 2-11은 표 1의 A)

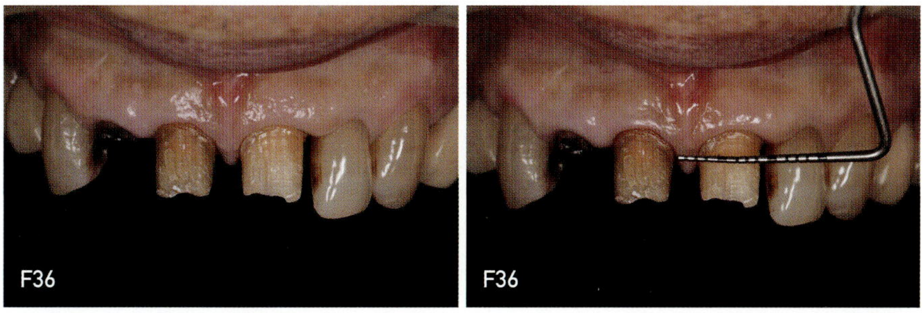

2-1. 초진에 가까운 상태의 상악 전치부. 이 장의 내용과는 다르기 때문에 X-ray 사진 등은 제시하지 않지만, 인접면에서 구개측에 걸쳐 수직성 골결손이 있어 재생요법이 필요하다.
2-2. 재생요법 술식 선택의 근거가 되는 치근 사이의 거리를 계측하는 것을 명시한다.

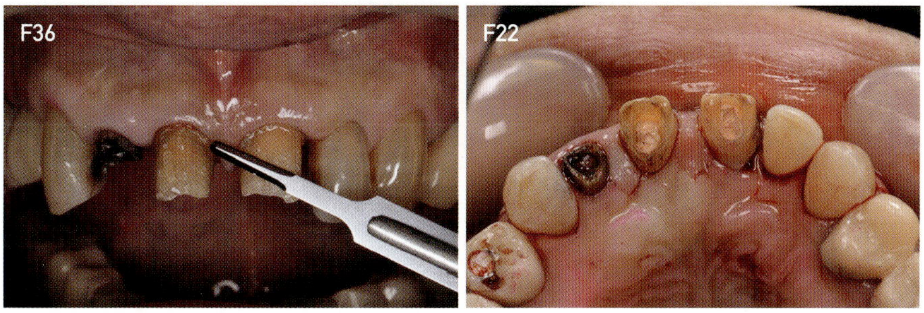

2-3. 사용한 기구(마이크로 블레이드)도 함께 촬영하면 이미지를 갖기 쉽다.
2-4. 절개선을 명시하면, 구개측 절개를 이용한 치간유두보존술을 선택했다는 사실을 알 수 있다.

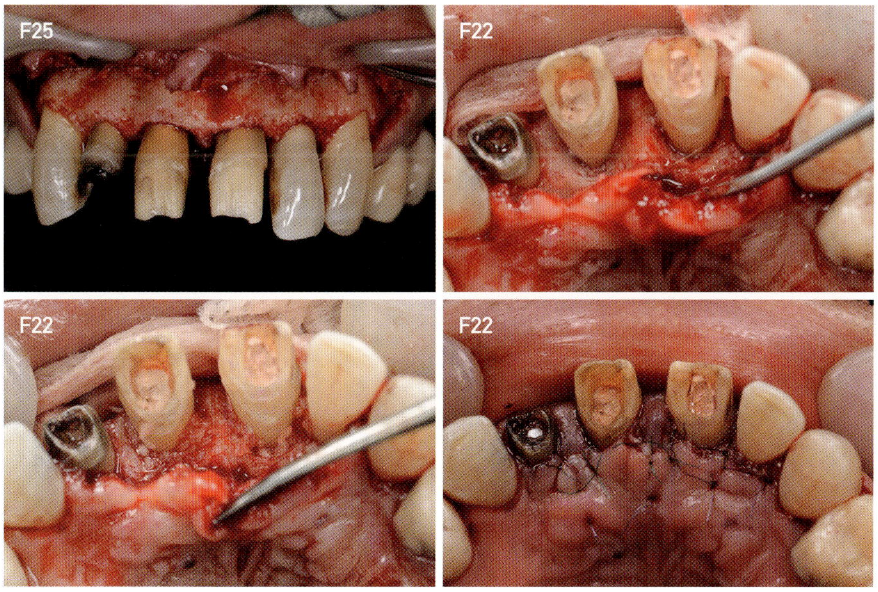

2-5~2-8. 혈액 등은 가능하면 생리식염수 거즈 등으로 닦고 출혈을 확실히 조절해 골결손의 형태, 골이식 상태, 봉합방법 등을 확인할 수 있도록 한다.

마치며—독자에게 전하는 메시지

필자가 일상 임상에서 사진 촬영을 시작한 것은 20년 이상 전으로 거슬러 올라간다. 당시는 디지털이 아니라 아날로그(은염 카메라)이고, 필름값과 현상 비용 등의 러닝 코스트, 현상해서 보지 않으면 제대로 촬영되었는지를 확인할 수 없다는 불안과 수고로움, 막대한 수의 슬라이드 관리·보관 등, 돌이켜 생각해 보면 매일을 현재와는 비교도 할 수 없는 압박감과 싸웠다. 또한 현상 후의 조정은 현실적으로 불가능하고, 지금 생각하면 매우 열악한 환경이었다는 회상이 떠오른다.

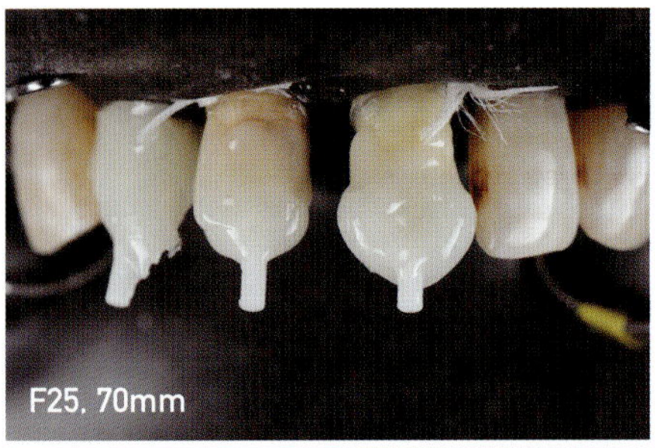

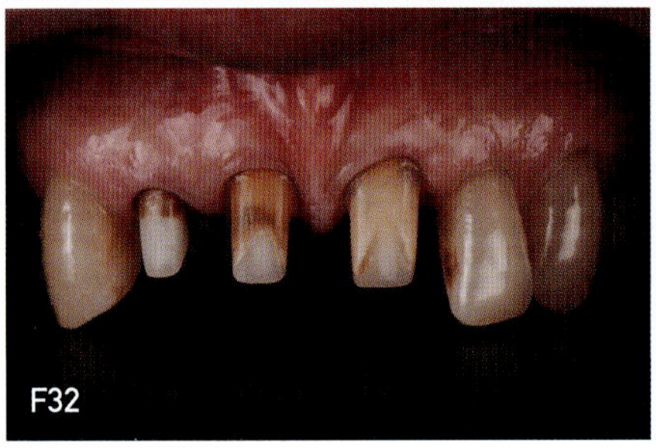

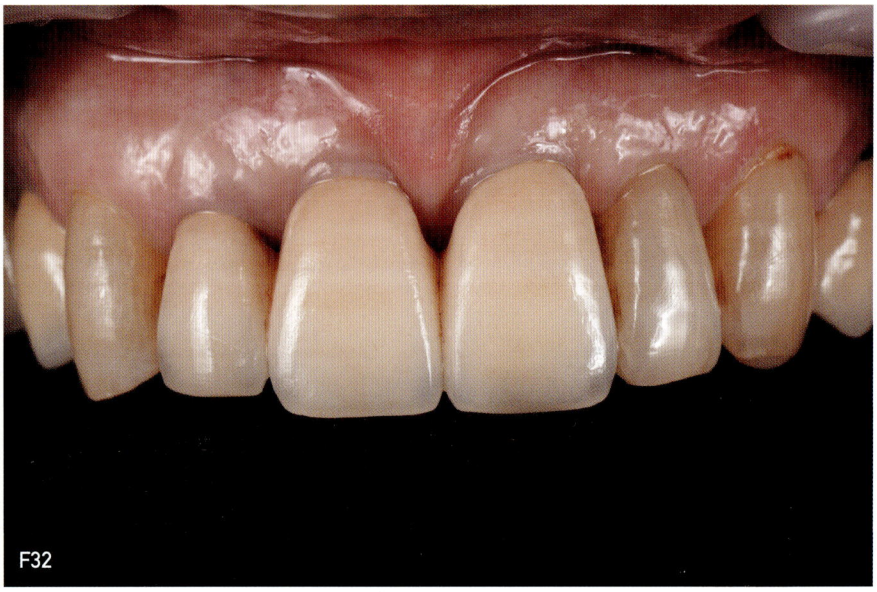

2-9. 지대축조. 이 사진만 105mm가 아니라 70mm 매크로렌즈를 사용했다. 길이가 짧은 렌즈 특유의 왜곡(어안렌즈와 같은 효과)을 볼 수 있는데, 이 사진에 더 '날카로움'이 있다.
2-10, 2-11. 장착할 때의 지대치 상태와 장착 후. 동일한 조리개값이지만 앞에서 서술한 것과 같이, 보철물의 흰 부분이 많으므로 2-11 사진이 더 밝게 찍힌 점에 주목한다.

21세기에 들어 구강 내 촬영도 아날로그에서 디지털로 변하고, 치과의사들이 처한 환경도 변했다. 촬영한 화상을 그 자리에서 확인할 수 있어, 필요에 따라 바로 재촬영이 가능하다. 또한 약간의 미비한 촬영(전체의 색조·밝기·콘트라스트·피사체의 각도나 크기)은 관련 프로그램을 사용해 조정이 가능한 시대이다. 하지만 조정하면 한 만큼 화질이 떨어진다는 점에 주목할 필요가 있고, 가능하면 최소한의 조정으로 마칠 수 있는 사진을 촬영해야 할 것이다. 문명의 이기를 활용하는 것은 물론 중요하지만 정말로 중요한 것은 예나 지금이나 변하지 않을 것이다.

본문 중에서는 때때로 독자를 무시하는 듯한 심한 표현이 보일 것이라고 생각하지만, 어느 정도 임상 경험을 쌓고 소박한 의문이 생기거나 또는 자기의 방향성을 잃었다고 느낄 때 먼저 상담을 청하는 사람은 그 길의 선배가 아닐까? 지금 새삼스럽게 10년 전에 스승에게서 들은 이야기가 떠오른다.

"자네 사진에는 혼이 없어!"

이 장의 내용이 독자 선생님에게 양식이 되고, 아름다운 사진 촬영을 위한 확실한 참고가 되기를 빌어 마지않는다.

면도기 렌즈

전치부 심미영역의 촬영에서 필자가 니콘 D610(풀 사이즈 기종)과 시그마 105mm 매크로렌즈 콤비를 부동의 장비로 갖추고서 5년 이상이 흘렀다. 시그마라고 하면 서드 파티(third party)의 값싼 렌즈라고 생각할 테지만, 렌즈로서의 잠재력은 순정 이상의 뛰어난 것도 여럿 있다. 필자도 시그마 105mm의 '날카로움'에 제압당한 한 사람이다.

한편 풀 사이즈 기종에 60mm 정도의 짧은 렌즈를 즐겨 사용하는 사람도 있다. 이 책에서도 설명한 대로 길이가 다른 렌즈를 사용한 경우 짧은 렌즈가 더 높은 해상도를 얻을 수 있지만, 짧아질수록 어안렌즈와 같이 화상의 왜곡(수차)이 커진다. 이는 짧은 렌즈 특유의 사양이자 각 렌즈의 맛이라고 생각되는데, 예를 들어 술전을 60mm로 촬영하고 술후를 105mm로 촬영한 경우 두 화상은 명백하게 다르기 때문에 술전과 술후의 비교가 어려워진다. 이렇게 말은 하지만 필자도 호기심이 왕성한 젊은 시절에는 각종 카메라와 렌즈를 조합해 시험하기도 했다. 그 결과 지금의 조합으로 정착했는데, 거기에 이르는 과정에서 놀랄 만한 렌즈를 찾았다.

SIGMA MACRO 70mm F2.8 EX DG

별명은 '면도기 매크로'. 아래에 보이는 것처럼 닿으면 베일 정도로 '날카로운 맛'의 사진이 찍히는 뛰어난 제품인데, 70mm라는 어정쩡한 길이가 왕도인 105mm의 다재다능한 전투력에는 당해내지 못하고 여러 사정으로 일단 생산중지가 되었다.

그러나 2018년에 이 렌즈가 full model change로 재등장한 것이다. 왕년의 시그마 팬으로서는 기쁘기 그지없지만, 아니! 내부사정으로 니콘용은 판매되지 않는다는 사실……. 니콘파인 필자에게는 그림의 떡이나 다름없는 제품이다.

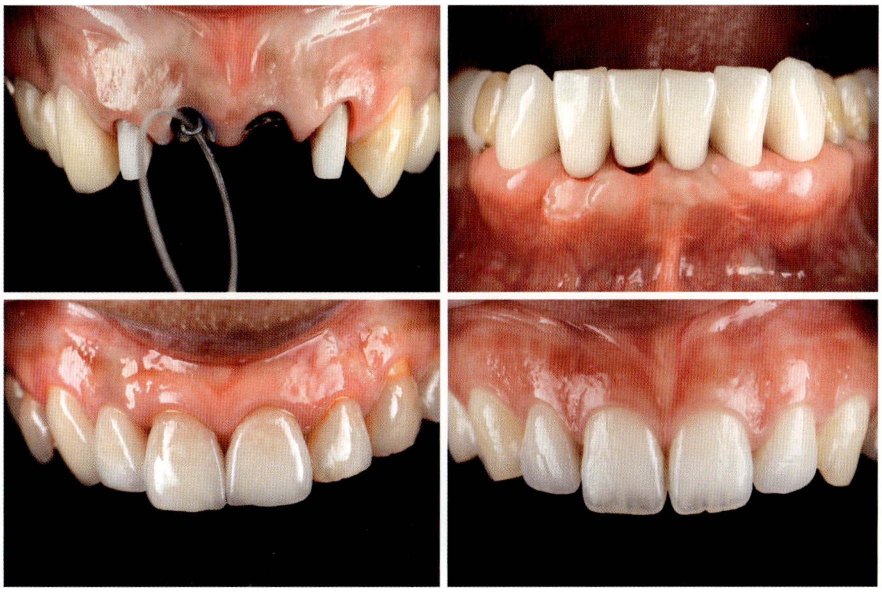

Ⅱ
촬영편

CHAPTER 03

색조선택을 위한 촬영

Kazuaki Ito (伊藤和明) · Koji Kikuchi (菊地康司)

심미치과치료를 하는 데에 색조선택은 중요한 단계의 하나이지만, 정확히 시행하기 위해서는 난이도가 높은 단계라고 할 수도 있을 것이다. 오류가 되는 요소를 가능하면 줄이기 위해서는 보철물을 제작하는 치과기공사와 공통인식을 갖고 정확하게 정보를 전달하는 것이 중요하다.

따라서 이 장에서는 색조선택을 위한 촬영을 어떻게 할 것인지에 대한 것뿐만 아니라 치과기공사가 사진에서 보는 부분은 어디인지, 그리고 필요한 것은 무엇인지에 대해서도 설명하고자 한다.

색이란

색이란 빛의 색채라고도 말할 수 있고, 빛이 없으면 색도 존재하지 않는다. 눈 안쪽에 있는 망막에는 밝기를 감작하는 '간상세포'와 색을 감작하는 '원추세포'가 있다. 원추세포에서는 빛의 3원색인 빨간색, 녹색, 파란색을 각각 감작해 뇌로 전달하고, 뇌에서 각각의 강도와 조합하면서 색을 판단한다. 예를 들어 구강 내의 치은이 빨갛게 보이는 것은 주로 빨간색의 빛이 치은에 반사되어 눈에 들어오고, 다른 색은 흡수되기 때문이다. 치아가 희게 보이는 것은 빛의 3원색 모두가 조합해 반사되기 때문이고, 만약 모든 것이 흡수되면 검은색이 된다. 다시 말해서 색이란 빛의 반사이고 주위 환경에 따라 변한다.

색의 3요소

자연치의 색조를 선택할 때는 색의 3요소를 비교하면서 볼 필요가 있다. 색의 3요소란 '명도', '채도', '색상'을 말하는데 아래에서 순서대로 설명한다.

1 명도

명도(value)란 색의 밝기를 말하는 것으로 흑백사진으로 만들면 알기 쉬운데, 흰색은 명도가 높고 검은색은 명도가 낮다(그림 1). 명도는 자연치의 색조를 모방하는 데 있어서 가장 중요하고, 여기서 오류가 있으면 보철물이 도드라져 보이고 만다.

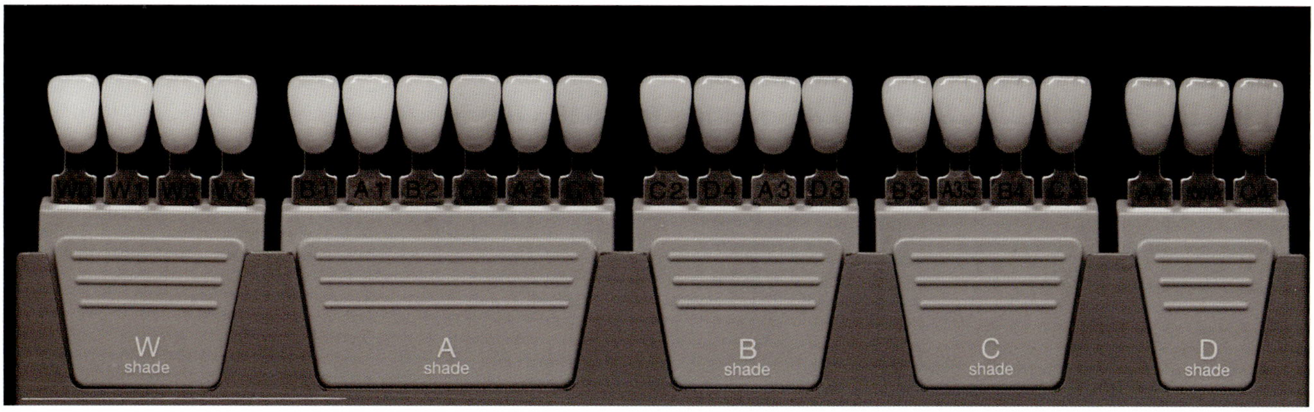

그림 1. 명도.
색조가이드를 명도 순서(왼쪽이 명도가 높고, 오른쪽으로 갈수록 명도가 낮음)로 배열하고 흑백으로 촬영.

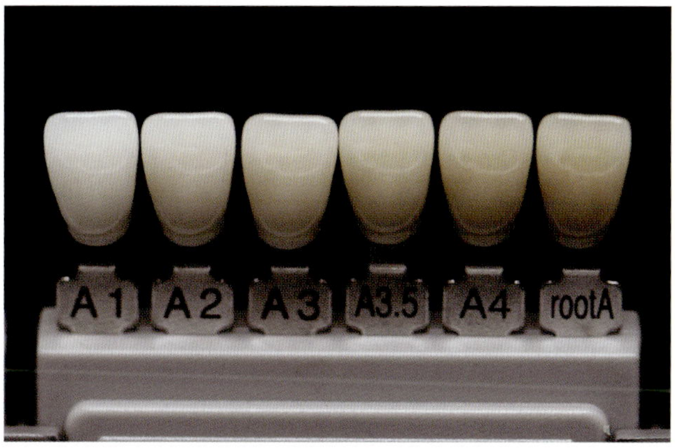

그림 2. 채도.
숫자가 커질수록 채도는 높아진다.

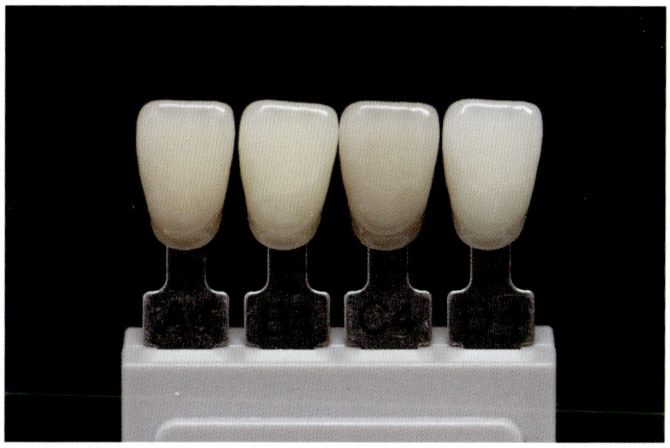

그림 3. 색상.
같은 채도의 색조가이드를 늘어놓으면 색감 차이를 알 수 있다. A: 적갈색 계통, B: 적황색 계통, C: 회색 계통, D: 적회색 계통.

2 채도

채도(chroma)란 색의 선명함을 말하는 것으로, 원색에 가까운 색을 채도가 높다고 이야기하고 색감을 느끼지 않는 무채색을 채도가 낮다고 표현한다. 색조가이드에서는 A1에서 A4로 갈수록 채도가 높아진다(그림 2).

3 색상

색상(hue)이란 빨간색, 노란색, 녹색, 파란색, 보라색과 같은 색의 차이를 말하는 것으로 색조나 색감이라고도 표현한다. 색조가이드에서는 색감의 차이를 A 계통(적갈색 계통), B 계통(적황색 계통), C 계통(회색 계통), D 계통(적회색 계통)과 같이 표현한다(그림 3). 동양인의 치아는 A 계통이 많으므로, 색조가이드를 선택할 때는 먼저 A 계통을 기준으로 보면 좋다.

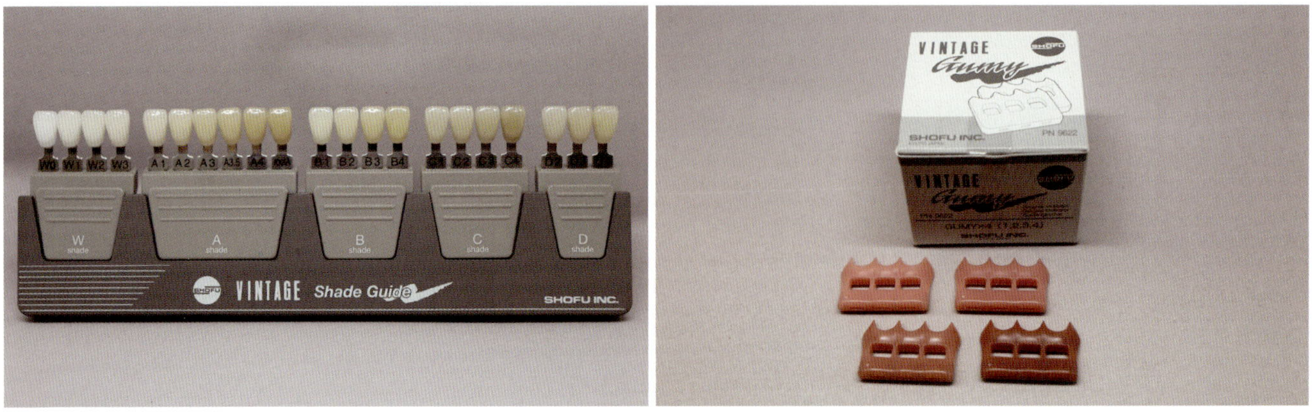

그림 4. 필자들이 사용하는 'VINTAGE 색조가이드'와 'Gumy'(Shofu).

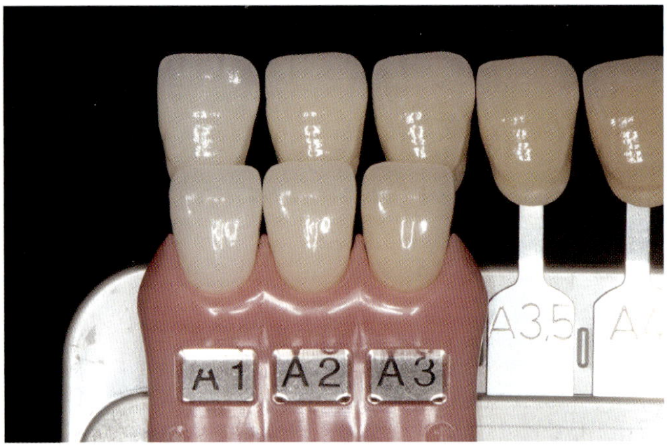

그림 5. 색조가이드의 크기 차이.
VINTAGE 색조가이드(아래)는 Vita 색조가이드(위)에 비해 작다.

기자재 준비

1 색조가이드

색조가이드에는 많은 종류가 있는데, 제작을 담당하는 치과기공사와 동일한 것을 가지고 있는지를 확인할 필요가 있다. 또한 이때 질적 저하로 인한 색조 변화가 일어나지 않았는지도 확인하면 좋다. 필자들은 VINTAGE 색조가이드(Shofu)를 이용하는데, Vita 색조가이드에 비해 작아서 여러 개의 색조가이드를 1장의 사진에 담을 수 있다는 점과 'Gumy'에 넣으면 나란히 늘어놓고 잡기 쉽다는 점이 이유이다(그림 4, 5).

2 편광필터

색조선택을 위한 사진을 볼 때 치아 표면의 반사가 방해가 되어, 목표 치아와 색조가이드의 비교를 비롯해 절연의 내부구조를 보기 힘든 경우가 많다. 편광필터(polar_eyes, AG PAC)를 사용해 촬영하면 불필요한 반사를 억제할 수 있을 뿐만 아니라 콘트라스트가 높아지므로 색조가이드와 비교하기 쉬워진다(그림 6, 7). 그리고 내부구조를 더 깊이 관찰할 수 있으므로 색조를 재현하기 쉬워진다. 또한 크라운을 시적할 때도 편광필터를 사용해 촬영하면 차이가 보이므로 수정할 부분을 알기 쉽다.

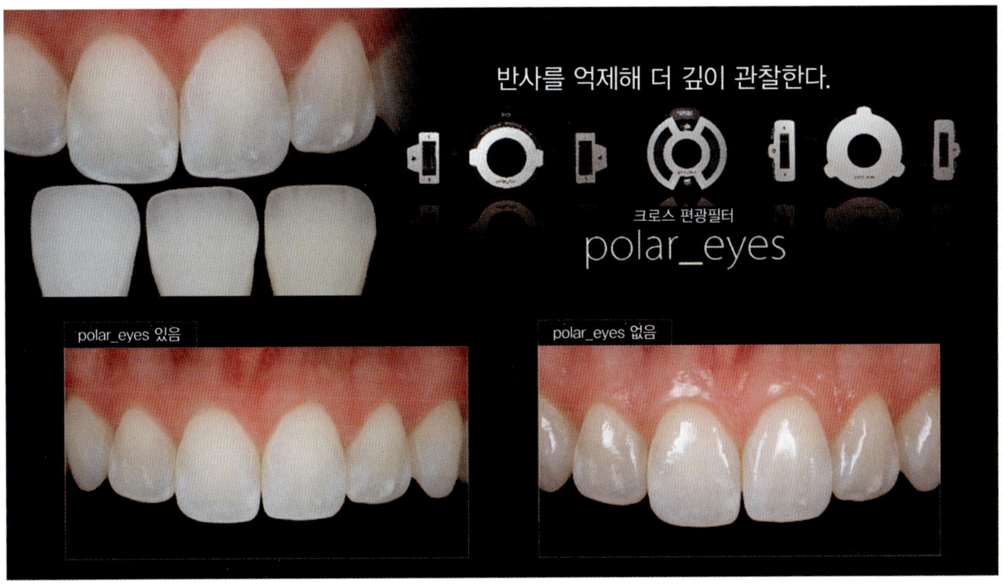

그림 6. 편광필터(polar_eyes, AG PAC).

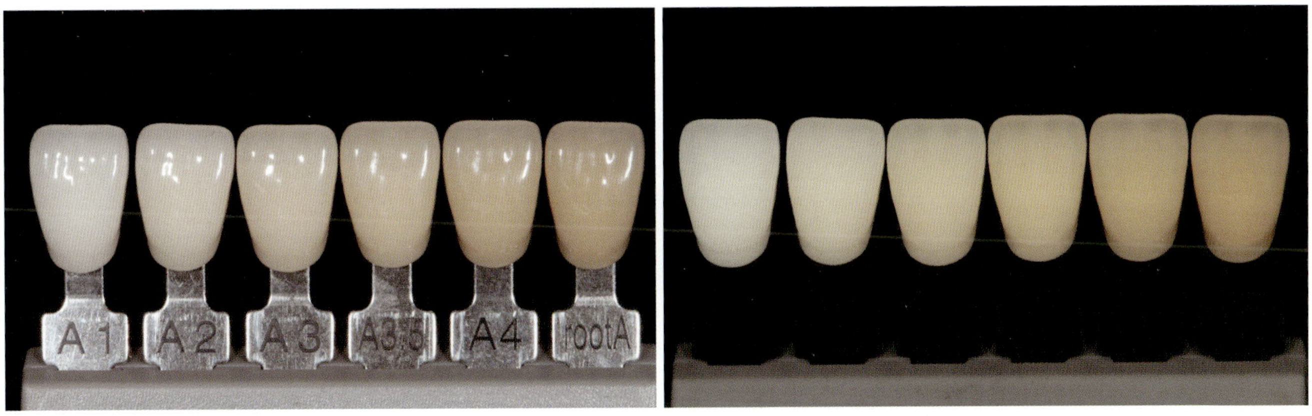

그림 7. 편광필터를 사용해 촬영하면 콘트라스트가 강조되어 차이를 알기 쉽다.

카메라와 플래시의 설정

카메라 설정은 사용하는 기종 그리고 렌즈나 플래시에 따라서도 약간 다른데, 조리개값은 F25~36에서 피사계심도가 깊은 쪽으로 설정하고, 셔터 속도는 125~250에서 사용 기종의 스트로보 동조속도의 최고치로 고정한다. ISO는 100~200에서 감도가 낮은 쪽으로 설정하고, 흰색 균형은 5,250~5,500K 또는 18% 그레이카드를 찍어 매뉴얼로 설정하는데, 오토는 사용하지 않는다. 플래시는 매뉴얼 설정에서 1/8~1/2로 하고, TTL(Through The Lens) 자동조광은 사용하지 않는다.

이상의 설정에서 플래시를 사용하지 않고 구강 내를 촬영하면 새까맣게 아무것도 찍히지 않는 것을 알 수 있다. 이것은 100% 플래시광에만 의지한 설정인데, 실내의 밝기 차이나 시간대에 따른 자연광의 차이에 좌우되지 않도록 한다.

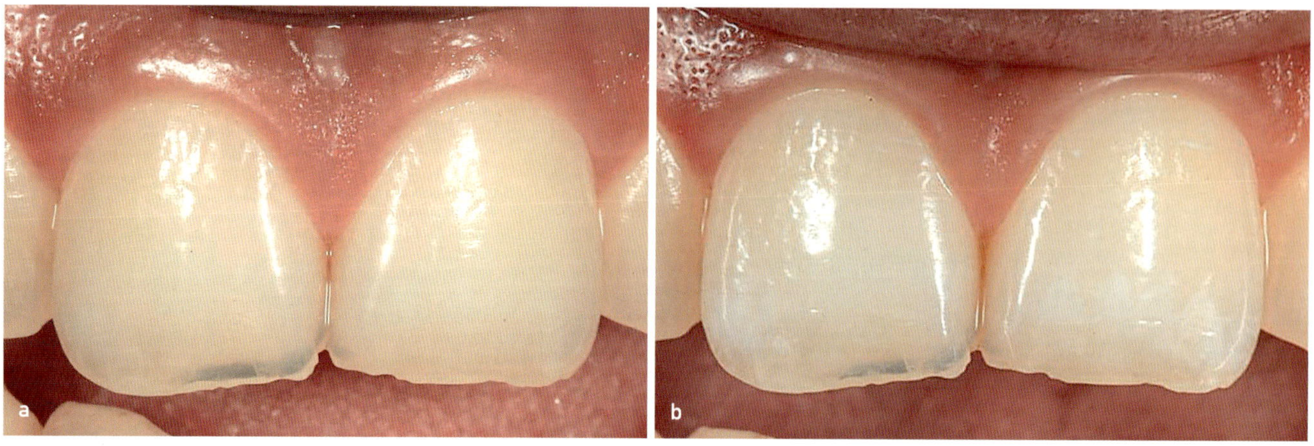

그림 8. 치면의 건조.
a: 건조하지 않은 자연 상태. 색의 큰 특징은 없다. 이 상태에서 색조선택을 위한 촬영을 한다.
b: 10분 정도 입을 벌려 건조한 상태. 전체적으로 하얗게 되고 흰 띠도 강조된다. 이 상태에서 색조선택을 위한 촬영을 하면 오류가 생긴다.

촬영 전 준비

자연치는 건조해지면 뿌옇게 흐려지고 흰 띠도 강조된다. 그 상태에서는 내부 상아질의 색과 구조를 판단할 수 없고, 결과적으로 거기서 오류가 발생해 새하얀 보철물이 되고 만다(그림 8). 이를 방지하기 위해서는 환자를 유닛체어로 안내해 당장이라도 색조선택을 위한 촬영을 시작할 수 있도록 미리 준비해 둔다. 어쩔 수 없이 시간이 지나버린 경우는 입에 물을 머금도록 해 조금 시간을 두고 촬영한다.

색조선택을 위한 촬영의 실제

먼저 기본이 되는 중절치 단독관에서 색조선택을 위한 촬영의 실제를 소개한다.

1 목표 치아를 결정한다

먼저 색조를 맞출 목표 치아를 결정하는 것에서 시작한다. 중절치 단독관에서는 필연적으로 반대쪽 동명치의 자연치가 목표 치아가 된다. 또한 색은 형태 안에 있으므로 형태도 색조를 결정하는 중요한 요소이다. 특히 회전치아나 치열부정이 있는 경우에는 provisional restoration을 이용해 제대로 형태를 결정해 두면 색조선택의 오류도 줄일 수 있다(그림 9).

2 색조가이드 선택

색조가이드 안에서 목표 치아에 가장 가깝다고 생각되는 것을 선택한다. 어떤 색조가이드를 선택할지에 대해서는, 기본적으로 가장 중요한 명도를 보고 싶기 때문에 B1, A1, A2, A3, A3.5, A4, rootA 중에서 선택한다. 임상에서는 색상이 다른 B, C, D 계통의 치아와 만날 기회가 별로 없다. 따라서 명

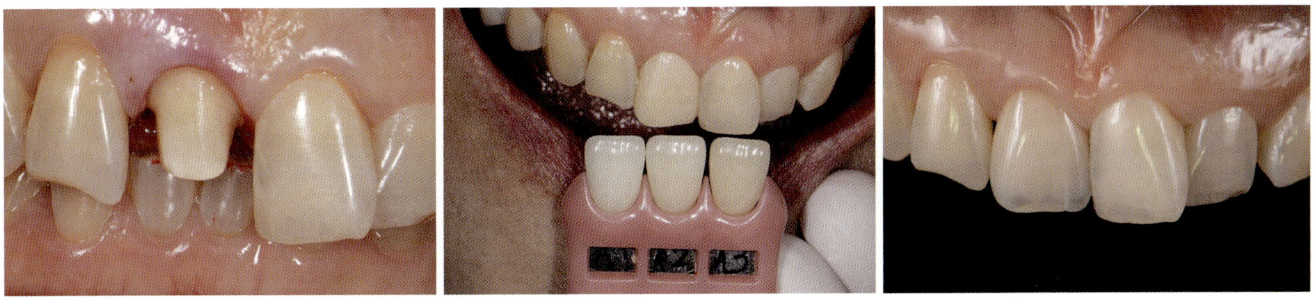

그림 9. 중절치 단독관에서는 반대쪽이 목표 치아가 된다. 또한 그림과 같이 회전치아나 치열부정이 있는 증례에서는 색조선택을 위한 촬영을 할 때까지 provisional restoration으로 형태를 결정해 두는 것이 중요하다.

도를 중시해 생각하는 편이 좋고, 비록 노란색이나 회색을 띠는 치아의 경우라고 하더라도 카메라 모니터에서 A 계통의 색조와 비교해서 선택할 수 있다.

다음으로, 색조가이드를 1개만 사용하면 비교대상이 적어 명도의 차이를 판단하기 어려우므로, 명도 차이를 단계적으로 볼 수 있도록 색조가이드를 늘어놓는다. 예를 들어 목표 치아에 가장 가까운 색이 A2라면 왼쪽에 A1, 오른쪽에 A3을 둔다. 이처럼 명도 차이를 만들면 비록 A2가 맞지 않았을지라도 주위와 비교해 봐서 판단할 수 있으므로 3개 정도는 늘어놓을 필요가 있다. 'Gumy'(Shofu)를 사용하면 3개를 나란히 늘어놓고 잡을 수 있어 비교하기 쉬워진다.

3 색조가이드 배치

색조가이드가 결정되면 목표 치아의 절연과 색조가이드의 절연이 가지런하도록 배치하고, 목표 치아와 색조가이드 사이에는 반드시 1mm 정도의 간격을 벌려둔다. 그리고 축면이 목표 치아와 같아지도록 한다. 축면이 앞뒤로 틀어진 경우 플래시 조사의 정도가 달라, 앞에 있는 것이 밝고(희고) 안쪽에 있는 것은 어둡게 찍혀버린다. 또한 색조가이드는 앞에서 서술한 대로 3개를 동일 평면에 늘어놓는다.

4 촬영

색이나 형태 외에 광채(luster)도 중요하므로 맞추어야만 한다. 이를 위해서는 촬영하는 각도도 중요하다. 자연치에는 기본적으로 3면(치경부, 중앙부, 절연부)이 있으므로 이것을 의식해 필요한 부분에 헐레이션(halation)이 없도록 정면뿐만 아니라 조금 비스듬한 상방의 두 방향에서 사진을 촬영하는 것이 필요하다(그림 10, 11).

치경부측 1/2은 색조선택에서 가장 중요한 명도를 보는 곳이므로 이 부분과 색조가이드가 선명하게 찍혔는지를 확인한다. 절연측 1/2은 mamelon 형태가 있고 투명한 색이 복잡하며 세세한 캐릭터가 있으므로, 이 부분은 다른 곳보다 접사로 촬영하는데 촬영 각도는 조금 비스듬하게 상방에서 찍는다. 또한 치과기공사는 촬영된 사진을 바탕으로 자신이 사용하는 도재의 레시피와 같은 것을 만드는 경우가 있으므로 정면과 상방 촬영에 추가해 옆에서 촬영한 것이 있으면 좋다(그림 12, 13). 더불어 콘트라스터를 사용해 강조된 사진도 있으면 좋다.

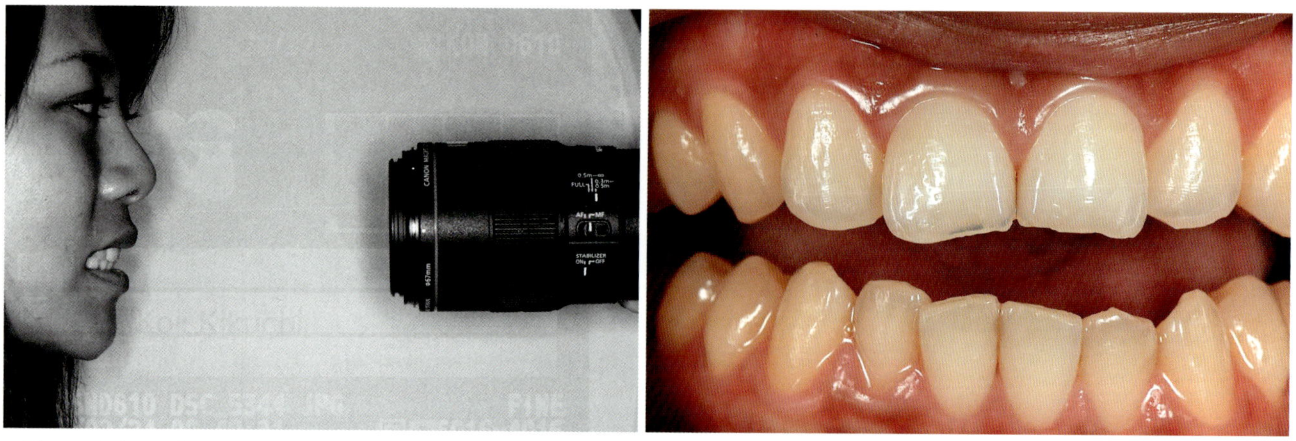

그림 10. 정면에서 촬영하면 플래시의 반사가 많아져 색조선택을 위한 촬영으로는 부적합하지만, 질감을 보기는 쉬워진다.

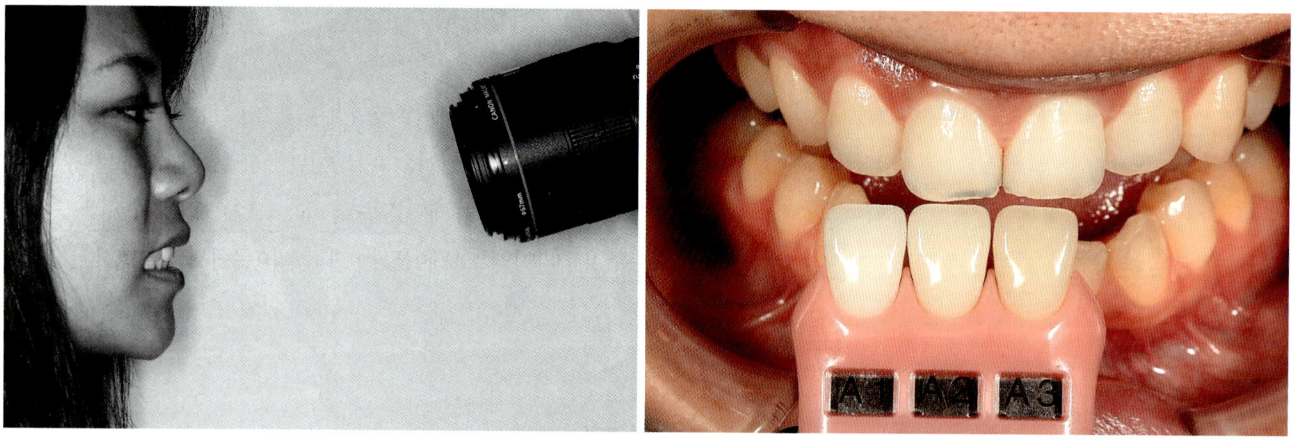

그림 11. 조금 비스듬한 상방에서 촬영할 때는 치아와 색조가이드의 동일한 곳에 플래시의 빛이 조사되도록 색조가이드의 각도를 조정한다.

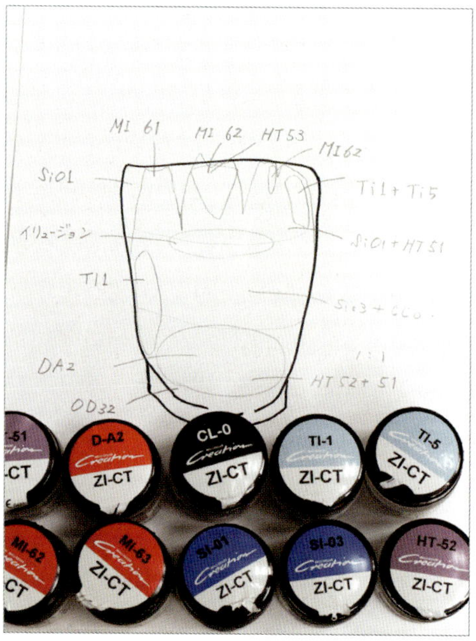

그림 12. 사용하는 도재로 색의 레시피를 생각한다.

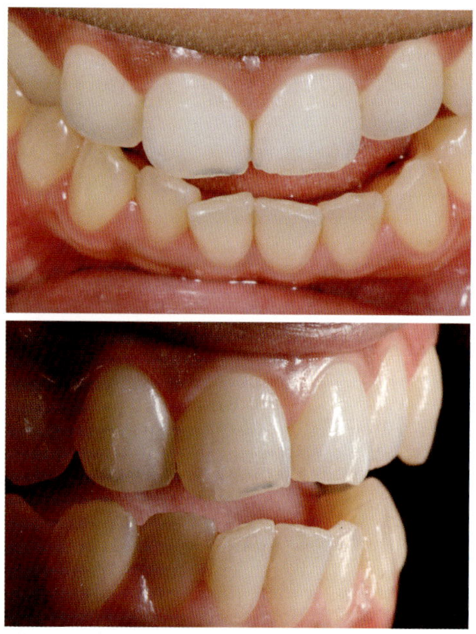

그림 13. 상방이나 측방에서 촬영하면 절연의 내부 구조나 균열선 등이 보인다.

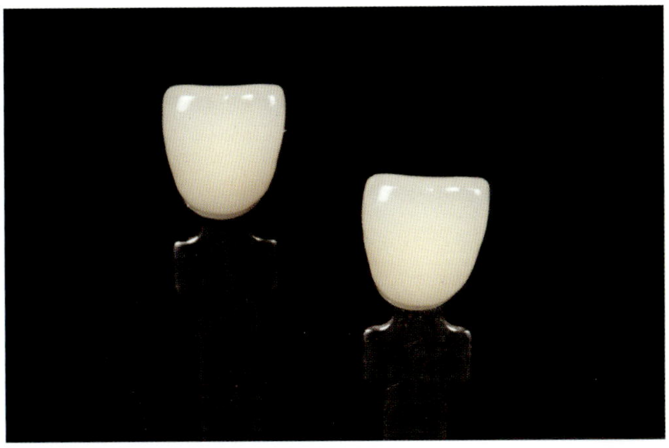

그림 14. 같은 A2의 색조가이드를 앞뒤로 1cm 떨어뜨리고, 전방에서 플래시 촬영을 했다. 앞쪽에 있는 것에 먼저 빛이 조사되므로 희게 보인다. 색조가이드는 반드시 동일 평면에 두어야 한다.

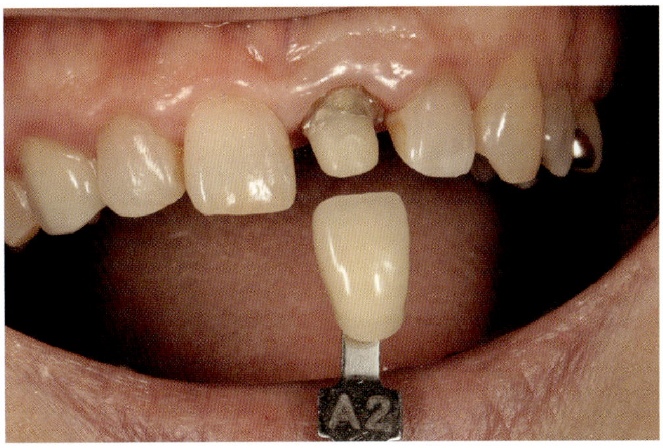

그림 15. 잘못된 촬영. 색조가이드는 목표 치아 바로 아래에 둘 것. 또한 1개의 색조가이드로는 차이를 알기 힘들다.

그 밖에 메탈 코어나 지대치의 변색을 보기 위한 지대치 사진도 필요하다. 이때 지대치 위에 색조가이드를 두고 촬영된 사진을 볼 수가 있는데, 이렇게 하면 목표 치아보다 색조가이드가 앞으로 나와 버려 앞에 있는 색조가이드가 목표 치아보다 희게 찍히고 만다(그림 14). 반드시 목표 치아 바로 아래에 두도록 주의한다(그림 15).

전치에서 여러 치아의 색조선택을 위한 촬영

여러 치아의 경우는 목표 치아를 보철치아의 인접치로 삼을 것인지, 대합치열의 동명치로 삼을 것인지(예: 상악 양측 중절치가 보철치아라면 목표 치아를 상악 측절치로 삼을 것인지, 하악 중절치로 삼을 것인지)를 결정해야 하고, 때로는 그것보다 '색을 하얗게 하고 싶다'는 등 환자의 희망을 들어 참고할 필요가 있다. 색조선택을 위한 촬영법 자체는 중절치 단독관의 경우와 동일하다.

그리고 작업용 모형에서는 정중선이나 교합평면을 추측하기 어려우므로, 치열부정이 있는 경우나 교합평면이 기울어진 경우 등은 보철물의 형태(축)에서 오류가 생기기 쉽다. 이것을 방지하기 위해서는 provisional restoration이 장착된 상태에서 촬영한 안모 사진과 그 상태의 연구용 모형이 필요하다. 사진을 확인하면서 연구용 모형 기저면을 동공간선과 평행하도록 트리밍하면, 교합기에 부착할 때 교합평면의 틀어짐을 예방하고 형태(축)에서 오류를 없앨 수 있다(그림 16).

구치부의 색조선택을 위한 촬영

구치부의 색조선택을 위한 촬영에는 링 플래시가 사용하기 쉽다. 사진으로서는 협면과 교합면의 두 가지가 모두 필요하다. 교합면만 촬영하는 경우를 자주 볼 수 있는데, 구치는 교합면의 법랑질이 두꺼워 내부의 상아질까지 보기 어렵다(그림 17). 따라서 교합면 사진만으로는 아주 중요한 명도를 판단할 수 없고, 바탕이 되는 상아질층 도재를 선택할 수 없다.

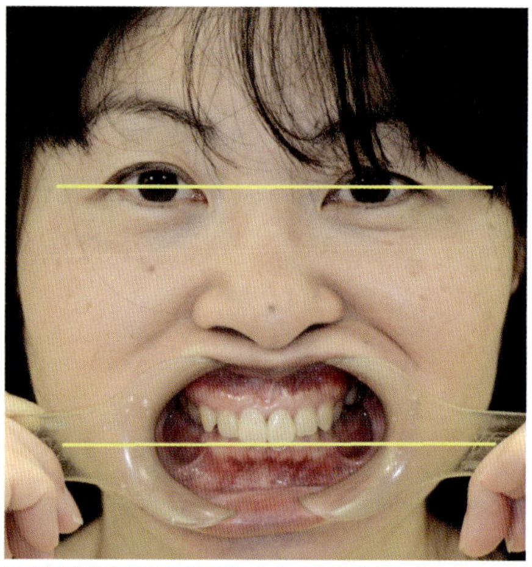

그림 16. 여러 치아의 경우는 정중선과 안모가 틀어지지 않도록 provisional restoration이 장착된 상태에서 촬영한 안모 사진과 연구용 모형이 필요하다(안모 사진은 환자의 허락을 얻어 실음).

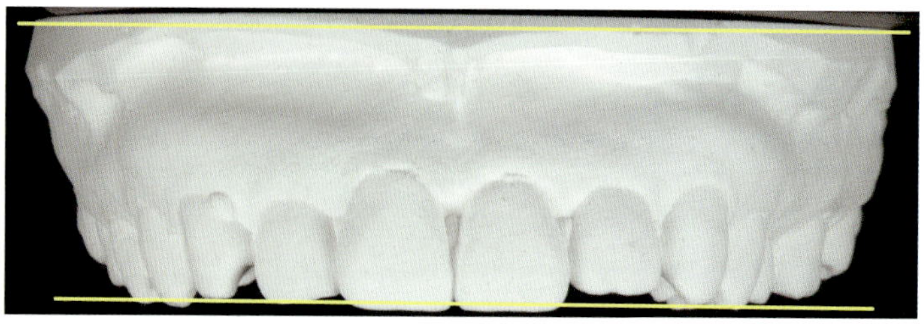

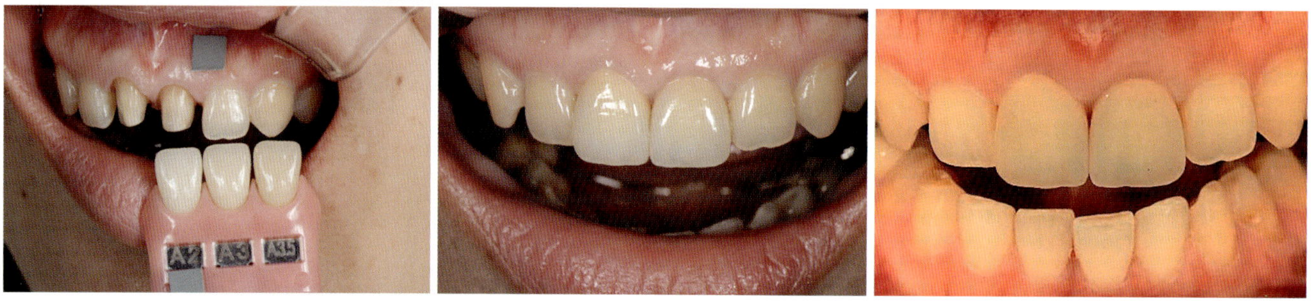

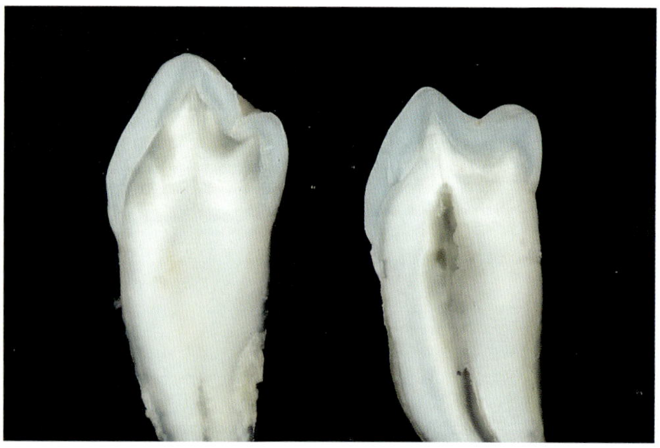

그림 17. 구치부는 교합면의 법랑질이 두껍기 때문에, 교합면에서는 상아질 색을 보기 어려워 교합면 사진만으로는 색조를 알 수 없다.

협면의 색조선택에서는 전치와 마찬가지로 목표 치아에 가장 가깝다고 생각되는 색조가이드를 정중앙으로 해서 3개의 색조가이드를 늘어놓은 후, 교두와 절연이 마주하도록 동일 평면에 둔다. 다만 소구치까지는 플래시의 빛이 옆에서 충분히 조사되므로 적절하게 촬영할 수 있지만, 대구치에서는 협점막이 플래시광을 차단할 뿐만 아니라 색조가이드의 물리적 높이도 있으므로 동일 평면에 늘어놓기 어렵다. 무리해서 늘어놓아도 어두운 사진이 되면 의미가 없으므로 목표 치아를 소구치로 설정한다. 소

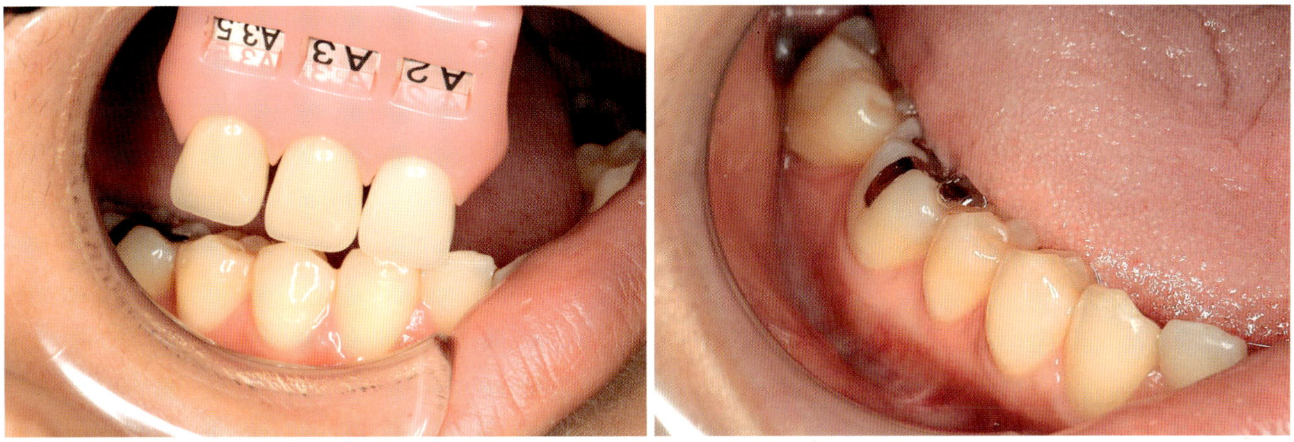

그림 18. 구치부도 전치부와 마찬가지로 교두와 절연이 마주하도록 색조가이드를 늘어놓는다. 무리해서 대구치에 색조가이드를 맞추지 말고 목표 치아를 소구치로 설정해, 소구치로부터 후방의 전체상에 대해서도 촬영한다.

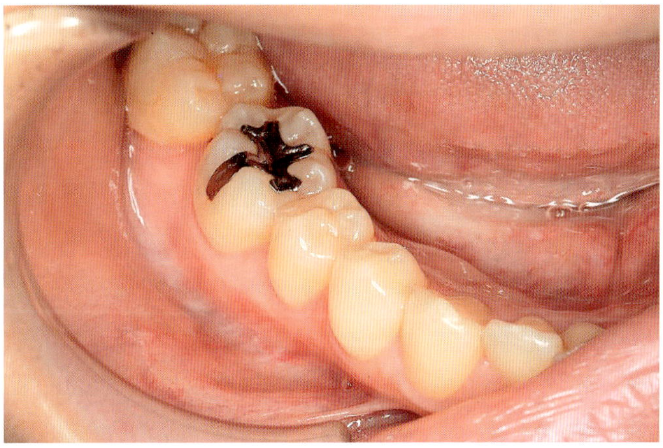

그림 19. 교합면 사진은 주로 법랑질의 흰 정도나 열구의 스테인을 재현하기 위해 필요하다.

구치 협면에 색조가이드를 둔 사진과 색조가이드 없이 협면의 흐름을 촬영한 사진이 있으면, 이것으로 색조를 연상할 수 있다(그림 18).

교합면 사진은 주로 법랑질의 흰 정도나 열구의 스테인을 재현하기 위해 필요하다(그림 19).

마무리

색조선택을 위한 사진은 보철물 제작을 담당하는 치과기공사가 촬영하는 것이 이상적이라고 생각하지만 물리적인 거리나 시간, 비용의 문제 때문에 대부분 어렵다. 따라서 카메라나 플래시 설정을 공유하고, 색조가이드의 선택, 늘어놓는 방법, 놓는 위치 등을 고민해 치과기공사가 알고 싶은 정보를 제공할 수 있다면, 보철물 제작의 오류를 줄일 수 있다. 또한 치과기공사가 다루는 모형에서는 안모를 판단할 수 없으므로, 안모 사진이나 연구용 모형이 반드시 필요하다.

Ⅱ

촬영편

CHAPTER

04

보철물 촬영

Yoshifumi Matsumoto (松本圭史)

보철물 촬영의 필요성

아름다운 보철물은 제작한 치과기공사의 이른바 '혼'과 같은 것이다. 또한 임상에서 보철물은 없어서는 안 되는 것이고 치과의사, 치과기공사, 환자는 모두 보철물이 구강 내에서 조금이라도 오랜 기간 기능하기를 바란다. 그리고 보철물이 환자의 구강 내에 장착되면 두 번 다시 그대로의 모양으로 되돌아오지 않는데, 되돌아올 때는 보철물의 파절이나 탈락 등 술자 입장에서는 안 좋은 경우밖에 없다(그림 1). 따라서 구강 내뿐만 아니라 보철물도 사진을 촬영해 기록으로 남겨야 한다. 이렇게 하면 금속 프레임워크나 지르코니아 프레임워크 등과 같은 형태에 문제가 있었는지, 임상 단계는 적절했는지, 또한 교합관계는 어땠는지 등을 확인할 수 있다. 마찬가지로 왁스업 등의 사진도 검사·진단을 진행하는 데 반드시 필요하므로 사진으로 남겨야 할 것이다.

따라서 이 장에서는 '매료되는 임상사진'이라는 책의 특색에 따라 아름다운 보철물 촬영법에 대해 설명하고자 한다.

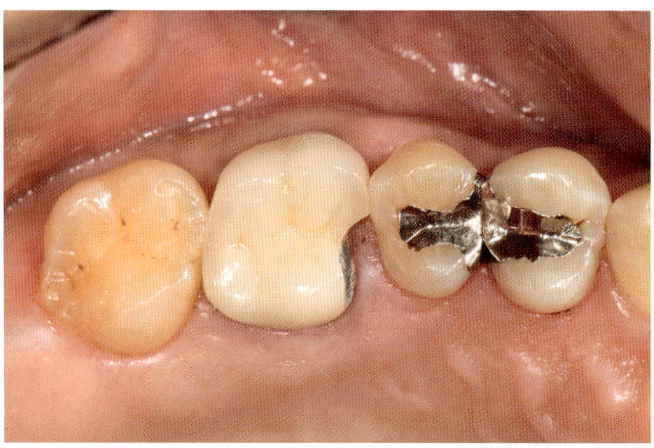

그림 1. #16에 보철을 했는데 5년 후, 구개측 근심에 세라믹 파절이 보인다. 이유로는 교합조정의 미비, 금속 프레임워크 지지형태의 미비 등을 들 수 있다. 장착할 때의 사진을 되돌아보고 어째서 이러한 일이 일어났는지를 고찰하는 것은 매우 중요하다고 생각한다.

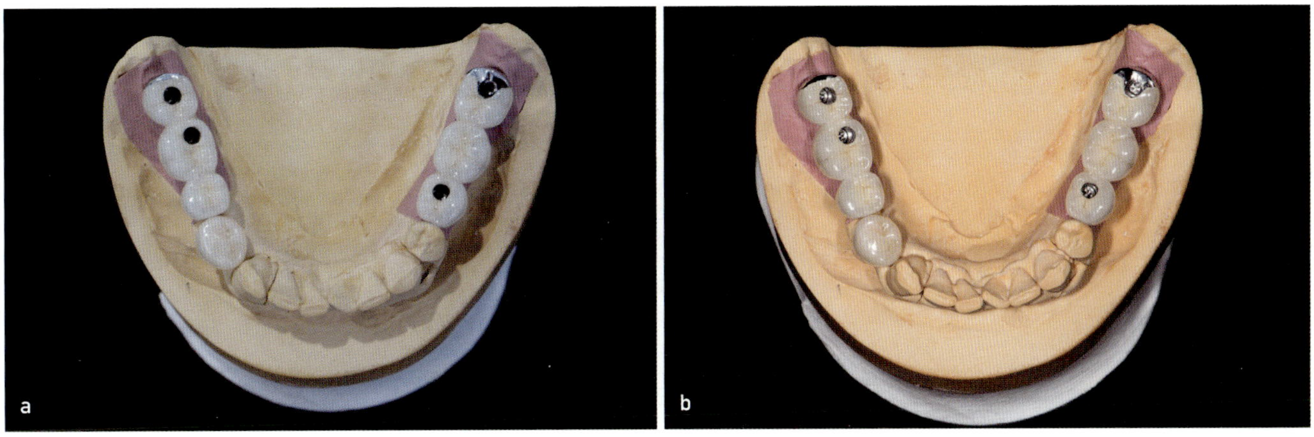

그림 2. 콤팩트 카메라와 일안 리플렉스 카메라의 차이.
a: 콤팩트 카메라로 촬영, b: 일안 리플렉스 카메라로 촬영.

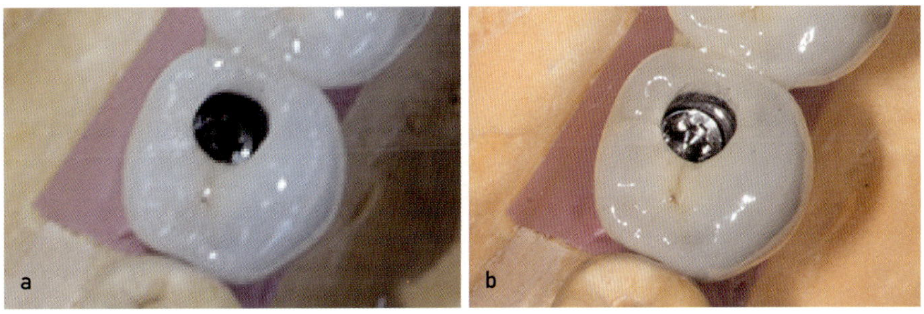

그림 3. 콤팩트 카메라로 촬영한 사진을 확대하면 화질이 낮아 거칠어져 버린다(a). 일안 리플렉스 카메라로 촬영하면 화질이 높으므로 확대해도 거칠어지지 않는다(b).

보철물을 촬영하기 위한 준비

카메라 등의 기본적인 기자재에 대해서는 구강 내를 촬영하는 경우(I편 참조)와 거의 마찬가지인데, 보철물을 깨끗하게 찍기 위해서는 적절한 촬영환경이 필요하다. 여기서는 기자재 및 촬영환경에 덧붙여 보철물을 촬영할 때 주의할 점을 함께 설명하고자 한다.

1 카메라

카메라는 크게 나누어 콤팩트 카메라와 일안 리플렉스 카메라가 있는데, 촬영된 보철물 화상에서 둘 사이의 차이를 살펴보고자 한다(그림 2). 콤팩트 카메라로 촬영된 화상은 색감이 부족하고 또한 화질도 일안 리플렉스 카메라에 비해 낮기 때문에 크게 확대하면 화질이 쉽게 거칠어져 버린다(그림 3). 한편 일안 리플렉스 카메라로 촬영된 화상은 그림자가 있지만 석고모형 본래의 색감을 기록할 수 있었다고 생각한다.

이러한 사실로부터 보철물에서도 일안 리플렉스 카메라를 사용해, 충분한 광량과 화질로 촬영해야 한다. 단지 '물체 촬영'이라고 해서 카메라의 질을 떨어뜨려서는 안 된다. 그리고 필자의 경우 카메라 본체의 기본 설정은 구강 내 사진 촬영과 동일한 설정으로 촬영한다.

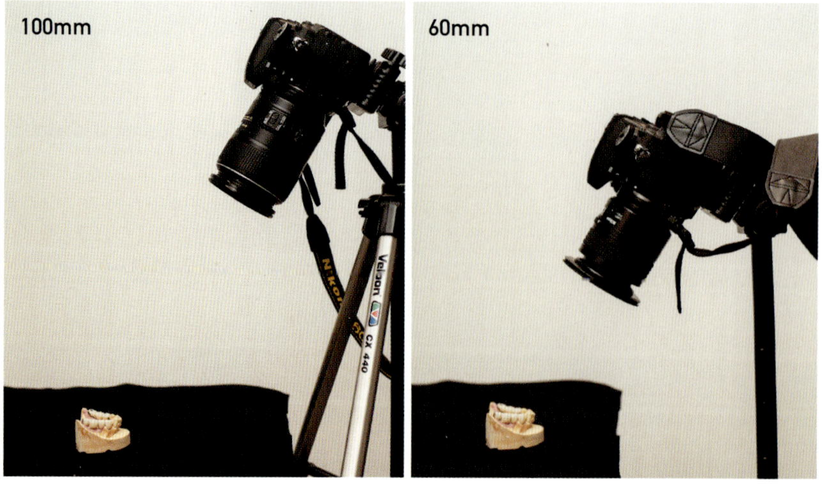

그림 4. 10mm 렌즈와 60mm 렌즈로 촬영한 경우 60mm의 경우가 피사체와 가까워진다(일반적으로는 플래시와 촬영용 박스를 이용해 촬영하는데 여기서는 알기 쉽도록 박스를 뺐음).

2 렌즈

렌즈는 구강 내 사진 촬영과 마찬가지로 매크로렌즈를 사용하는데, 초점거리가 짧은 것을 사용한다. 초점거리가 짧은 렌즈를 사용하면 그만큼 피사체와 가까워져 촬영하는 셈인데, 구강 내 사진을 촬영하는 경우는 환자와 가까워지기 때문에 환자의 입장에서는 결코 기분이 좋은 것은 아니다. 그러나 보철물이라면 아무리 가까워져도 문제가 없으므로, 되도록 피사체와 가깝게 하고 가능하면 빛을 옆에서 조사해 그림자를 없애는 것이 좋다. 필자는 보철물 촬영을 위해서는 60mm 정도의 렌즈가 타당하다고 생각한다(그림 4).

3 플래시

링 플래시는 빛이 정면에서 조사되기 때문에 보철물 주위에 짙은 그림자가 생기기 쉽다(그림 5a). 한편 트윈 플래시는 빛이 옆에서 들어가기 때문에 보철물의 세세한 음영 등을 명확하게 기록할 수 있다(그림 5b). 그러나 그렇게 해도 보철물 좌우에 그림자가 생기므로 트윈 플래시에 바운서나 디퓨저를 사용해 확산시킨 빛을 조사함으로써 그림자가 생기기 어렵게 만들 수 있다(그림 5c, 6). 특히 보철물에 금속이 있는 경우는 빛이 반사되어 어둡게 찍히므로, 이때는 강한 빛을 조사하는 것이 아니라 위에서 설명한 것처럼 확산된 부드러운 빛을 조사하는 것이 매우 중요하다. 이것을 응용해서, 무선 플래시 하나를 뒤에서 조사해 촬영하면 그림자를 더 없앨 수 있다(그림 7).

플래시는 매뉴얼 모드에서 1/8~1/2 설정으로 촬영한다. TTL 자동조광 모드에서 촬영하면 매번 동일한 광량으로 촬영할 수 없고, 따라서 어둡게 찍혔을 때 수정이 어려우므로 반드시 매뉴얼 모드에서 촬영하는 것이 포인트이다.

그림 5. 플래시에 의한 음영의 차이.

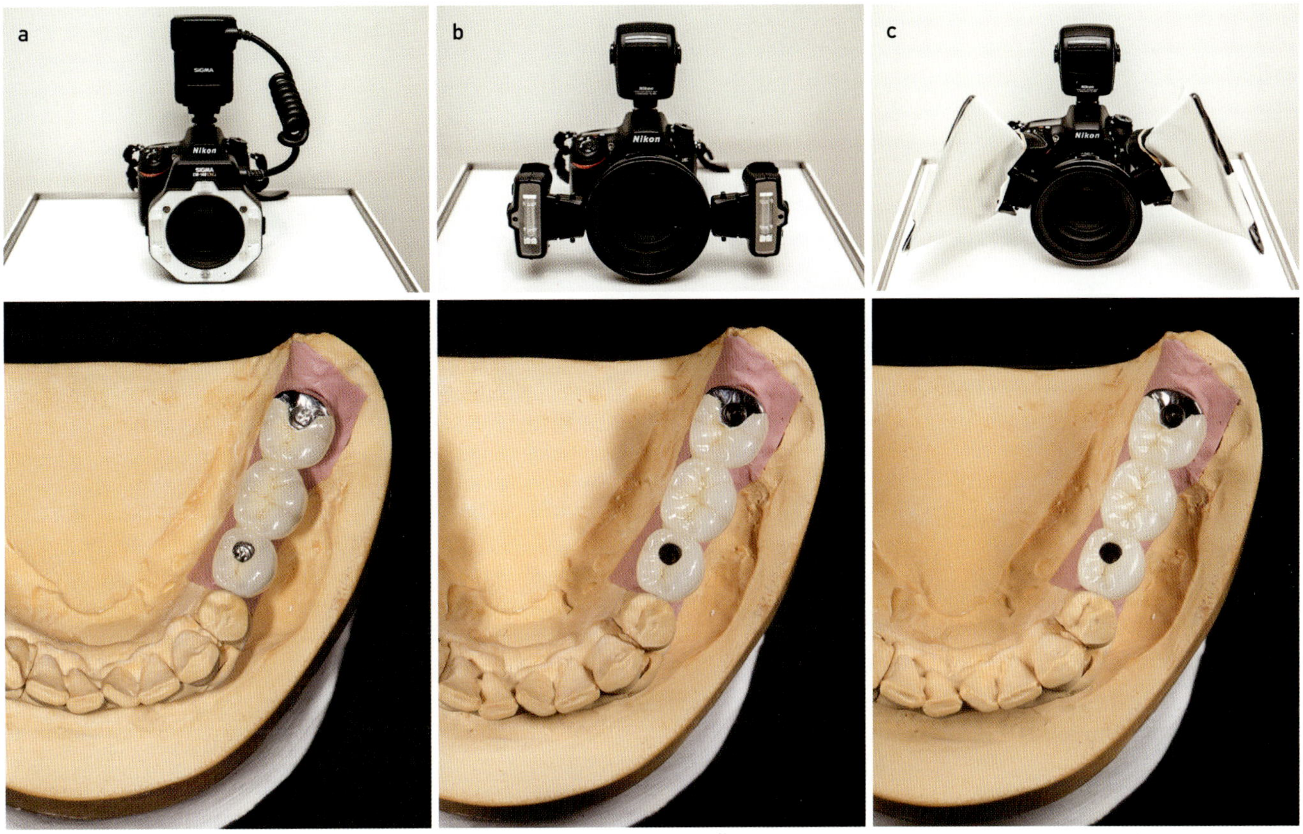

a: 링 플래시로 촬영해도 정보로서는 충분하지만, 보철물 주위에 짙은 그림자가 생기기 쉽다.

b: 트윈 플래시로 촬영하면 빛이 옆에서 조사되기 때문에 보철물의 음영이 분명해지지만 옆에 그림자가 생긴다. 또한 임플란트 나사 부분에는 빛이 닿지 않아 어두운 그림자가 된다.

c: 트윈 플래시에 디퓨저를 함께 사용하면 부드러운 빛이 되어 주위에 그림자가 생기기 어렵고, 교합면 형태도 확실히 기록된다.

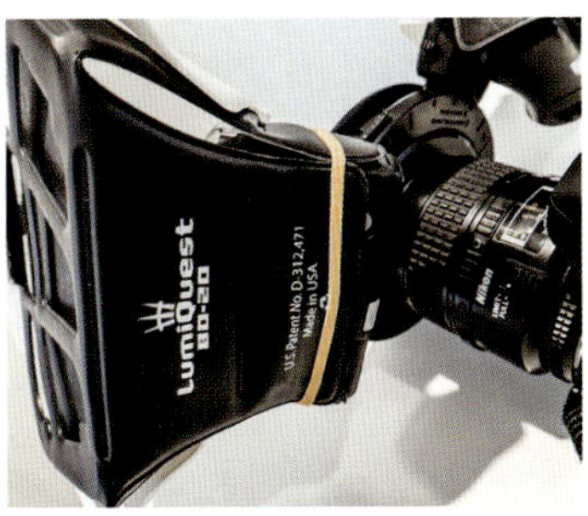

그림 6. 필자가 사용하는 디퓨저(울트라 소프트 LumiQuest).

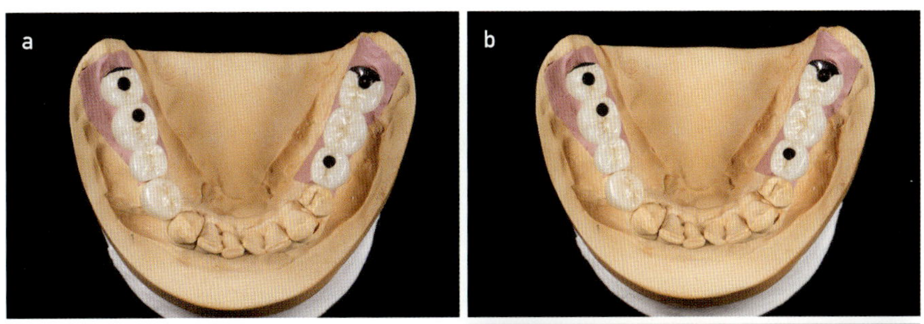

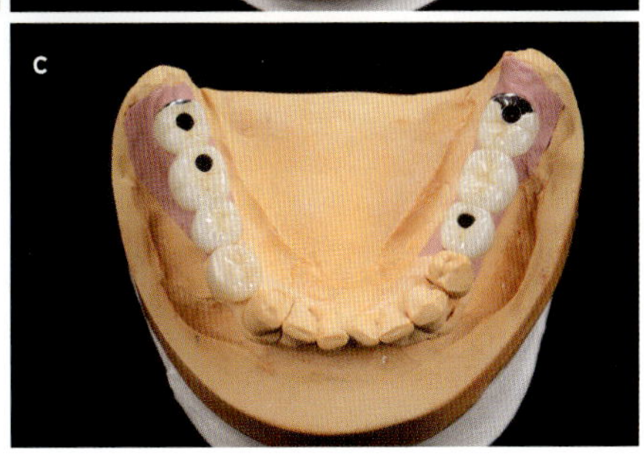

그림 7. 바운서만 사용한 것(a)과 디퓨저를 함께 사용한 것(b). 디퓨저를 함께 사용해도 별로 변하지 않은 것처럼 보이지만, 디퓨저가 있는 것이 색감에 따뜻함이 있다. 그러나 이 정도라면 보정 프로그램으로 수정할 수 있는 범위이다. 여기에 무선 플래시를 뒤에 두면 그림자를 한없이 줄일 수 있다(c).

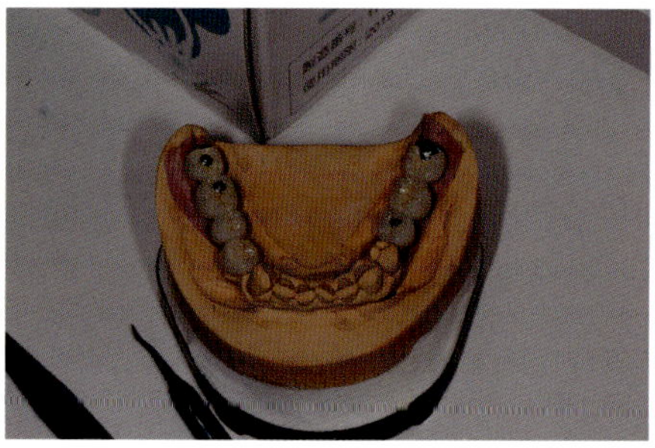

그림 8. 사진에 쓸데없는 것이 찍혔다. 또한 100mm 렌즈를 사용했기 때문에 피사체와의 거리가 멀어져 노출 부족이 되고 말았다. TTL 자동조광 모드에서 촬영하면 노출을 그 자리에서 수정하는 것이 어렵다.

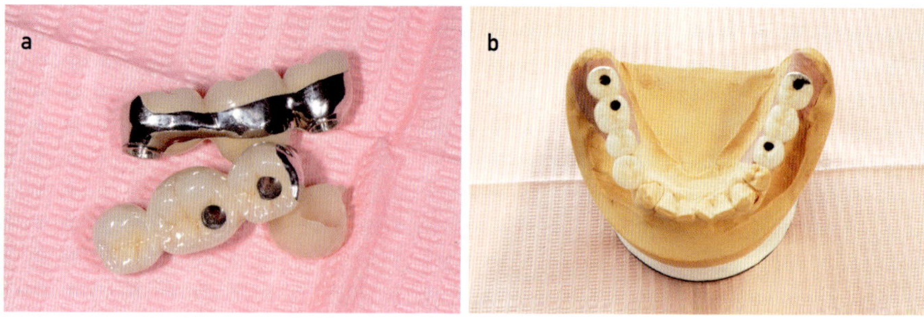

그림 9. 에이프런 위에 올리고 촬영된 것. b는 채도가 부족한 것이 아니라 노출 과다이다.

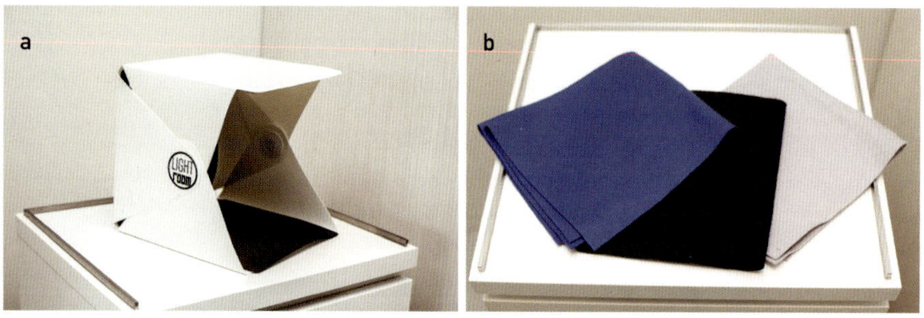

그림 10. 간편한 촬영용 박스(a)와 배경용 천(b) 정도는 준비해 두는 것이 좋다고 생각한다.

4 촬영환경

보철물 촬영에서 촬영환경은 매우 중요하다. 모처럼 치과기공사가 정성을 들여 제작한 보철물이라 해도 적절하게 촬영되지 않으면 그 노력이 기록에 반영되지 않아 쓸데없는 것이 되어버린다. 예를 들어 에이프런 위에 보철물을 올리고 촬영하거나 쓸데없는 것이 찍힌 사진을 자주 보는데, 이것은 특별한 준비도 없이 보철물을 장착하기 직전에 촬영의 필요성을 느껴 갑자기 촬영했다는 사실이 전달된다(그림 8, 9). 물론 스튜디오 같은 설비는 필요 없지만 어느 정도 촬영을 할 수 있는 준비는 해 두어야 할 것이다(그림 10).

앞에서 보인 사진처럼 검은 천을 펴거나, 보철물만 촬영한다면 구강 내 촬영용 거울 위에 올리고 촬영하는 경우도 있다(그림 11). 또한 구강 내 촬영용 거울 위에 물을 조금 뿌리면 환상적인 사진으로 만들 수도 있다(그림 12). 간편하게 검은 배경으로 만드는 방법은 손에 들고 촬영하는 것인데, 구강 내 사진과 동일한 설정에서 촬영하면 배경이 사라져 검게 된다(그림 13). 다만 벽 등의 배경이 가까이 있으면 그것이 찍혀버리므로 벽과 같이 배경이 되는 물체에서 충분히 거리를 두고 촬영하는 것이 중요하다.

배경을 희게 만들고 싶은 경우는 조금 고안이 필요한데, 흰 배경 위에 올리고 촬영해도 그림자가 생기고 배경도 조금 회색빛이 돈다. 이때는 뒤에 무선 플래시를 하나 두면 그림자가 생기기 어렵고, 배경도 희게 만들기 쉽다. 또한 간편한 방법으로는 방사선 뷰 박스(view box) 위에 피사체를 두고 촬영하면 그림자를 제거할 수 있다(그림 14).

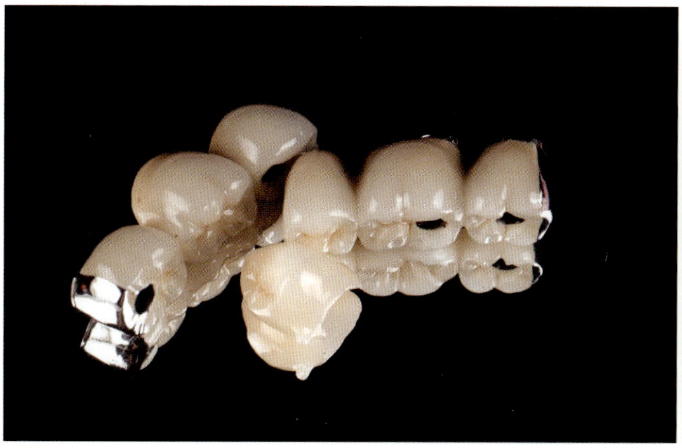

그림 11. 검은 배경.
촬영용 박스에 검은 천을 펴고, 구강 내 촬영용 거울 위에 보철물(피사체)을 올리고 촬영하면 빛이 반사해 훌륭한 검은 배경을 만들어 낼 수 있다.

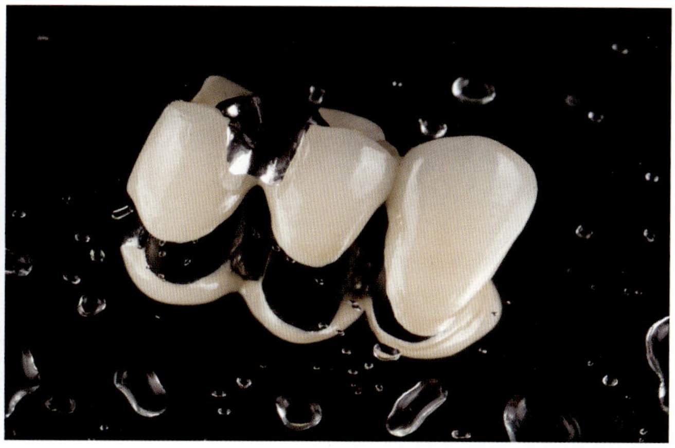

그림 12. 구강 내 촬영용 거울 위에 물을 뿌리면 환상적인 사진이 된다.

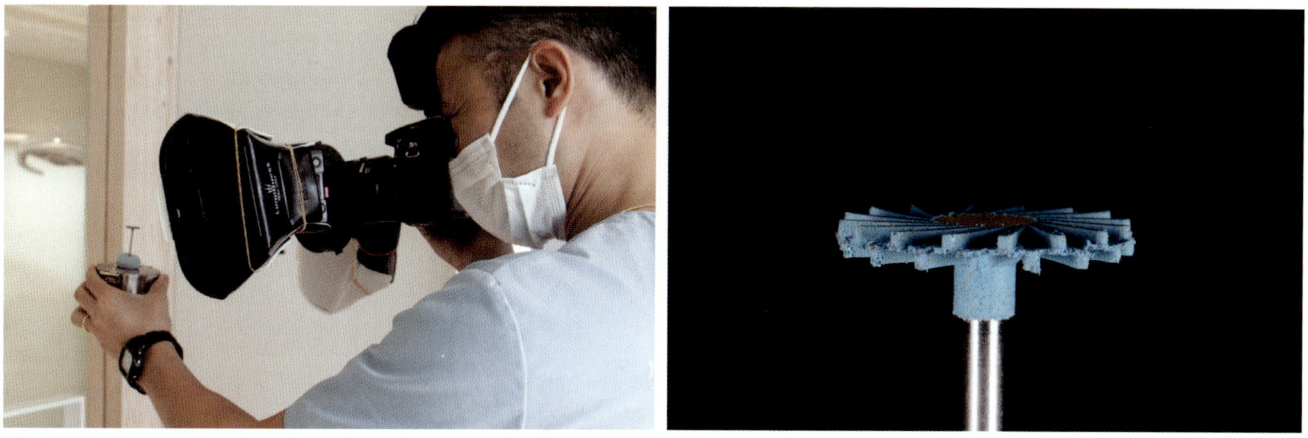

그림 13. 간편하게 검은 배경을 만드는 방법.
손에 들고 촬영하면 간편하게 검은 배경을 만들 수 있다. 포인트는 배경이 되는 것에서 충분한 거리를 두는 것이다.

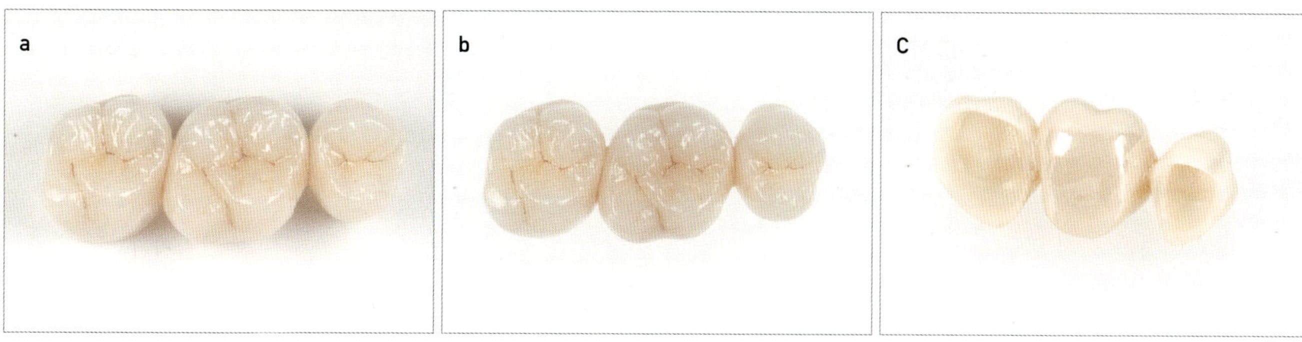

그림 14. 흰 배경.
흰 배경을 그대로 촬영하면 회색이 되는데(a), 뷰 박스 위에 올리고 촬영하면 깨끗하게 흰 배경을 만들어낼 수 있다(b, c).

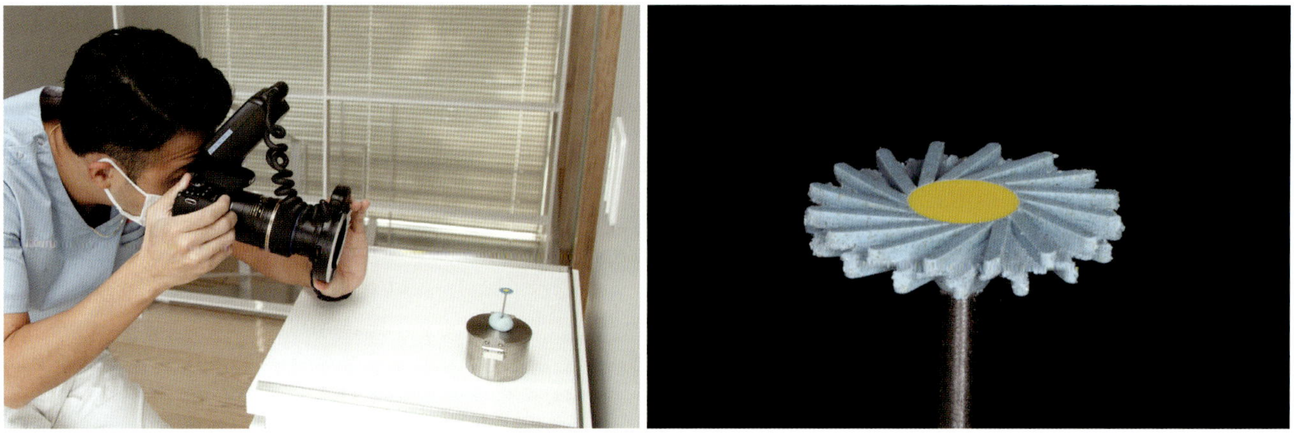

그림 15. 링 플래시를 정면에서 조사하는 방법.

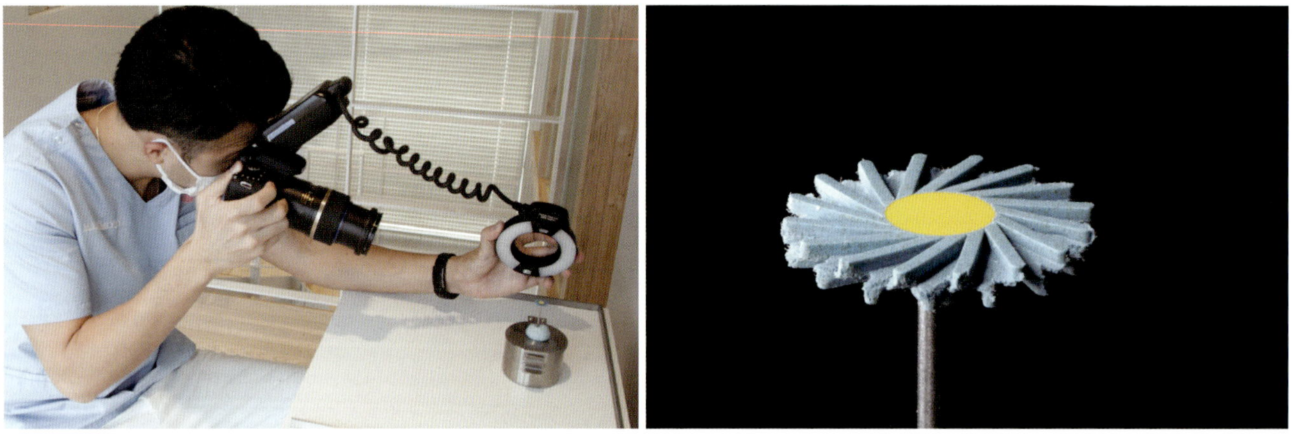

그림 16. 링 플래시를 옆에서 조사하는 방법.

실제 촬영법

그러면 실제로 필자가 어떻게 촬영하는지를 소개한다. 촬영 포인트를 한마디로 표현하면 '플래시를 어떻게 다룰 것인가'이다.

1 링 플래시를 이용하는 방법

(1) 정면에서 플래시를 조사하는 경우

구강 내 촬영용 링 플래시로 모형 등을 촬영하면 앞에서 서술한 것과 같이 크게 그림자가 생긴다. 버 등을 촬영할 때는 정면에서 플래시를 조사해도 그다지 이상하게 보이지 않지만, 물체의 입체감을 끌어내지는 못한다(그림 15).

(2) 옆에서 플래시를 조사하는 경우

옆에서 플래시를 조사하면 물체의 입체감을 파악할 수 있는 사진이 된다. 참고로 링 플래시를 조사하는 위치에 따라 사진의 맛이 달라지므로 부디 시험해 보기 바란다(그림 16).

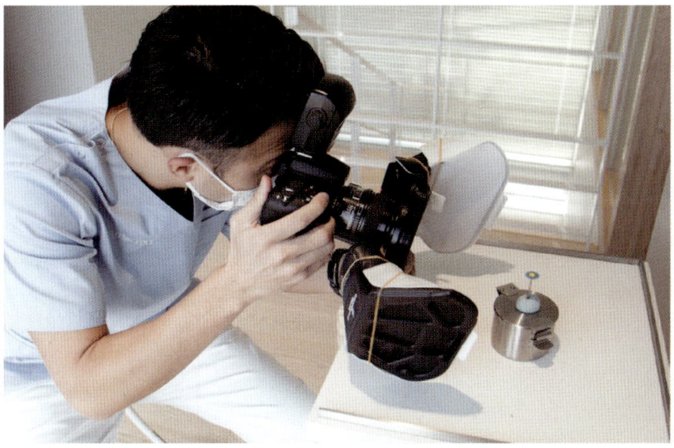
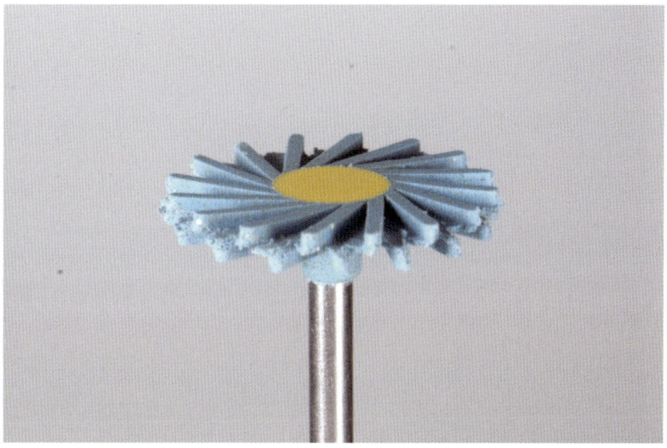

그림 17. 트윈 플래시를 정면에서 조사하는 방법.

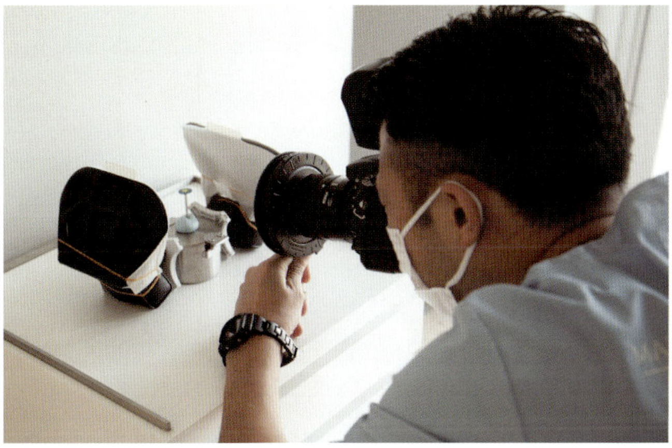
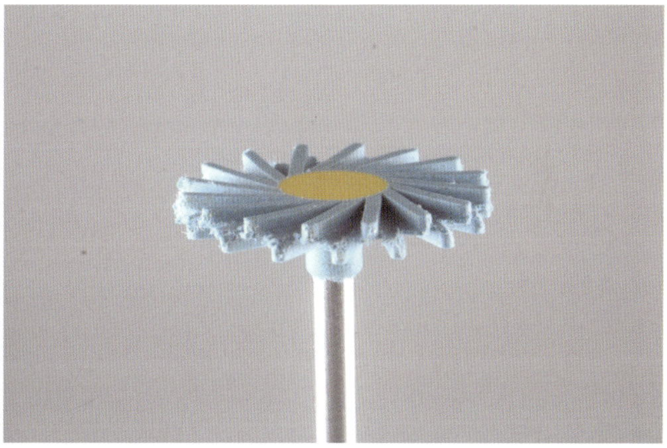

그림 18. 트윈 플래시를 바로 옆에서 조사하는 방법.

2 트윈 플래시를 이용하는 방법

(1) 정면에서 플래시를 조사하는 경우

트윈 플래시라면 정면에서 찍어도 실제로 빛이 비스듬하게 조사되기 때문에, 이대로도 충분히 깨끗한 사진을 얻을 수 있다(그림 17). 필자도 이 촬영법으로 보철물 촬영을 마치는 경우가 많다.

(2) 바로 옆에서 플래시를 조사하는 경우

바로 옆에서 트윈 플래시를 조사하면 모형 등의 커다란 피사체는 그림자가 생길 우려가 있는데, 버 등의 작은 피사체라면 환상적인 사진을 찍을 수 있다(그림 18). 또한 뒤에서 플래시를 하나 더 조사하면 배경이 날아가 밝은 사진을 얻을 수 있다.

(3) 박스를 함께 사용하는 방법

3개의 플래시를 사용하는 방법에 박스를 함께 사용하면 박스의 천장에서 빛이 되돌아와 배경이 하얗게 날아간 사진을 촬영할 수 있다(그림 19).

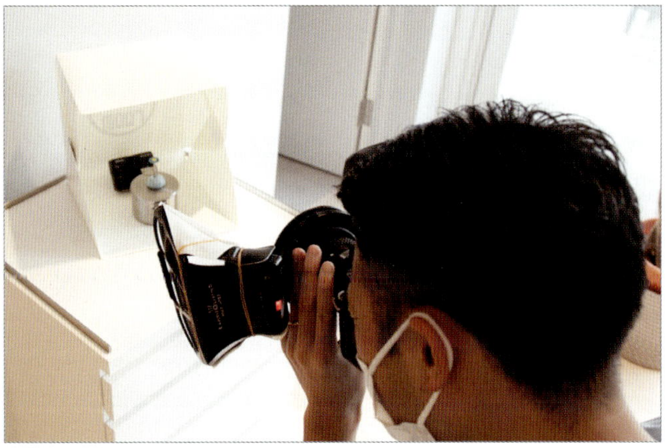
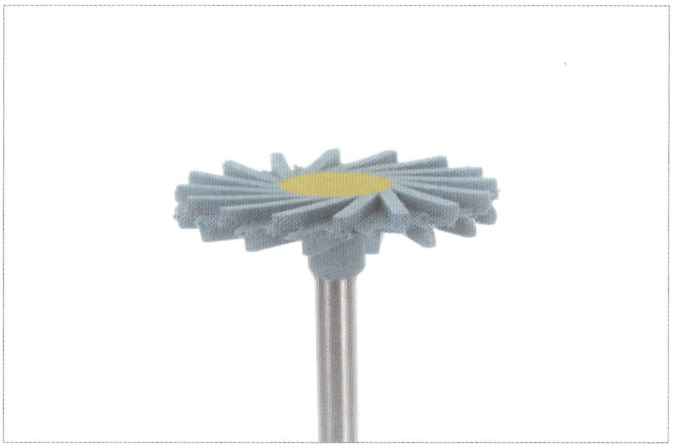

그림 19. 박스를 함께 사용하는 방법.

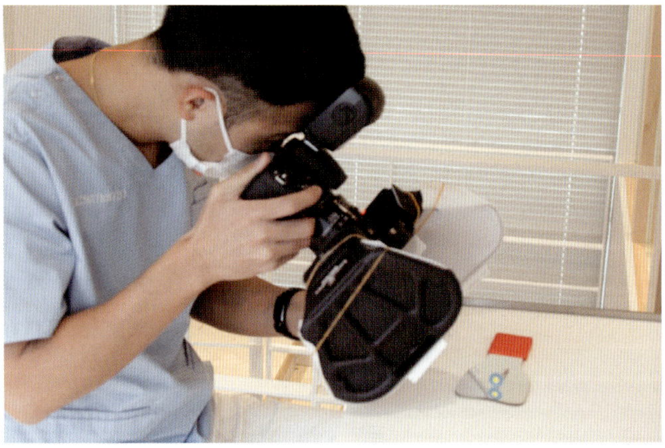
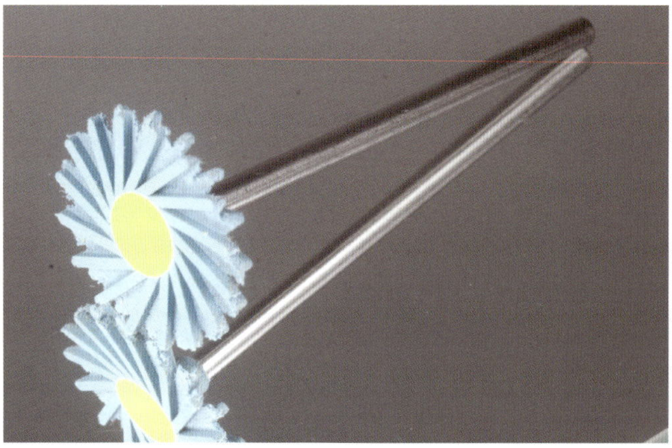

그림 20. 거울을 사용하는 방법.

3 거울을 사용하는 방법

거울을 사용해 보철물을 촬영하는 경우는 트윈 플래시를 이용한다. 또한 보통의 거울은 표면반사가 아니기 때문에 피사체가 2중으로 찍히므로 구강 내 촬영용 거울을 사용한다(그림 20). 그림 20에서는 배경을 회색으로 했는데, 위에서 검은 천을 씌우면 검은 배경을 만들 수 있고, 흰 천을 씌우면 흰 배경을 만들 수 있다.

보철물을 촬영하기 위한 임상적 포인트

필자는 보철물을 촬영할 때 교합면과 측면을 촬영하고, 또한 교합평면이 적절한지를 기록해 두기 위해 전방에서도 촬영한다(그림 21). 또한 금속이나 지르코니아 등 프레임워크 재료의 기록을 위해서는 설측 촬영도 필요하고, 그 밖에 모형에서 보철물을 빼 내면도 촬영한다(그림 22, 23). 그리고 임플란트 보철이라면 어떠한 프레임워크인지, 나사의 위치는 어디인지에 대해서도 기록으로 남겨둔다(그림 24).

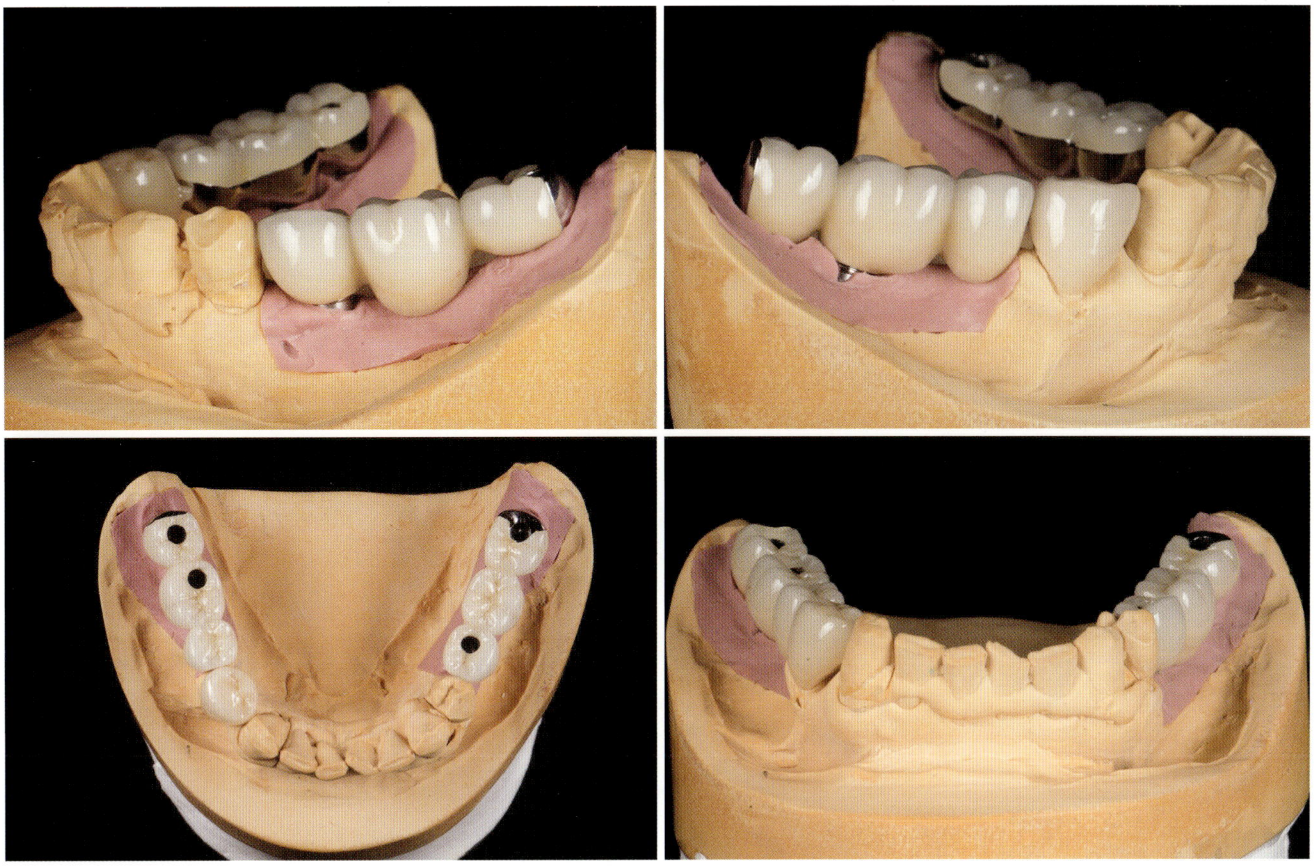

그림 21. 필자는 보통 모든 각도에서 촬영한다.
배경에는 쓸데없는 것이 찍히지 않도록 촬영용 박스 안에서 검은 천을 뒤에 두고 촬영한다.

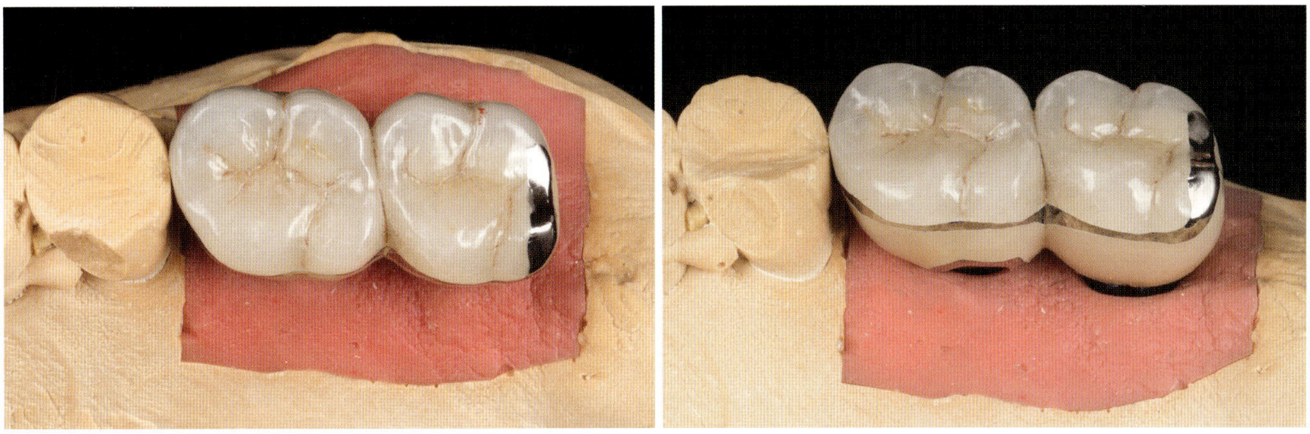

그림 22. 설측에서도 촬영해 금속 프레임워크의 형태를 기록해 둔다.

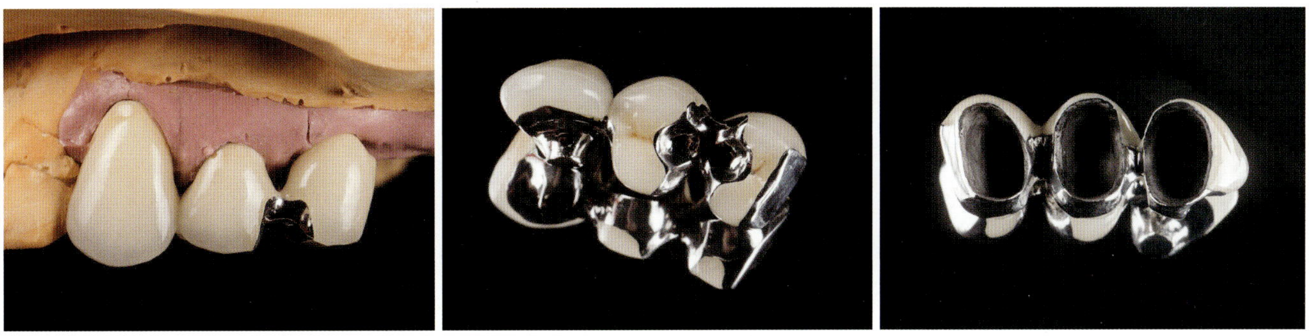

그림 23. 모형에서 보철물을 빼 내면도 촬영해 둔다.

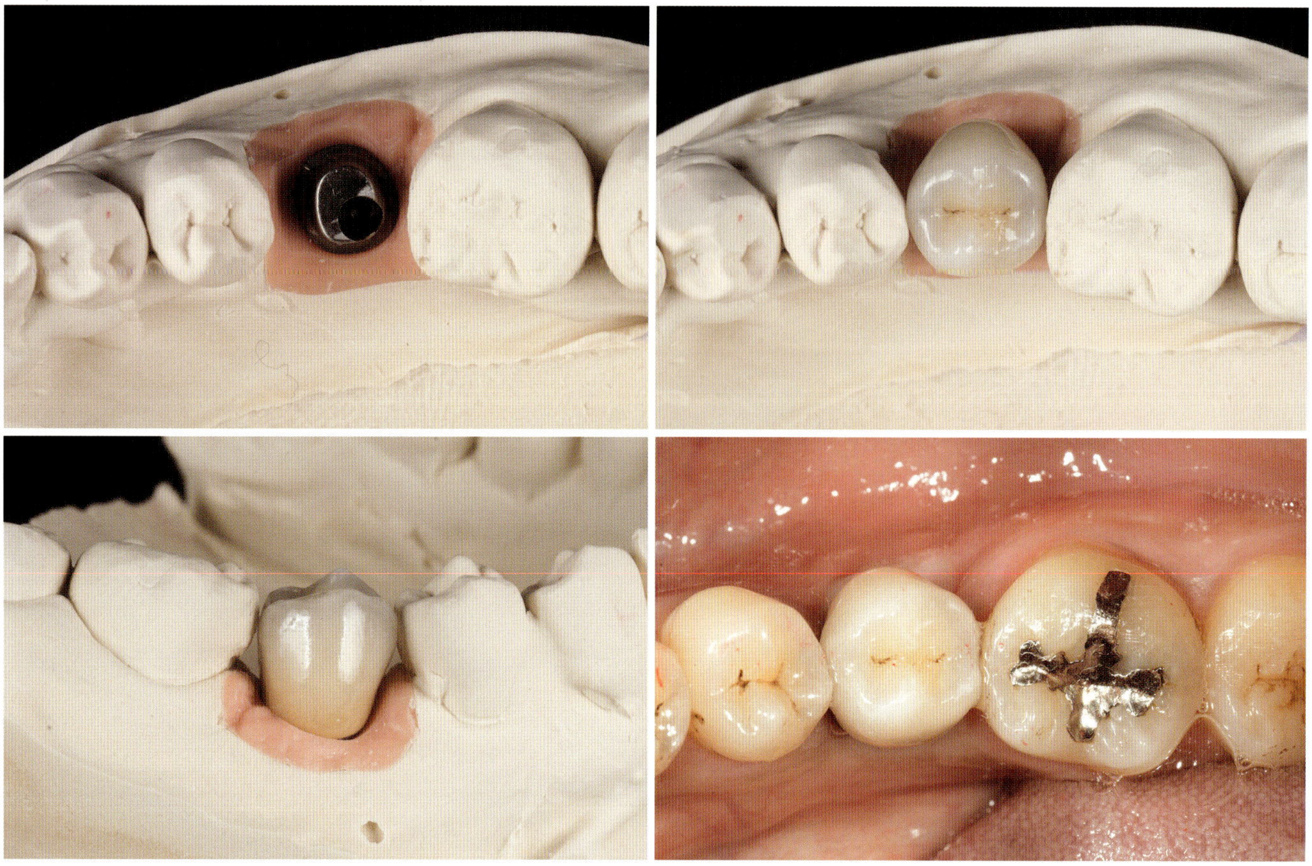

그림 24. 임플란트 치료의 경우는 치료 후에 내부 나사가 풀리는 것에 대응할 수 있도록 보철물을 빼고, 지대주의 형태와 나사의 위치도 사진으로 기록해 두어야 한다.

표 1. 노출 부족인 경우의 대처법

- 플래시광량을 올린다.
- 카메라 조리개를 개방한다.
- 카메라 본체의 ISO 감도를 올린다.
- 셔터 속도를 내린다.

교합기 촬영—피사체와의 거리가 먼 경우

교합기 사진도 치과기공사와의 토론 또는 프레젠테이션(왁스업 등)에서는 필수이다. 필자는 카메라 사양에 대해서는 구강 내 촬영과 마찬가지 설정으로 촬영한다. 다만 매크로렌즈로 촬영할 때 보철물 등 크기가 작은 피사체의 경우에는 가까운 거리에서 촬영할 수 있지만, 교합기 등 크기가 큰 피사체를 촬영하기 위해서는 어느 정도 거리가 필요하다. 따라서 구강 내 촬영과 동일한 설정에서 매크로렌즈에 링 플래시 또는 트윈 플래시로 촬영하면 노출 부족인 사진이 되므로 대처가 필요하다(표 1).

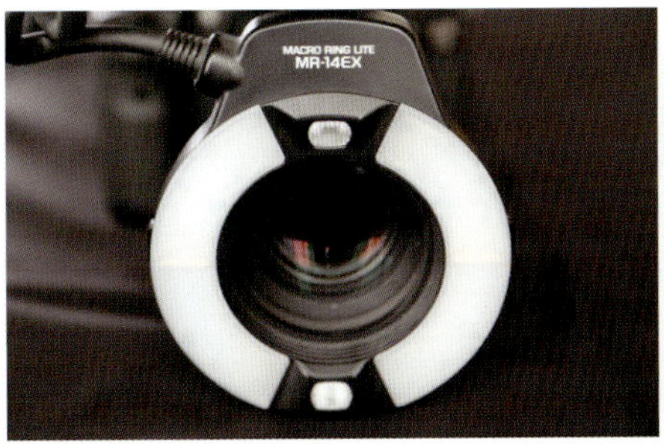

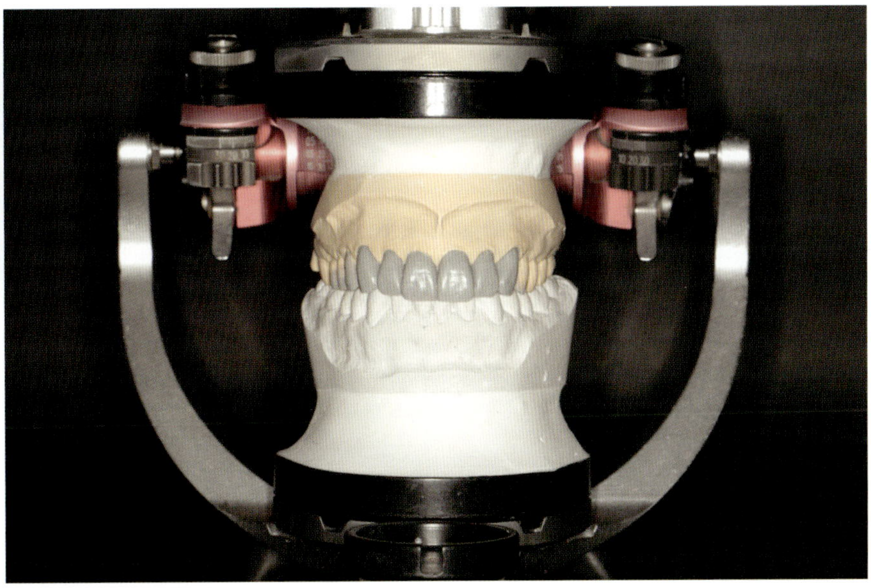

그림 25. 링 플래시로 교합기를 촬영한 경우.

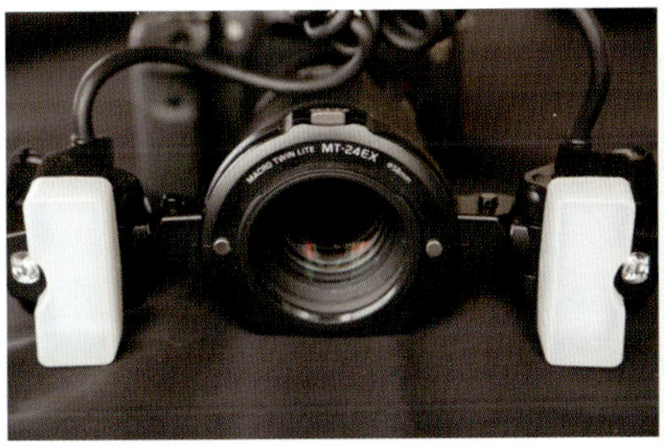

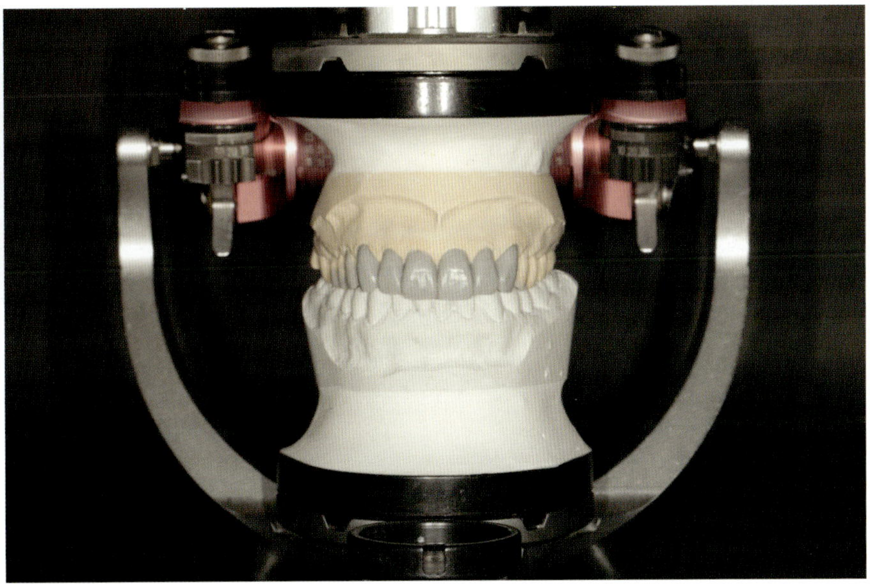

그림 26. 트윈 플래시로 교합기를 촬영한 경우.

링 플래시로 촬영한 화상을 그림 25에 보이는데, 정면에서 플래시가 조사되기 때문에 평면적인 화상이 되고, 전치부는 브라운 아웃이 생긴다. 트윈 플래시로 촬영한 화상은 조금 입체적으로 찍히기는 했지만 피사체와의 거리가 멀기 때문에 그다지 차이를 볼 수 없다(그림 26). 이 두 사진은 플래시광량을 올려 촬영했는데, 플래시 설정이 TTL 자동조광이라면 광량을 자유롭게 설정할 수 없기 때문에 플래시광량을 올리려면 매뉴얼로 촬영하는 것이 필수이다.

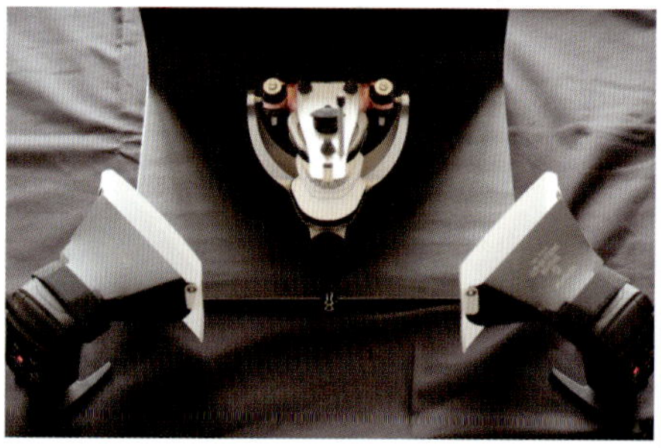

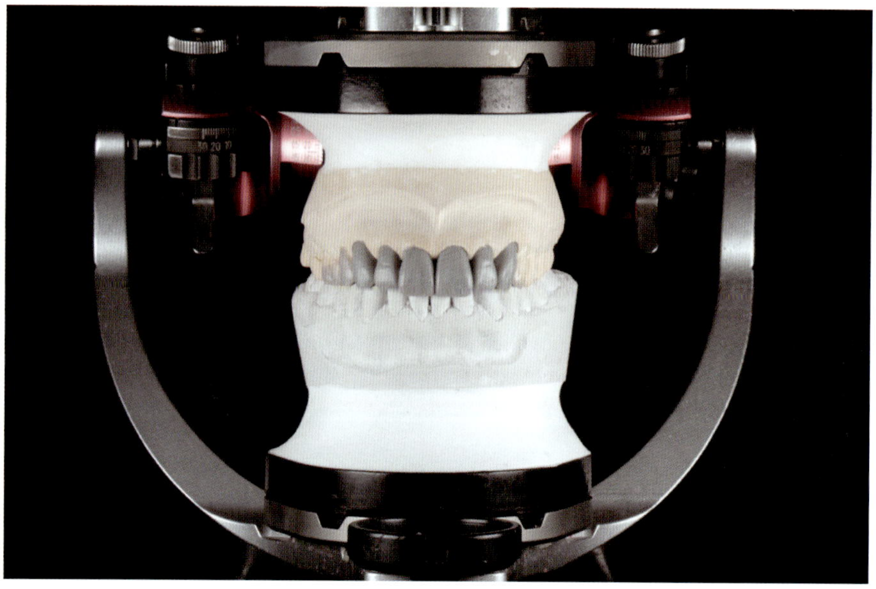

그림 27. 외부 플래시를 이용해 교합기를 촬영한 경우.

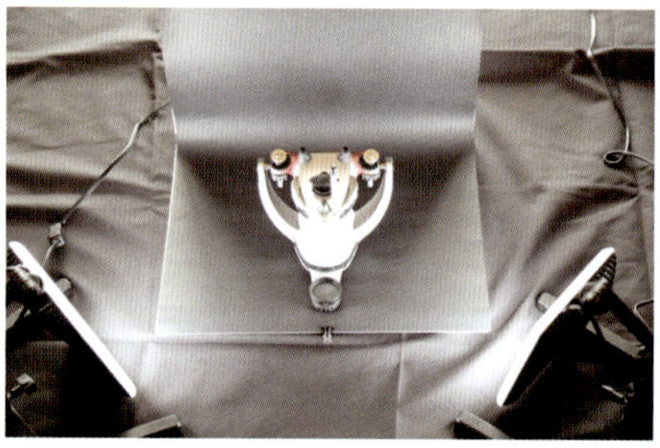

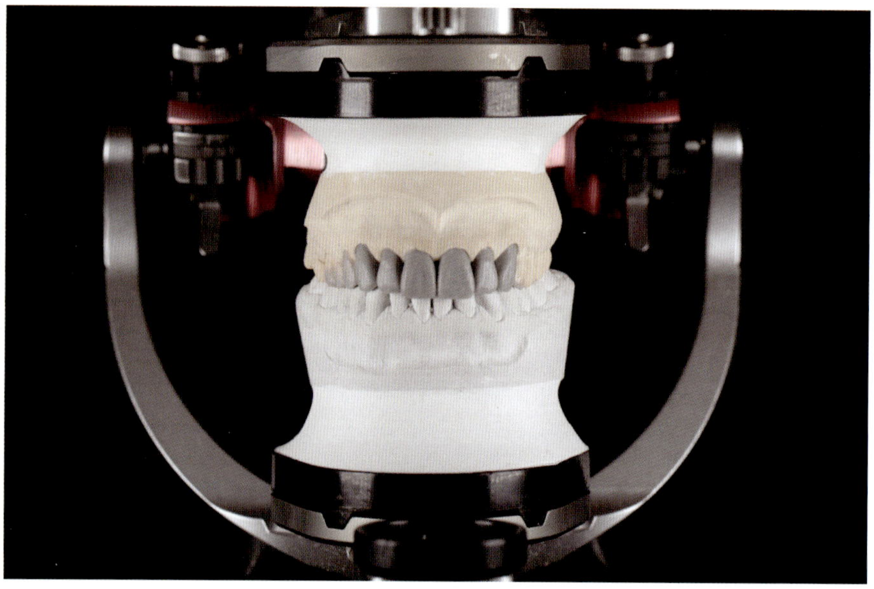

그림 28. LED 램프를 이용해 교합기를 촬영한 경우.

외부 플래시를 이용하면 플래시를 아주 가까운 거리에 두고 옆에서 빛을 조사할 수 있기 때문에 사진에 브라운 아웃이 생기지 않고 왁스업에 입체감이 있는 것을 알 수 있다(그림 27). 또한 LED 램프를 조사한 상태에서 촬영한 경우 전체적으로 빛이 돌아 왁스업 표면의 질감이 표현되고, 석고의 색 등도 육안으로 본 그대로의 색조가 표현되었다고 생각한다(그림 28). 이때는 플래시 없이 조리개를 개방하고 촬영하는데, 너무 지나치게 개방하면 피사계심도가 얕아져 구치부의 초점이 흐려지므로 주의가 필요하다. 조리개값을 변경하지 않는 경우는 셔터 속도를 내려 촬영하는데, 너무 내리면 손떨림의 원인이 되기 때문에 삼각대 사용이 필수이다.

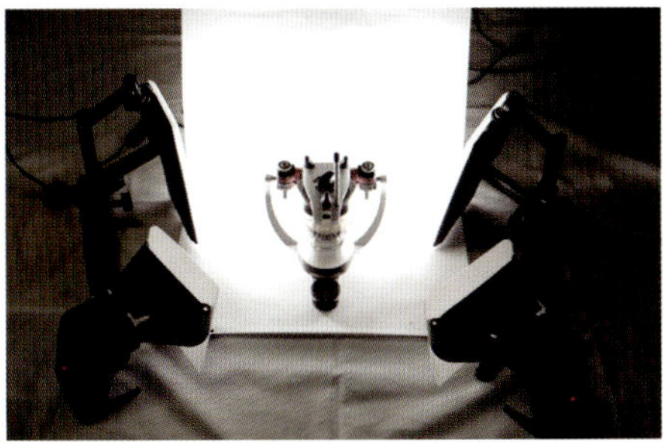

그림 29. 흰 배경을 만드는 방법.

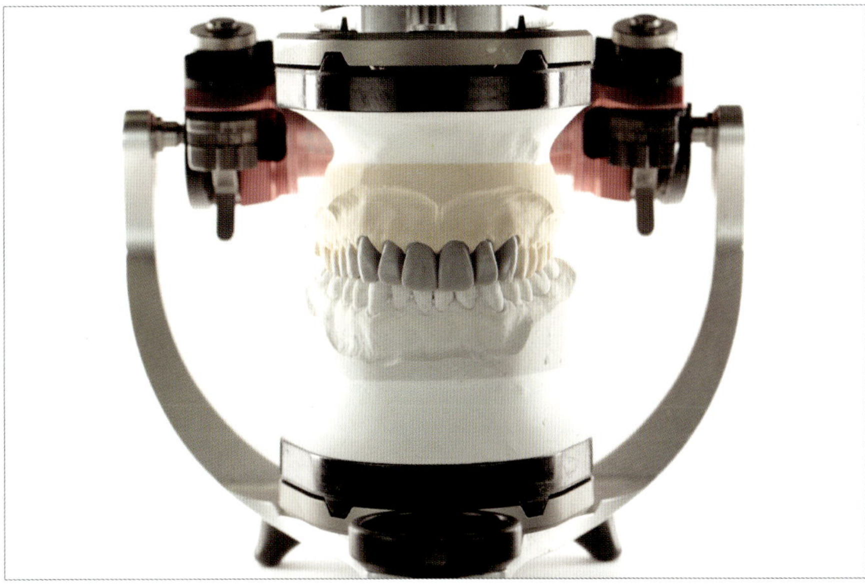

마지막으로 해외 강연자의 프레젠테이션에서 자주 볼 수 있는 흰 배경을 만드는 방법을 소개한다. 단지 흰 천을 배경에 두는 것만으로는 조금 회색빛이 도는 배경이 되므로, 앞에서 서술한 외부 플래시와 LED 램프를 이용해 배경을 브라운 아웃시킬 필요가 있다(그림 29). 구치부는 브라운 아웃이 생기지만 전치부 왁스업은 확실히 확인할 수 있다. 이러한 사진에서는 상대방에게 무엇을 전달하고자 하는지에 따라 노출량을 결정해야 한다.

여기서는 교합기 등 피사체와의 거리가 먼 경우의 촬영법을 소개했는데, 이것은 그저 일부에 지나지 않는다. 플래시광량이나 카메라 본체의 설정, 피사체와의 거리 등으로 사진의 색감이나 노출은 미묘하게 변한다. 따라서 좋은 사진을 찍기 위해서는 몇 번이고 촬영해 적정한 노출을 결정할 수밖에 없다.

마무리

이 장에서는 보철물 촬영에 대해 설명했다. 단순한 '물체 촬영'이긴 하지만 깨끗한 사진을 촬영하기 위해서는 여러 가지 테크닉이 필요하다. 또한 프로 사진가와 같은 설비는 필요 없지만, 최소한의 기자재는 갖추어 두는 것이 좋다. 깨끗한 사진을 촬영하면 매일의 임상이 즐거워질 뿐만 아니라, 치과기공사의 입장에서도 자신이 제작한 '혼'을 깨끗한 사진을 통해 기록으로 남길 수 있다면 틀림없이 기쁠 것이다. 또한 검사·진단에서 왁스업 기록 등이 있으면 치과기공사와의 커뮤니케이션도 순조로워질 것이라고 생각한다. 환자의 입장에서 보철물 장착은 이른바 '최종 목표'이다. 이 최종 목표를 사진에 담아 서로 기쁨을 나누는 것은 술자에게는 더 없는 행복이다. 그러기 위해서도 술자는 두 번 다시 되돌아오지 않을 치과기공사가 제작한 보철물을 가능하면 깨끗한 형태에서 기록으로서 남겨야 한다고 생각한다.

독자 선생님들도 부디 각종 방법을 시험해 '매료되는 사진'을 촬영하신다면 행복할 것이다.

Ⅱ 촬영편

CHAPTER 05

전치부 심미성을 중시한 촬영

Tsutomu Tanno (丹野 努)

전치부 촬영이란

전치부 촬영은 규격적 요소와 심미적 요소를 모두 겸비해야 한다. 왜냐하면 치과의료는 병을 치료하는 것과 함께 환자의 심미적 요구에도 대응해야 하기 때문이다. 그리고 전치부 촬영도 그 용도에 따라 가려 사용할 필요가 있다. 색조선택을 위한 촬영에서는 실제의 색조를 그대로 사진에 남겨야 하고, 전치의 계측이나 술전과의 비교를 위해서는 규격성이 있는 사진이 필요하다. 특히 심미적인 요소가 높은 치료에서는 실물과 거의 동일한 사진을 찍을 필요가 있다. 그러나 사진은 삼차원적인 것을 이차원으로 만드는 것이므로 촬영 방식에 따라서는 실물보다 상당히 떨어진 사진이 되는 경우도 있고, 실물과 분간하기 어려울 정도의 사진이 되는 경우도 있다. 한편 전치의 심미적인 사진에서는 어떠한 원칙이 정해져 있는 것이 아니라 필자도 시행착오를 거치면서 촬영하는 것이 현실이다.

따라서 이 장에서는 일상 임상에서 전치를 촬영할 때의 요령이나 주의할 점을 설명하고자 한다.

전치부 촬영의 종류

전치부 촬영에는 아래에 보이는 세 가지 패턴이 있다(그림 1).

① 입술을 옆으로 당긴 상태의 상하악 정면 모습

② 입술을 위로 당긴 상태의 상악 전치부 사진

③ 입술을 위로 당기고, 콘트라스터를 넣은 상태의 상악 전치부 사진

①은 상하악 정면 모습이기 때문에 상하악 전치로 포커스가 분산된다. ②는 콘트라스터를 이용하지 않으므로 자연 상태의 색조를 재현할 수 있지만, 혀나 하악 치아가 찍히는 어려움이 있다. ③은 콘트라스터에 의해 배경이 검어져 상악 전치에 포커스가 더 집중된다. ①이나 ②에 비해 자연스러움은 떨어지지만, 해외의 심미 증례 프레젠테이션에서는 ③이 즐겨 이용된다. 다시 말해서 어느 패턴에나 일장일단이 있기 때문에 어느 것을 선택할지는 '그 증례를 어떻게 보여줄 것인가'에 따라 변한다. 이어서 전치부 심미성을 중시한 ③의 촬영에 대해 설명하고자 한다.

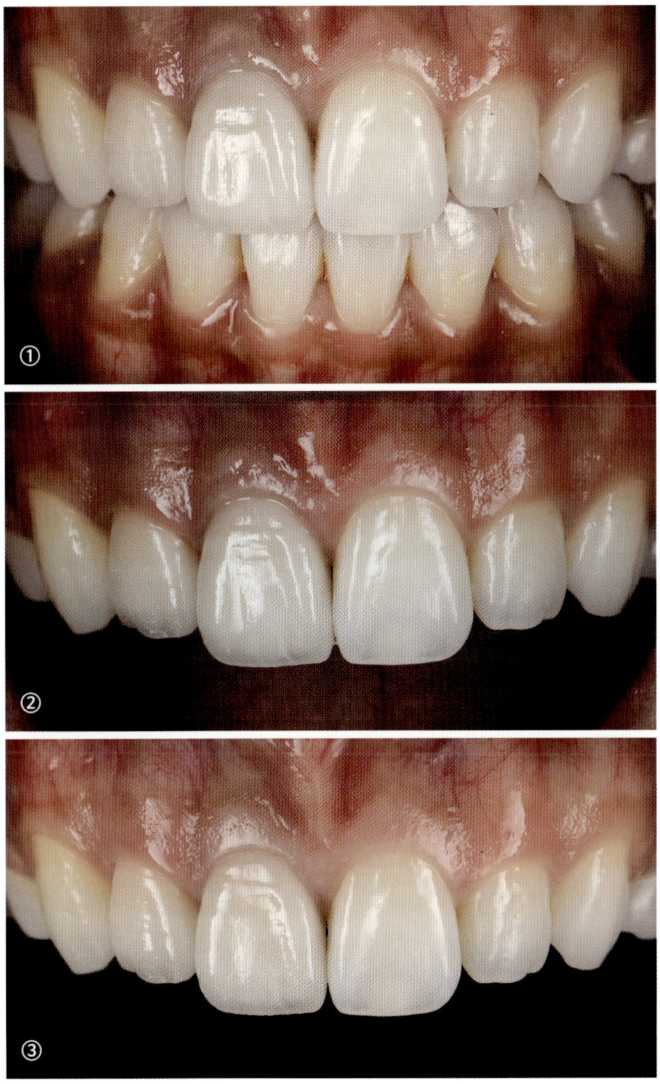

그림 1. 상하악을 사진에 담을 것인지, 콘트라스터를 이용할 것인지는 그 증례를 어떻게 보여주고 싶은지에 따라 변한다. 콘트라스터를 이용하면 전치의 상세한 부분에 더 포커스가 집중된다.

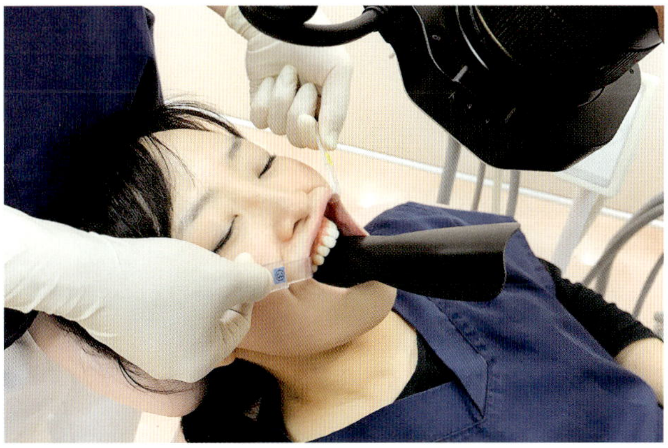

그림 2. 콘트라스터를 이용한 촬영.

콘트라스터를 이용한 상악 전치부 촬영

콘트라스터를 이용한 상악 전치부 촬영의 경우, 우선 보조자에게 리트랙터를 이용해 입술을 위로 당기게 하고 콘트라스터를 상악 대구치와 하악 전치에서 지지하도록 넣는다(그림 2). 그 후 #13~23이 제대로 노출되도록 보조자에게 리트랙터를 당기게 한다. 또한 환자에게는 되도록 입을 크게 벌리도록 요청해 콘트라스터와 상악 전치의 거리를 떨어뜨리면, 콘트라스터에 상이 반사되는 것을 억제할 수 있다. 참고로 RAW 형식으로 촬영하는 경우는 촬영 후에 반사된 것을 수정하는 것이 가능하다.

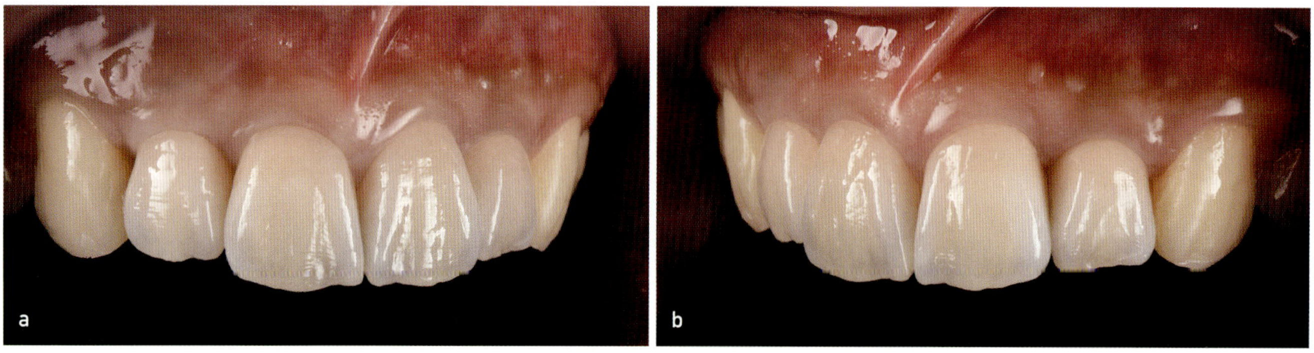

그림 3. 콘트라스터를 이용한 측면 모습 촬영. 무엇을 이야기하고자 하는지에 따라 구도를 약간 변경하는 경우가 있다. a: 우측면 모습, b: 좌측면 모습.

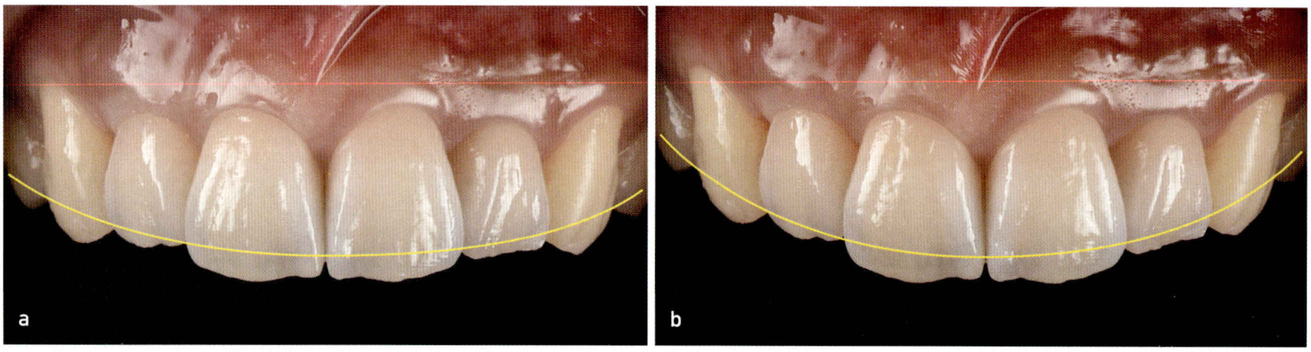

그림 4. 정면에서 촬영한 사진과 상방에서 촬영한 사진.
정면에서 촬영한 사진이 치아 길이의 비율 등을 정확히 비교할 수 있다. 한편 상방에서 촬영하면 절단부의 만곡이 강해져 더 입체감을 낼 수 있다. 어느 방법의 촬영이 좋은지는 촬영하는 사람의 기호에도 달려 있지만, 술전과 정합성을 가져야만 한다.

심미영역의 촬영 구도

심미영역의 촬영에서는 정면, 우측면, 좌측면의 3 방향에서 촬영하는 것이 기본이다(그림 3). 촬영하는 범위는 #14~24, #13~23, #12~22, #11·21 등 용도에 따라 가려 사용한다. 또한 정면 모습은 약간 상방에서 촬영하는 것이 깨끗하게 보이는 경우도 있는데, 술전과 비교하는 경우에는 동일한 각도에서 촬영하도록 명심하는 것이 좋다(그림 4).

105mm 매크로렌즈의 경우는 초점거리가 멀어 피사체에 가까이 갈 수 없기 때문에 우선 큰 화각으로 촬영해 두고, 나중에 자르기를 하는 것이 좋을 것이다(그림 5). 60mm 매크로렌즈의 경우는 접사가 가능하기 때문에 자르기 없이 촬영하는 것도 가능하다.

매크로렌즈 초점거리에 따른 차이

60mm, 85mm, 105mm 등 매크로렌즈의 초점거리에 따라 동일한 피사체를 촬영해도 찍히는 화상이 변한다(그림 6). 초점거리가 짧은 60mm 렌즈로 촬영하면 치아 표면의 미세구조를 파악할 수 있는 반면, 사진 가장자리에 수차라는 왜곡이 생겨 만곡된 사진이 된다. 초점거리가 긴 105mm 렌즈로 촬영하면 사진의 수차가 줄어든다.

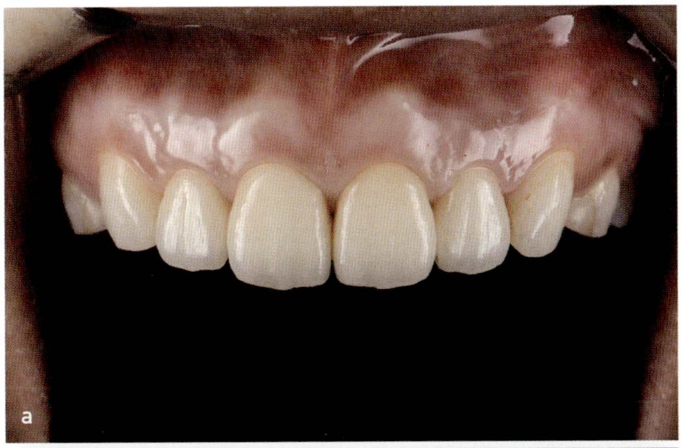

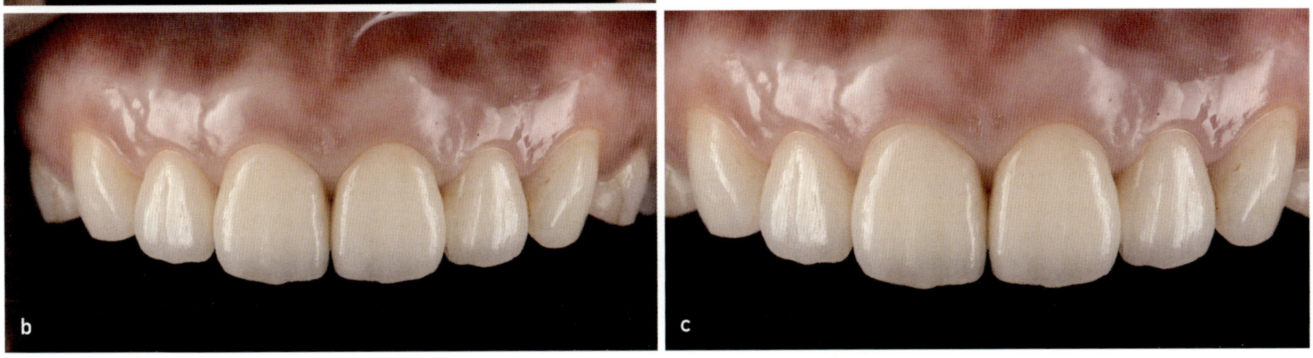

그림 5. 105mm로 촬영한 경우의 자르기.
a: 자르기 전, **b**: #14~24에서 자르기, **c**: #13~23에서 자르기. 어디까지 자르기를 할 것인지는 그 사진에서 무엇을 주장하고 싶은지에 따른다. 자르기를 할 경우는 화소 수(자르기 내성)가 높은 카메라로 촬영하는 것이 좋다.

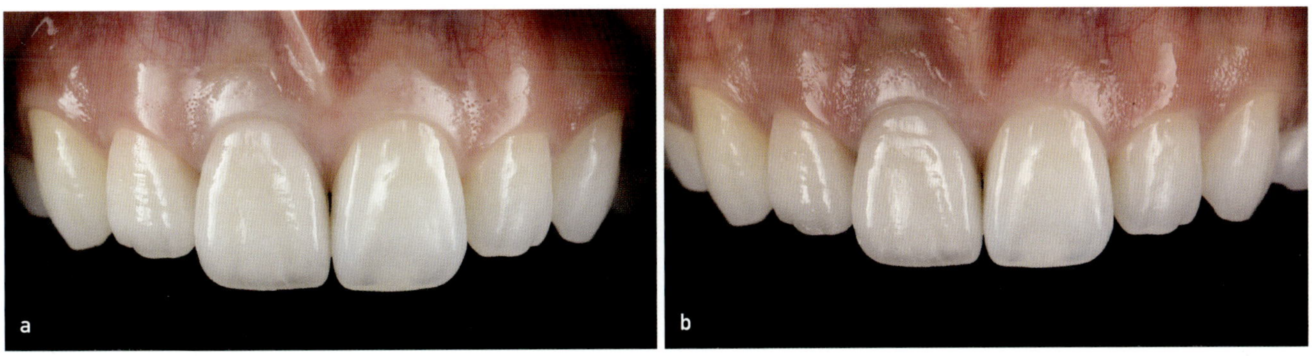

그림 6. 사용 렌즈에 따른 차이.
a: 60mm 매크로렌즈, **b**: 105mm 매크로렌즈. 60mm는 폭이 좁게 찍히고, 105mm는 폭이 넓게 찍힌다. RAW 형식으로 촬영해 두면 포토샵 등에서 현상할 때 수차를 어느 정도 보정할 수 있다(III편 Chapter 1 참조).

빛을 제어하는 자가 사진을 제어한다

어떻게 찍히는지는 '빛을 어떻게 다루는지'에 따라 결정된다고 해도 과언은 아니다. 빛의 요소는 ① 빛의 양, ② 빛의 방향, ③ 빛의 분산의 세 가지로 나뉠 수 있다. 이 3 요소를 능숙하게 조절함으로써 심미성이 높은 전치부 사진을 촬영할 수 있게 된다. 해외의 저명한 치과의사도 심미적인 사진을 찍기 위해 오리지널 기법으로 촬영하는데, 대부분이 카메라 성능의 차이가 아니라 플래시광을 어떻게 조절한 것인지가 중요하고 거기에 따라 사진의 결과도 달라진다.

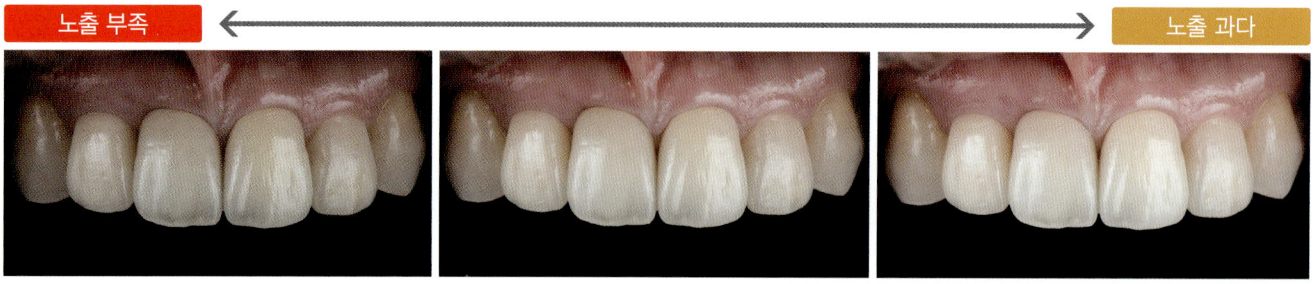

그림 7. 노출에 따라서도 사진의 표현이 크게 달라진다. 되도록 실제에 가깝게 조절하면 좋다.

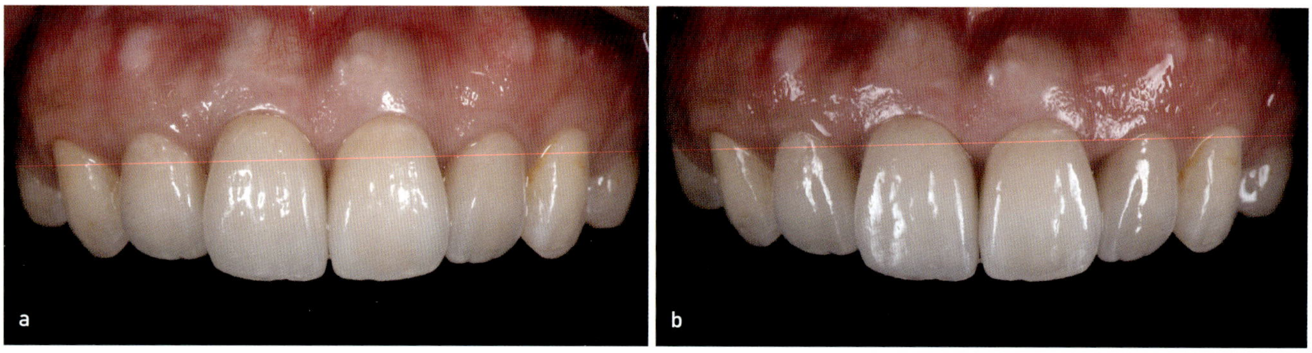

그림 8. 링 플래시와 트윈 플래시의 차이.
링 플래시를 사용하면 중절치 정면에 빛이 조사되어 미세구조를 알 수 없게 되고, 트윈 플래시를 사용하면 융선 부위에 빛이 조사되어 치아의 미세구조가 확실해진다.

1 빛의 양

빛의 양은 I편 Chapter 2에서 서술한 것과 같이 적정노출이 얻어질 수 있도록 기자재를 설정해 조절하는 것이 중요하다(그림 7). 또한 RAW 형식으로 촬영해 두면 편집 프로그램을 이용해 노출을 변경할 수 있다. 노출 부족이 좋은지 아니면 노출 과다가 좋은지는 술자의 기호에 따른 부분도 있지만, 프로젝터의 질이 나쁜 곳에서 발표할 때 등은 약간 노출 과다로 조정하는 것이 좋을 것이다.

2 빛의 방향

(1) 링 플래시와 트윈 플래시에 따른 차이

링 플래시와 트윈 플래시에 따라 피사체에 빛이 조사되는 방법이 변한다. 링 플래시는 빛이 앞에서 똑바로 진행하기 때문에 중절치에 빛이 직접 조사되어 버리므로 중절치의 상세한 것을 알 수 없게 되어, 심미영역의 촬영에서는 적합하지 않다고 할 수 있을 것이다. 심미영역에서는 되도록 옆에서 빛을 조사하면 치아의 미세구조를 찍을 수 있으므로 트윈 플래시를 애용한다(그림 8).

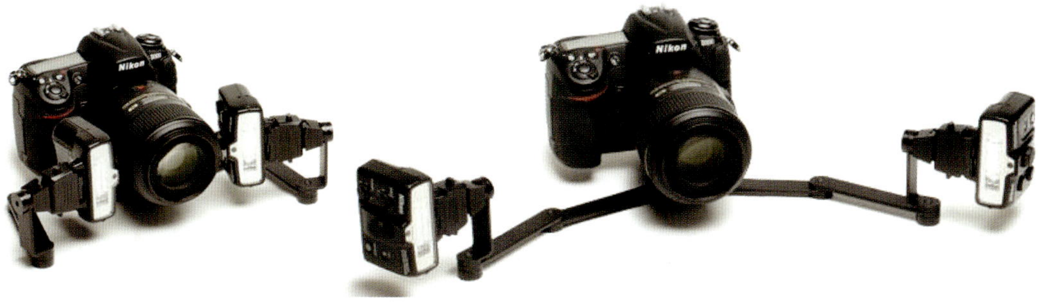

트윈 플래시 트윈 플래시(브래킷 부착)

그림 9. 빛을 되도록 측방에서 조사하기 위해 브래킷을 이용해 플래시 위치를 측방에 고정한다. 하지만 측방에 둘수록 플래시와 피사체 간 거리의 균형을 유지하는 것이 어려워진다.

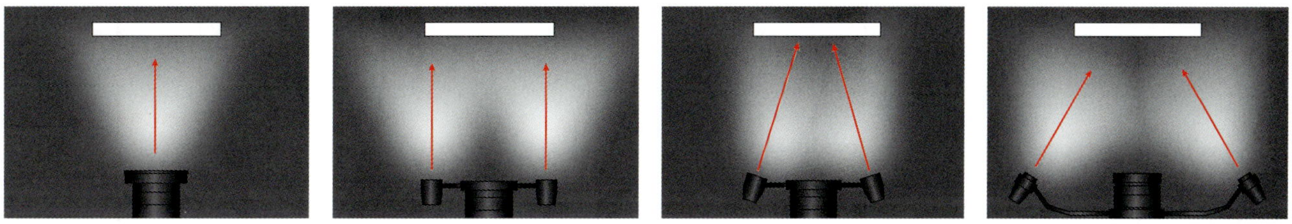

① 링 플래시

피사체 정면에서 빛이 조사되기 때문에 브라운 아웃이 일어난다.

② 트윈 플래시(0°)

피사체를 향한 빛이 앞에서 똑바로 조사되기 때문에 링 플래시와 별로 다르지 않은 화상이 된다.

③ 트윈 플래시(약간 내측)

빛이 피사체를 향해 옆에서 조사되기 때문에 피사체 정면에 브라운 아웃이 일어나기 힘들다.

④ 트윈 플래시(브래킷 부착)

빛이 피사체를 향해 상당히 옆에서 들어가기 때문에 피사체 정면에 브라운 아웃이 일어나지 않지만, 브래킷에서 피사체까지의 거리가 멀어지므로 노출 조정이 어려워진다.

그림 10. 빛의 진로.
피사체에 대해 빛을 되도록 측방에서 조사하는 것이 좋다. 플래시와 피사체 간 거리가 멀면 트윈 플래시를 사용해도 링 플래시와 마찬가지 방식으로 빛이 조사된다. 플래시와 피사체 간 거리를 고려해 되도록 측방에서 빛이 조사되도록 브래킷 위치를 설정하면, 브라운 아웃이 적은 사진을 찍을 수 있다.

(2) 트윈 플래시와 피사체 간 거리

트윈 플래시는 피사체에 대해 되도록 옆에서 빛을 조사하는 것이 중요하기 때문에 플래시와 피사체 간 거리의 균형을 생각해야만 한다. 예를 들어 같은 위치의 트윈 플래시라고 해도 피사체 간 거리가 다르면 피사체에 빛이 조사되는 방식이 달라진다. 렌즈와 플래시의 위치가 가까운 경우(그림 9의 왼쪽, 10의 ②, ③), 피사체 간 거리가 멀면 빛이 앞에서 똑바로 피사체에 조사되어 링 플래시와 마찬가지 느낌의 사진이 된다. 반대로 렌즈와 플래시가 멀리 떨어진 위치에 있으면 빛이 측방에서 조사될 수 있지만, 피사체 간 거리를 능숙하게 조절하지 않으면 피사체에 조사되는 빛의 양과 위치 조절이 힘들어져 의도한 사진이 되지 않는다(그림 9의 오른쪽, 10의 ④).

그리고 트윈 플래시의 방향은 정면, 45° 내측 또는 정면과 45° 내측의 중간을 향하게 하면 좋다. 빛은 되도록 측방에서 조사되는 것이 좋으므로, 플래시와 피사체 간 거리가 먼 경우는 되도록 바깥쪽에서(그림 10의 ④) 조사되게 하고 가까운 경우는 안쪽에서(그림 10의 ③) 조사되게 하면, 전치 정면에서 일어나는 강한 반사를 억제할 수 있다.

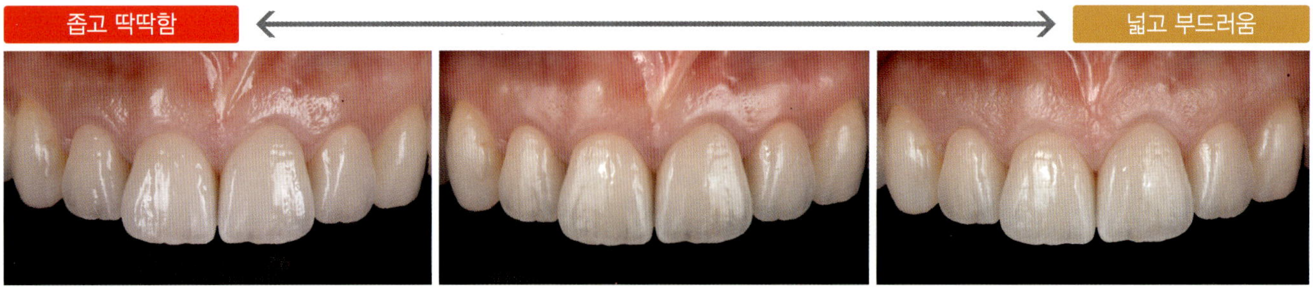

그림 11. 딱딱한 빛이 조사되면 그 부분의 화상에 브라운 아웃이 생기게 된다. 플래시에 의한 브라운 아웃이 별로 생기기 않도록 하는 것이 중요하다.

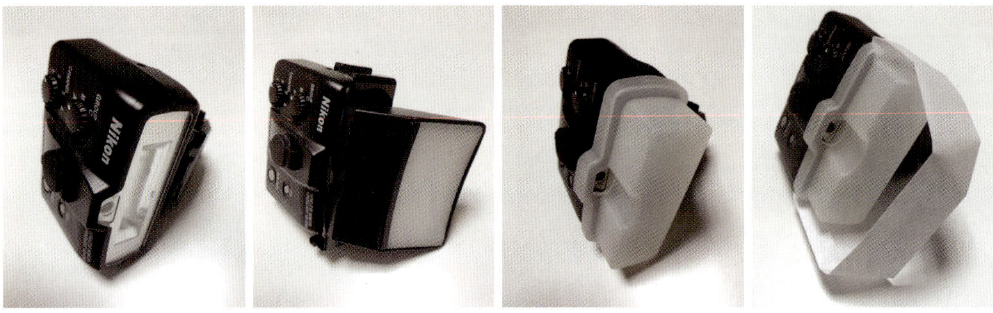

그림 12. 작은 디퓨저를 이용하면 빛의 방향이나 양에 안정감이 있지만, 그대로는 디퓨즈 효과가 약하기 때문에 어떠한 고안이 필요하다. 반투명 종이 등을 주위에 감는 경우도 있다.

3 빛의 분산

플래시광의 범위가 좁고 진한 경우를 '빛이 딱딱하다'고 하고, 빛의 범위가 넓고 연한 경우를 '빛이 부드럽다'고 한다(그림 11). 디퓨저나 바운서는 딱딱한 빛을 분산시켜 부드러운 빛으로 만드는 데 이용한다. 디퓨저는 플래시에서 나온 빛을 반투명 막을 통과시킴으로써 빛을 분산시켜, 딱딱한 빛을 부드러운 빛으로 바꾼다(그림 12, 13). 바운서는 플래시에서 나온 빛을 한 번 반사시켜 피사체에 닿게 함으로써, 빛이 넓고 부드러워지며 그림자도 엷어진다(그림 14, 15). 디퓨저와 바운서를 능숙하게 사용하면 사진에서 다른 표정이 나오게 만들 수 있다.

4 빛을 조사하는 이상적인 방법

카메라 렌즈는 인간의 눈보다 빛을 감작하는 힘이 약하기 때문에 충분한 빛이 없는 곳에서는 피사체를 포착할 수 없다. 따라서 빛이 도달하기 힘든 곳에서 필요한 것이 플래시광인 것이다. 그러나 플래시광으로 촬영하면 피사체에 브라운 아웃이 발생한다. 브라운 아웃은 인간의 눈에서 포착한 피사체에는 실제로 존재하지 않으므로, 가능하면 그것을 줄이거나 능숙하게 이용하고 싶어 하는 부분이다. 다시 말해서 플래시광의 강도, 경도, 폭, 위치를 조절하는 것이 좋은 사진을 촬영하는 비결이다. 빛을 조사하는 이상적인 방법이란 원래 그 플래시광의 브라운 아웃된 부분이 피사체 화상을 방해하지 않고 되도록이면 좋은 효과를 가지는 상태라고 할 수 있을 것이다(그림 16).

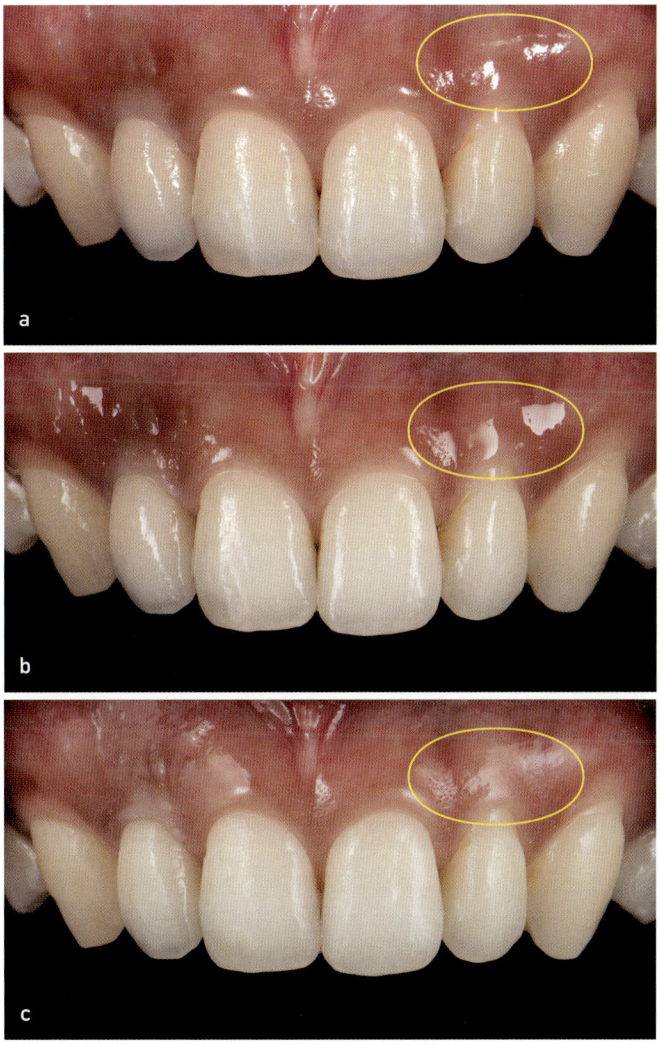

그림 13. 디퓨저의 유무에 따라 찍히는 방식의 차이.
a: 디퓨저 없음. 반사된 빛이 강하고 폭이 좁다.
b: 약한 디퓨저. 빛이 부드럽고 폭이 넓다.
c: 강한 디퓨저. 빛이 더 부드러워지고 폭이 넓기 때문에 브라운 아웃이 적다.

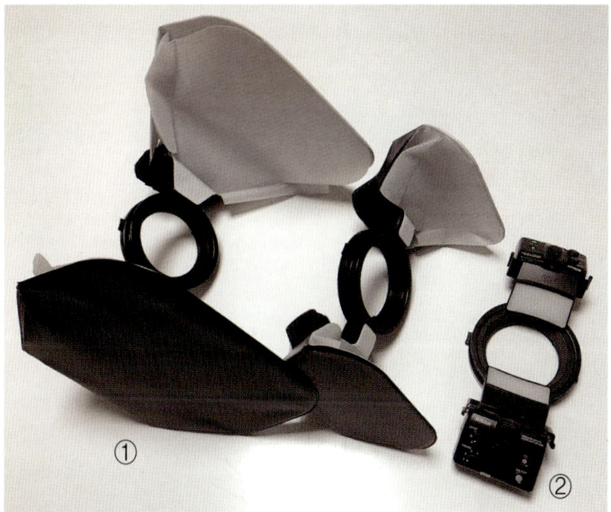

그림 14. 디퓨저와 바운서.
왼쪽부터 LumiQuest 제품의 '빅 바운스'(①)와 울트라 소프트 니콘 순정 디퓨저이고(②), 빛의 확산효과는 디퓨저 등의 크기에 비례한다(실제의 화상은 그림 21~23 참조).

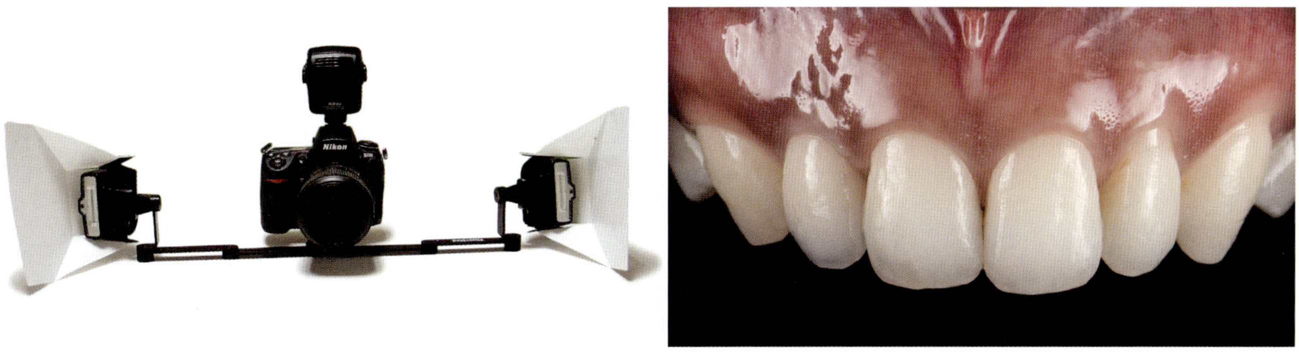

그림 15. 바운서 설치 예와 촬영한 구강 내 사진.
플래시광은 바운서에 반사되면 폭이 넓고 부드러운 빛이 된다. 반면에 바운서를 이용하면 피사체까지의 거리가 길어지기 때문에, 항상 동일한 양의 빛을 피사체에 조사하기 어려워지므로 주의가 필요하다.

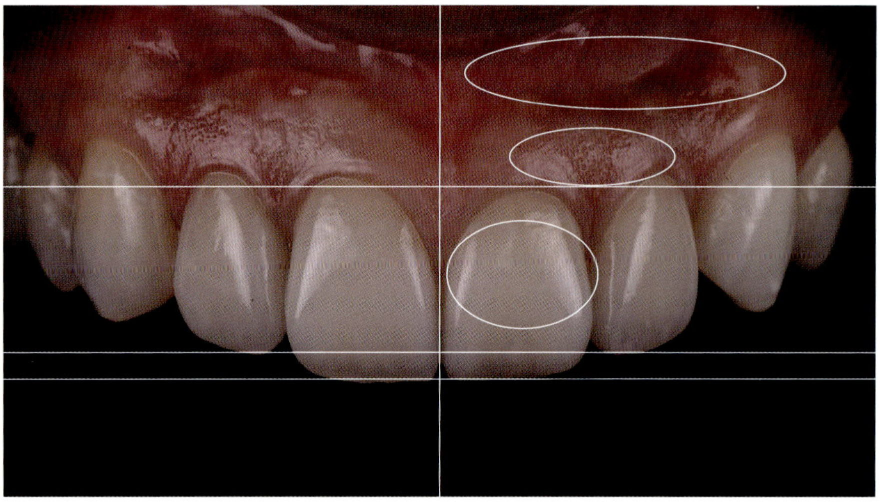

그림 16. 이상적인 빛의 상태.
① 빛이 좌우대칭으로 조사되도록 한다.
② 폭이 넓은 빛을 이용한다.
③ 부드러운 빛을 이용한다.
④ 중절치 정면 등 강조하고 싶은 부분에 브라운 아웃이 생기지 않도록 한다.
⑤ 치아 우각부에 빛이 조사되도록 하면 입체감이 증가한다.
⑥ 절연의 mamelon, stippling의 요철, 점막의 혈관이 제대로 찍히도록 한다.
⑦ 콘트라스터에 반사된 상이 찍히지 않도록 한다(RAW 형식으로 촬영하면 편집 프로그램으로 조정 가능).

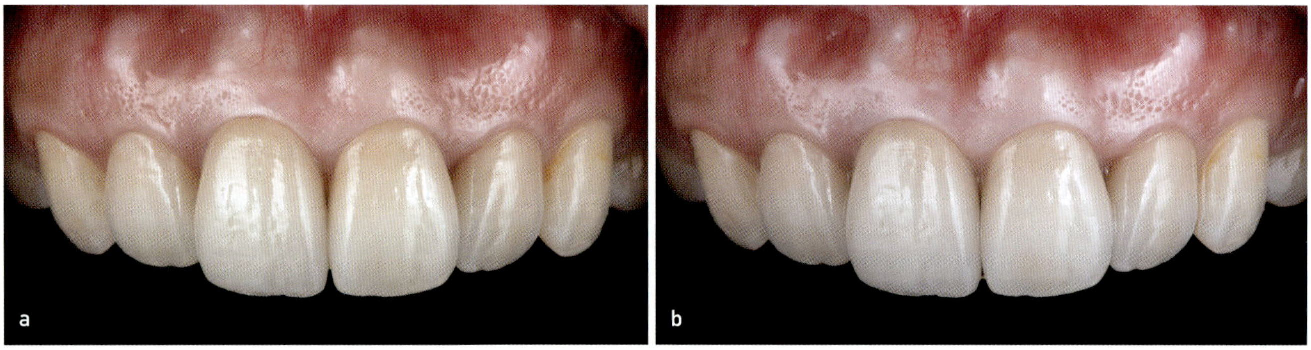

그림 17. 수분 조절(a: 건조 상태, b: 치경선에 물을 주입).
건조 상태인 것이 치경선의 디테일을 쉽게 파악할 수 있지만, 실제의 구강 내는 어느 정도 윤기가 있는 상태이다. 필자는 복합레진수복 등에 이용하는 어플리케이터를 사용해 수분을 올린다. 수분을 올릴 것인지 아닌지는 증례 등에 따라 가려 선택하는 것이 중요하다.

수분 조절

전치부를 촬영할 때 치아나 치은 표면에 어느 정도의 수분이 있으면 좋을까? 수분을 어느 정도로 할 것인지에 대해서는 그 사진에서 무엇을 이야기하고 싶은지에 따른다(그림 17). 자연감을 이야기하고 싶으면 치아 표면이나 치간부에 어느 정도는 수분이 있는 것이 좋다. 한편 치아의 질감이나 치간유두에 포커스를 맞추고 싶은 경우에는 수분이 없는 것이 좋다. 다만 색조선택을 위한 촬영에서는 치아 법랑질이 건조되면 색이 변하므로 주의가 필요하다.

고급 테크닉

사진에 집념이 있는 치과의사라면 독창성(originality)이 높은 사진을 찍으려고 노력한다. 이어서 그 일부를 사용 기자재와 함께 소개하고자 한다.

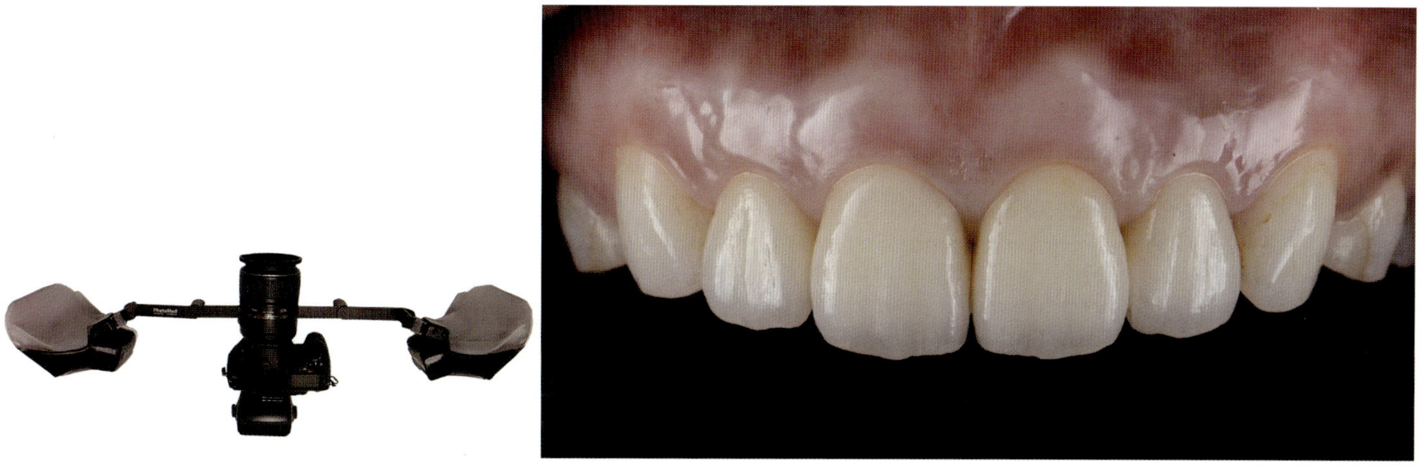

그림 18. 수평으로 떨어진 위치에 플래시를 두는 촬영법.
옆에서 들어오는 부드럽고 폭이 넓은 빛이 된다. 플래시 위치가 피사체로부터 멀기 때문에 능숙하게 #13~23에 빛을 도달하게 하는 것이 어려운 촬영법이다. 디퓨저는 울트라 소프트(LumiQuest), 브래킷은 R2 브래킷(PhotoMed)을 이용한다.

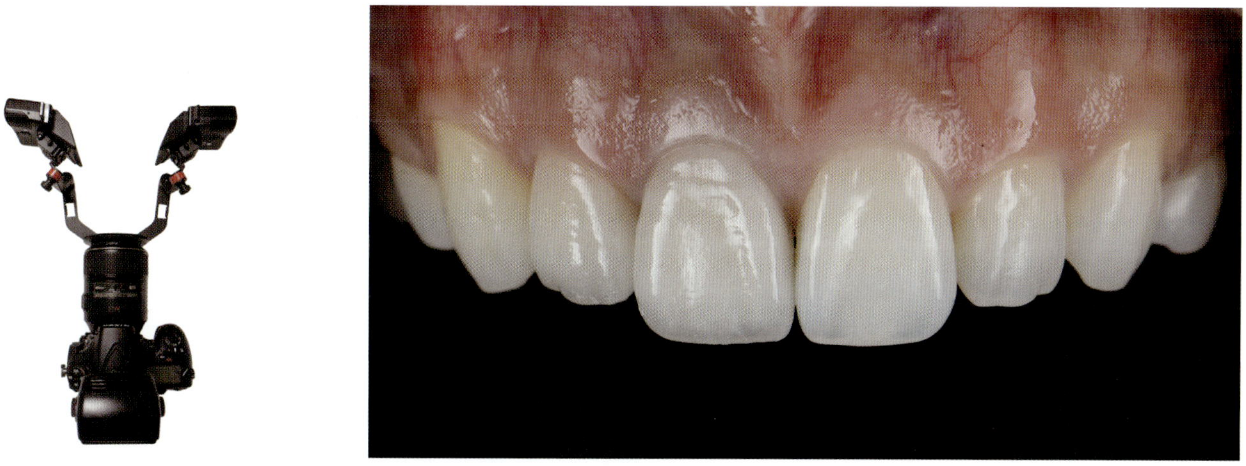

그림 19. Scorpion 브래킷을 이용해 피사체 바로 옆에서 빛을 조사하는 촬영법.
105mm 렌즈의 초점거리로 피사체 바로 옆에서 빛을 조사하면 피사체 정면에서 일어나는 브라운 아웃을 억제할 수 있다. 디퓨즈 효과가 약간 약하지만 안정성이 있고 규격성이 있는 촬영법이다.

1 수평으로 떨어진 위치에 플래시를 두는 촬영법

PhotoMed 등의 브래킷을 이용하고, 플래시 위치를 피사체로부터 수평으로 떨어져 촬영하는 테크닉이다. 플래시광을 피사체로부터 먼 거리에서 바운스시키기 때문에 폭이 넓은 빛이 된다. 이 촬영법은 안모 등 커다란 피사체에는 유리하지만, 빛이 조사되는 입구가 좁은 구강 내를 촬영하는 경우에는 촬영 포지션의 조그만 차이로 인해 구강 내에 들어가는 빛의 양이 변하기 때문에 빛이 능숙하게 조사되게 하는 것이 어렵다. 익숙해질 필요가 있는데 숙련되면 깨끗하게 촬영할 수 있다(그림 18).

2 Scorpion 브래킷을 이용해 피사체 바로 옆에서 빛을 조사하는 촬영법

Scorpion 브래킷을 이용해 피사체 바로 옆에서 빛을 조사해서 촬영하는 방법이다. 니콘 순정 디퓨저를 이용하기 때문에 안정된 플래시광을 얻을 수 있다. 다만 디퓨즈 효과가 중간 정도이기 때문에 커다란 디퓨저에 비해 빛의 확산은 부족하다(그림 19).

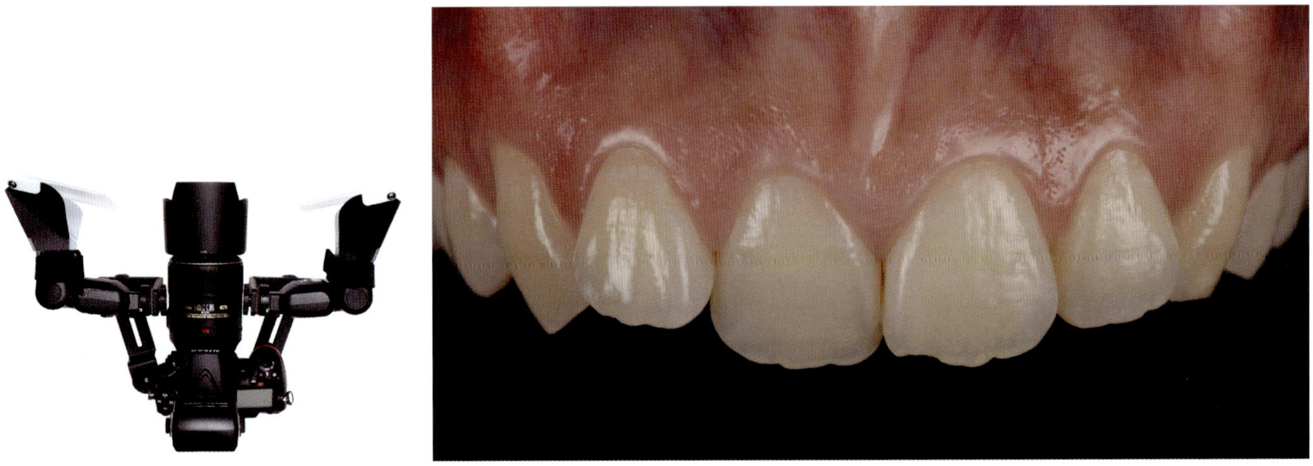

그림 20. 중간 정도의 거리에서 폭이 넓고 부드러운 빛을 피사체에 수직으로 조사하는 촬영법.
빛이 피사체에 균등하게 조사되기 때문에 색조선택을 위한 촬영이나 형태 파악에 적합하다. 치과기공사는 이러한 설정으로 촬영하는 경우가 많다. 플래시는 코만다 SU-800, SB-500(모두 니콘), 브래킷은 올림푸스 제품이지만 현재는 생산이 종료되었다.

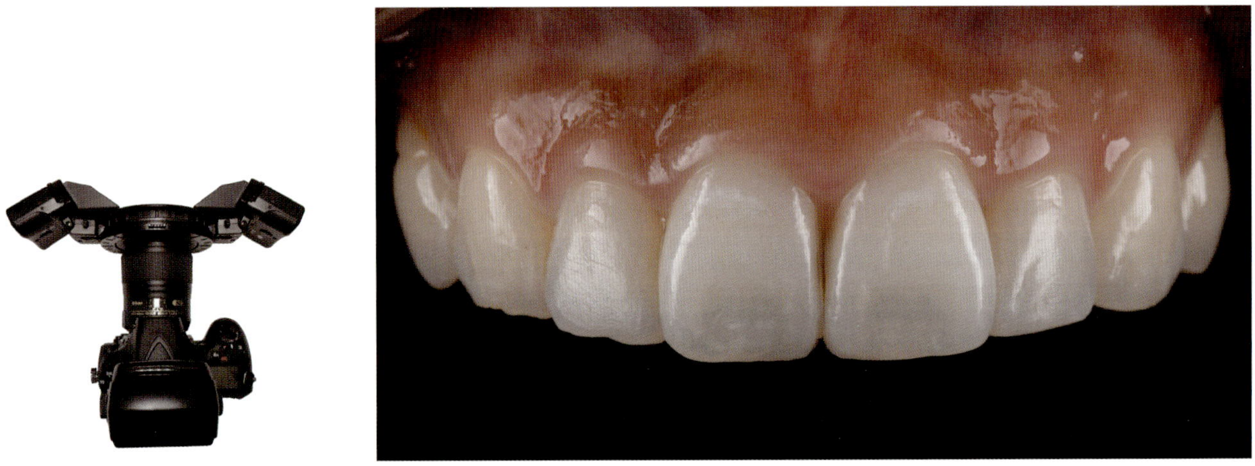

그림 21. 60mm 렌즈, R1C1 플래시, 순정 디퓨저를 이용해 접사하는 촬영법.
접사함으로써 전치부의 미세구조를 표현할 수 있고, 또한 디퓨저를 이용할 수 있기 때문에 규격성이나 재현성이 높은 촬영법이다. 다만 60mm 렌즈를 사용하기 때문에 수차(중절치가 커지고 견치는 왜소화됨)가 생긴다.

3 중간 정도의 거리에서 폭이 넓고 부드러운 빛을 피사체에 수직으로 조사하는 촬영법

브래킷을 이용해 플래시를 측방에 배치하고, 피사체에 수직으로 빛을 조사하는 촬영법이다. 빛이 직진하므로 피사체에 균등하게 조사되어 형태나 색조를 파악하기 쉬워진다. 이와 같은 설정으로 촬영하는 치과기공사도 많다(그림 20).

4 60mm 렌즈, R1C1 플래시, 순정 디퓨저를 이용해 접사하는 촬영법

Micro Nikkor 60mm 렌즈와 R1C1 플래시, 순정 디퓨저를 이용해 접사하는 느낌으로 촬영하는 방

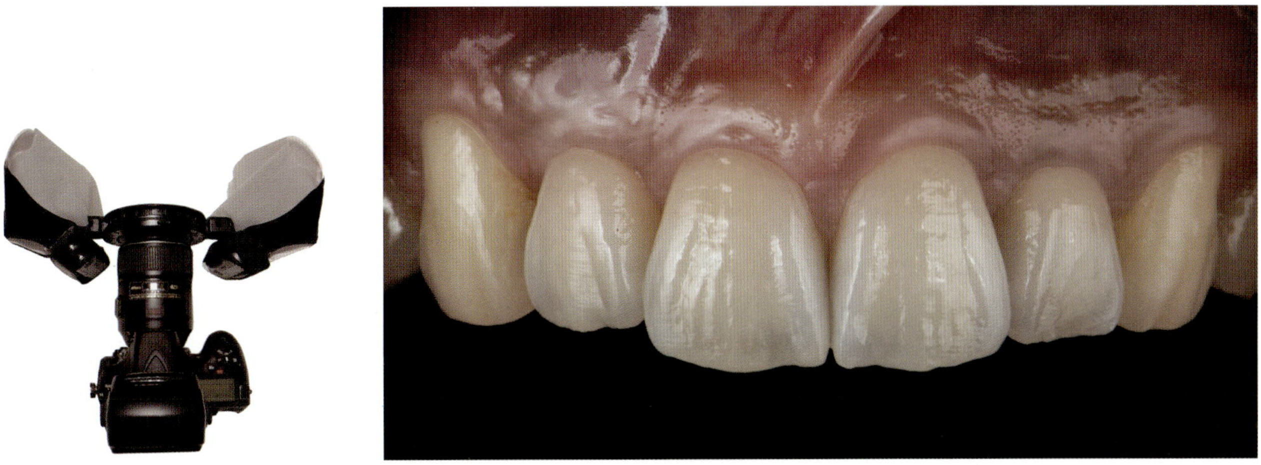

그림 22. Micro Nikkor 105mm 렌즈+R1C1 어댑터에 바운서+디퓨저(울트라 소프트, LumiQuest)를 직접 장착하는 방법.
렌즈 끝에 장착한 커다란 디퓨저와 바운서를 이용함으로써 피사체 간 거리에 좌우되지 않는 넓고 부드러운 빛을 항상 일정하게 조사할 수 있다.

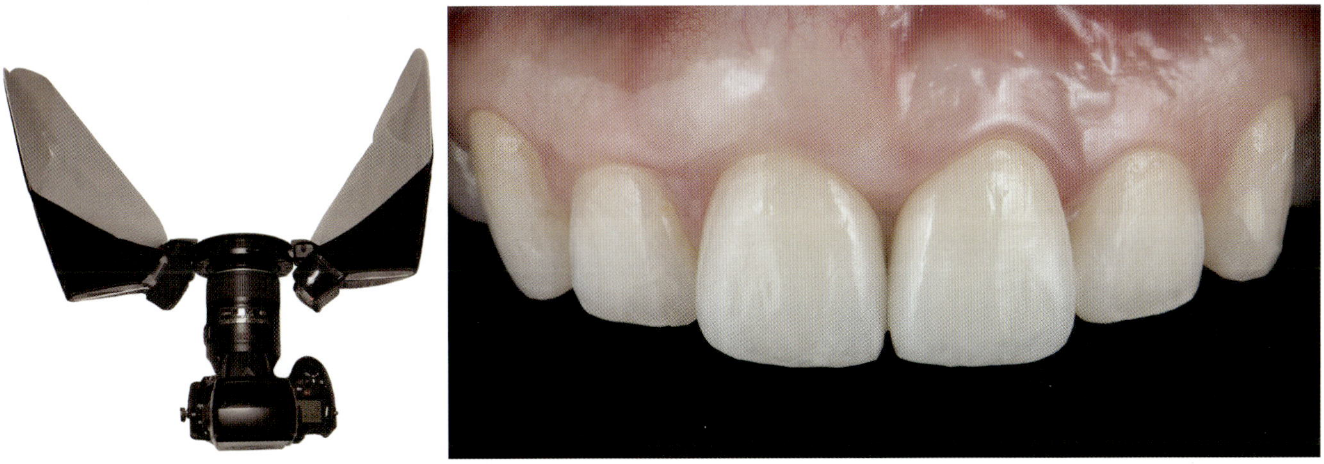

그림 23. 디퓨저의 변경으로 빛의 넓이와 딱딱함을 미묘하게 조절하는 방법.
그림 22의 설정에 디퓨저를 변경해 촬영(빅 바운스, LumiQuest). 디퓨저와 바운서를 큰 것으로 바꾸면 더 넓고 부드러운 빛이 된다.

법이다. 접사이므로 전치부의 stippling도 상당히 상세하게 재현할 수 있지만, 실상보다는 가장자리에 수차가 생긴다(수차는 포토샵 등에서 현상할 때 '렌즈 교정'을 하면 해소할 수 있음. Ⅲ편 Chapter 1 참조). 또한 60mm 렌즈를 새로 준비해야 하지만 아름답고 안정된 사진을 빠르고 간단하게 찍을 수 있으므로, 손쉽게 찍고자 하는 분에게는 추천하는 설정이다(그림 21).

5 바운서와 디퓨저를 렌즈에 직접 장착하는 방법

바운서와 디퓨저를 렌즈에 직접 장착하면 빛을 조절하기 쉬워지므로, 같은 느낌의 사진을 안정적으로 찍을 수 있다. 또한 바운서와 디퓨저의 크기를 바꾸면 빛의 넓이와 딱딱함도 미묘하게 조절할 수 있다(그림 22, 23).

마무리

이 장에서는 심미영역, 특히 트윈 플래시를 사용한 촬영의 포인트를 설명했다. 글의 첫머리에서 서술했듯이 어떠한 사진을 찍으면 좋을지는 그 용도에 따라 다르다. 규격성을 중시한 사진이 좋은 경우도 있지만, 심미적인 임팩트가 강한 사진이 좋은 경우도 있다. 필자라면 치료 결과의 전치부 사진에 대해서는 트윈 플래시를 사용하고, 디퓨저는 있거나 없고, 60mm 또는 105mm 렌즈, 수분의 있고 없음과 같이 여러 패턴의 사진을 촬영하고 있는데 용도에 따라 가려 사용한다. 또한 디퓨즈 효과를 너무 강하게 연출하면 현실과 동떨어진 사진이 되는 경우가 있다. 그것을 좋다고 하는지에 대해서는 견해가 갈리는 부분도 있지만, 필자로서는 TPO(time, place, occasion)를 생각해 그 상황에 따라 가려 사진을 사용할 필요가 있다고 생각한다.

요즘 사진 촬영 기술에 대해서는 이탈리아나 남미의 치과의사가 탁월한데, 특히 심미 증례에 관해서 뛰어나다. 치료의 질도 담보하면서 매료되게 하는 점에서는 상당히 창조적인 아이디어를 엿볼 수 있고, 그들은 플래시 설정이 다양하다. 설정의 자세한 것에 대해서는 명확히 밝히지 않은 것이 많지만, 사진을 보는 눈이 길러지면 빛의 강약이나 조사하는 방식에 따라 플래시 설정을 어떻게 했는지를 상상할 수 있게 될 것이다.

이 장을 통해 트윈 플래시를 사용한 심미영역 촬영의 기본을 이해함으로써 언젠가는 이탈리아나 남미의 치과의사에 뒤지지 않는 임상사진을 촬영하는 날이 오기를 빌어 마지않는다.

어디까지 연출이 허용되는가

대형 통신사인 로이터가 프리랜서 사진가에 대해 RAW 화상을 현상·가공한 JPEG 화상이 아니라 촬영할 때 생성된 JPEG 화상을 제출하도록 요청했다는 기사가 화제가 되었다. 프로는 기본적으로는 RAW 화상으로 촬영하고, 그것을 현상·가공해 JPEG 화상으로 만들어 통신사에 보낸다. RAW 화상에는 많은 데이터가 포함되어 있으므로 브라운 아웃이나 블록 업(blocked up: 사진의 그림자 부분에 계조가 없어지는 것)과 같은 기본적인 조정이나 촬영할 때의 색온도 변경, 전체적인 화상 보정뿐만 아니라 자신의 의도에 맞도록 여러 가지 가공이 가능하다. 그에 따라 촬영할 때 디지털 카메라의 화상 처리만으로 생성된 JPEG 화상과는 상당히 다른 것이 된다. 보도사진의 사명은 가능하면 정확한 정보를 독자에게 알리는 데 있으므로, 로이터의 요청은 그 행위 자체가 쓸데없다고 이야기하는 것에 가깝다. RAW 화상의 현상에 상당한 시간이 걸리는 사진가도 있는데, 그렇다면 가공으로 인해 정보에 과도한 연출이 들어가는 것을 피하기 위해서도 카메라가 생성한 JPEG 화상을 제출하라는 것이다. 패션업계에서는 화상을 가공해 체형을 바꾸거나 점 또는 주름을 제거하는 것이 일상다반사이고, 거기에 대해 비판이나 규제를 가하는 움직임이 훨씬 이전부터 있었다. 보도사진에서 이러한 일이 이루어졌는지는 분명치 않지만, 저명한 보도사진가가 과도하게 연출된 사진을 제출해왔다는 것이 배경에 있을지도 모른다.

치과의료에서 형태나 색조를 평가하는 사진은 얼마나 현실을 충실하게 재현하고 있는지가 중요하지만, 심미성 등의 요소를 포함한 사진에서는 그것만으로는 부족하고, 카메라, 렌즈, 플래시 등의 설정을 구사해 실물을 망치지 않는 정도에서 약간의 연출이 필요하다. 필자도 해외 임상가의 아름다운 사진이나 프레젠테이션에 마음을 뺏긴 사람 중 하나이고, 발끝이라도 좇아가기 위해서 지금까지 시행착오를 거듭해 왔다. 그렇다고 해서 패션업계와 같은 지나친 연출을 해서는 안 된다. 어디까지 연출이 허용되는가? 여기에 대해서는 아직 통일된 견해가 얻어지지 않았다. 실제로 105mm 렌즈로 찍은 사진이 현실에 더 가까운데 60mm 렌즈로 찍은 사진이 더 좋은 평가를 받는 경우도 많고, 디퓨저를 사용한 사진은 현실보다 전체적으로 희게 보이는데 깨끗하다는 평가를 받는 경우도 많다. 반대로 아무런 연출도 없는 사진만 계속 사용하면 보는 사람도 따분함을 느낄 것이다. 어디까지 연출을 할 것인지는 각자의 도덕을 바탕으로 성립되고, 과유불급이라는 말이 있듯이 연출을 너무 하지 않은 것과 연출이 지나친 것은 모두 좋은 결과를 얻지 못한다. 어떤 사진을 사용하고 어느 정도의 연출이라면 OK인지와 같은 의문에 대한 대답은 존재하지 않고, 자신과 청중의 아슬아슬한 줄타기 위에 성립하는 것일지도 모른다.

II

촬영편

CHAPTER 06

안모 사진 촬영

Kazuyuki Kouzuma (上妻和幸)

일상 임상에서 치과의사인 술자는 환자의 구강 내를 자세히 관찰해 치과질환의 유무나 정도, 보철물의 유무나 상태 등을 상세히 파악해야 한다. 검사·진단이야말로 치과의사의 일인 이상, 지금까지 이 책에서는 환자의 구강 내 상태를 규격성이 있는 자료로서 기록해 가는 것의 중요성을 상세하게 서술했다. 하지만 검사·진단의 기본을 돌이켜 생각해 보면 맨 처음의 과정은 환자 용태의 관찰이다. 환자의 구강 내만으로는 얻을 수 없는 정보가 안모에는 있고, 환자의 인상에서 얻어진 직감도 진단에서는 매우 중요한 요소가 되는 경우도 드물지 않다. 또한 요즘의 증례 발표에서는 안모 사진이 필수가 되었다. 다시 말해서 안모에서 이끌어낸 전치의 위치가 그 후의 치료계획을 크게 좌우하기 때문에 안모에서부터 생각하는 출발점을 오인하면 치료결과뿐만 아니라 예후에도 커다란 불안을 남길 수 있다. 그러한 관점에서도 규격성이 있는 안모 사진을 촬영할 수 있는 것이 필수라고 할 수 있다.

따라서 이 장 전반에서 안모 사진에 규격성을 가져다주면서도 필요한 안모의 정보를 얻을 수 있는 한 단계 위의 안모 사진 촬영법에 대해 설명하고, 후반에는 응용으로서 기록과는 취지가 다르지만 기억에 남는 포트레이트(portrait) 촬영이나 입술과의 조화를 보이는 사진의 촬영법에 대해 설명한다.

규격성 있는 안모 사진 촬영

검사·진단을 위해 안모의 균형이나 절치의 위치를 계측하는 것은 아주 중요하다. 실제로 환자의 안모를 직접 계측하는 것이 가장 정확한 수치라는 사실은 틀림이 없지만 안모 사진에서 그것을 평가하고 실증하는 것도 중요하다. 따라서 안모 사진이 왜곡되지 않고 정확한 비율이 되도록 촬영하는 것이 필수이다.

1 사용 기자재

왜곡이 없는 화상을 얻기 위해서는 기자재의 선택도 중요한데 정확한 안모를 촬영하기 위해서는 전용 기자재를 준비해 두는 것이 좋다. 카메라 바디는 구강 내 촬영용을 같이 사용하더라도, 렌즈에 대해서는 표준에서 중망원 정도의 안모 촬영용을 준비해 둘 것을 추천한다(그림 1).

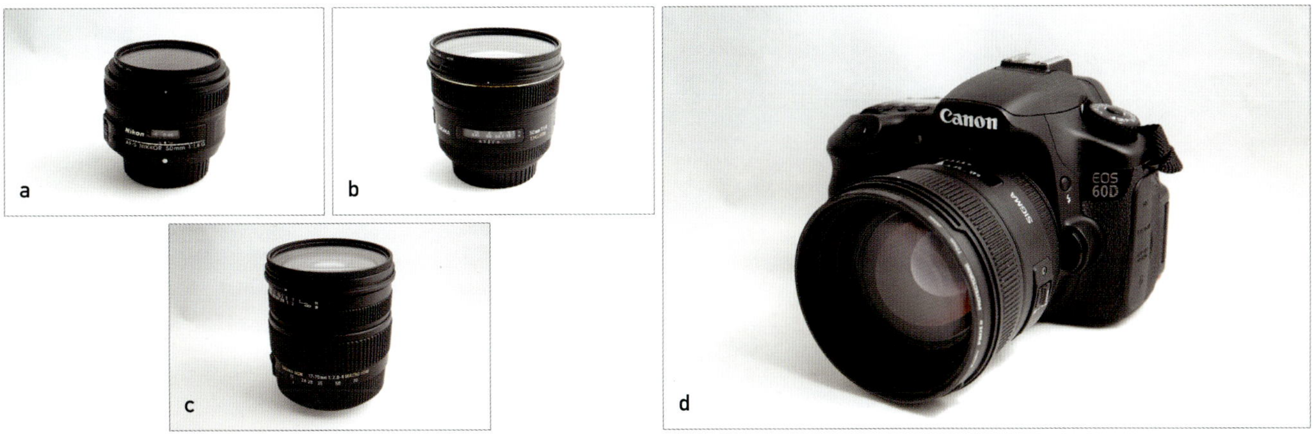

그림 1. 필자는 구강 내 촬영에는 니콘의 기자재를 사용하기 때문에, 니콘으로도 안모를 촬영할 수 있도록 표준렌즈인 AF-S NIKKOR 50mm f/1.8G(**a**)도 사용한다. 그러나 안모 촬영에는 전용 기자재가 있는 편이 렌즈 교환이나 설정 변경이 필요 없고 기동적이다. 필자는 안모 촬영에 캐논 EOS 60D와 표준 줌렌즈(**c**) 또는 50mm 단초점 렌즈(**b**: 시그마 50mm F1.4 EX DG HSM)와 조합해 사용하는 경우가 많다(**d**).

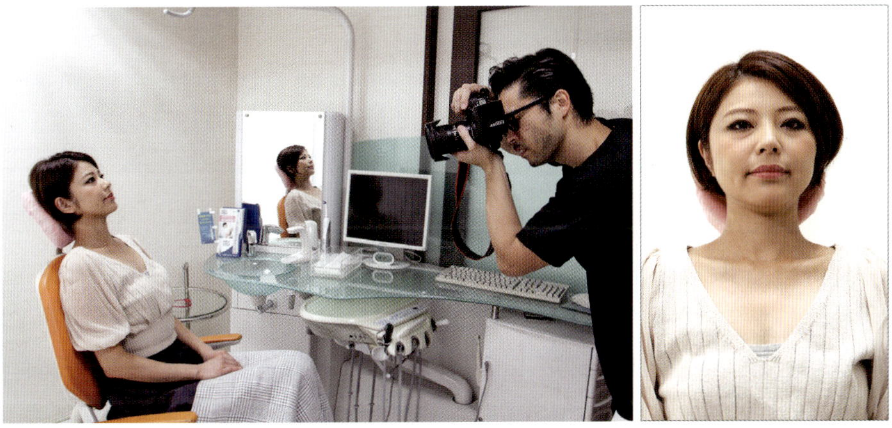

그림 2. 등판에 경사가 있는 진료용 유닛체어에서 안모를 촬영하려고 하면 아래에서 올려다본 사진이 되어 정확한 안모 분석이 불가능하다. 의자에 앉혀 촬영하는 것이 바람직하지만, 진료용 유닛체어에서 촬영하는 경우는 환자에게 자세를 바르게 하도록 요청해 정면에서 대면하듯이 카메라를 위치시킨다.

2 환자의 자세

안모의 균형을 평가해 기록으로 남기기 위해서는 왜곡이 없는 안모를 촬영할 필요가 있다. 그러기 위해서는 촬영할 때 환자의 자세가 중요하다. 진료용 유닛체어에 앉은 채 촬영하면 아무래도 등판의 경사 때문에 아래에서 올려다본 사진이 되기 쉬우므로, 안모의 정확한 측정을 위해서는 적합하지 않다(그림 2). 또한 측방 모습에서도 자연스러운 두위와 다르기 때문에 안모의 검사에는 부적절하다고 할 수 있다. 필자는 안모 사진을 촬영할 때 환자를 닥터 스툴에 앉혀 촬영한다.

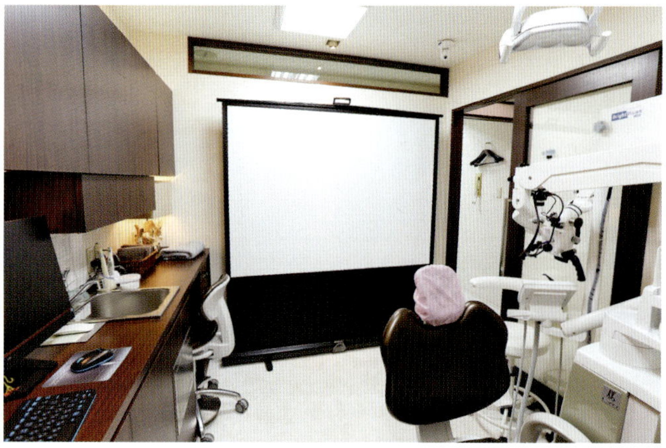

그림 3. 진료실이라는 한정된 공간에서 촬영하는 경우 조명이나 창문의 유무 등을 고려해 기자재의 설치에도 궁리가 필요하다. 필자는 설치가 간편하면서도 반사가 적어 그림자를 만들기 어려운 투영용 스크린을 배경으로 사용한다.

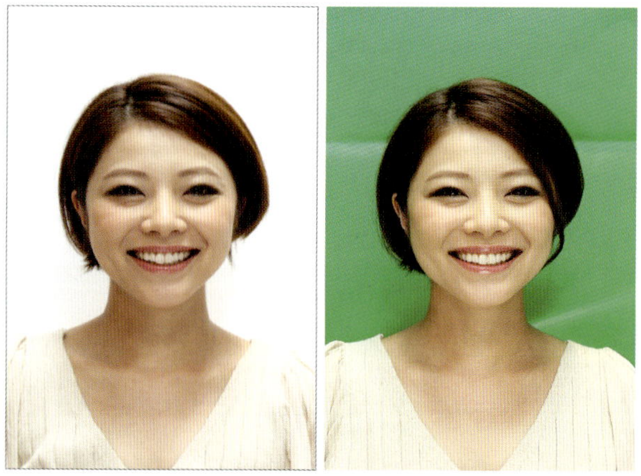

그림 4. 진단용 안모 사진에서는 쓸데없는 것이 찍히지 않는 배경이 바람직하다. 윤곽이 확실히 떠오르는 배경색을 설정한다. 화상의 자르기 처리가 쉽도록 일부러 콘트라스트를 강조한 배경색을 이용하는 경우도 있다.

3 촬영법

기본적인 촬영법에 대해서는 훌륭한 책이 많기 때문에, 지면 사정으로 상세한 것은 그 책들을 참조하기 바란다. 여기서는 필자가 궁리한 포인트에 대해 설명한다.

(1) 배경

필자는 보통 편리하고 반사가 적은 투영용 스크린을 이용해 윤곽이 확실한 흰 배경에서 촬영하는데, 증례 발표 등에 사용하는 것을 생각해 머리카락 색과의 콘트라스트가 강조되는 색을 배경으로 이용해 촬영하는 경우도 있다(그림 3, 4). 그렇게 하면 프레젠테이션 프로그램에서 마스킹 작업이 비약적으로 간편해진다.

(2) 초점거리

규격성을 갖기 위해 초점거리 설정은 변경하지 않고 프레임 내에서 안모의 특정 부위가 항상 일정한 위치에서 촬영되는 것에 신경을 쓰는 것이 좋다. 또한 카메라 위치를 고정하면 일정한 거리에서 촬영된 기록이 가능하기 때문에 삼각대 사용이 바람직하다. 이때 삼각대 높이나 고정 위치도 정해 두는 것이 좋다.

(3) 빛

진료실 환경에 따라 피사체에 조사되는 빛이 다르다. 안모 사진에서는 개개인의 안모를 제대로 촬영할 수 있는 것이 바람직하기 때문에 클립온 플래시 등으로 광량을 증가시키는 것을 권장한다. 이때 정면에서 직접 조사하는 빛보다는 바운스된 부드러운 방사상 빛을 조사하는 것이 바람직하다.

필자는 클립온 플래시를 천장을 향하게 해 천장에서 바운스된 빛이 환자의 안면에 집약하도록 반사판의 각도를 조정해 환자에게 반사판을 잡게 하고 촬영한다(그림 5).

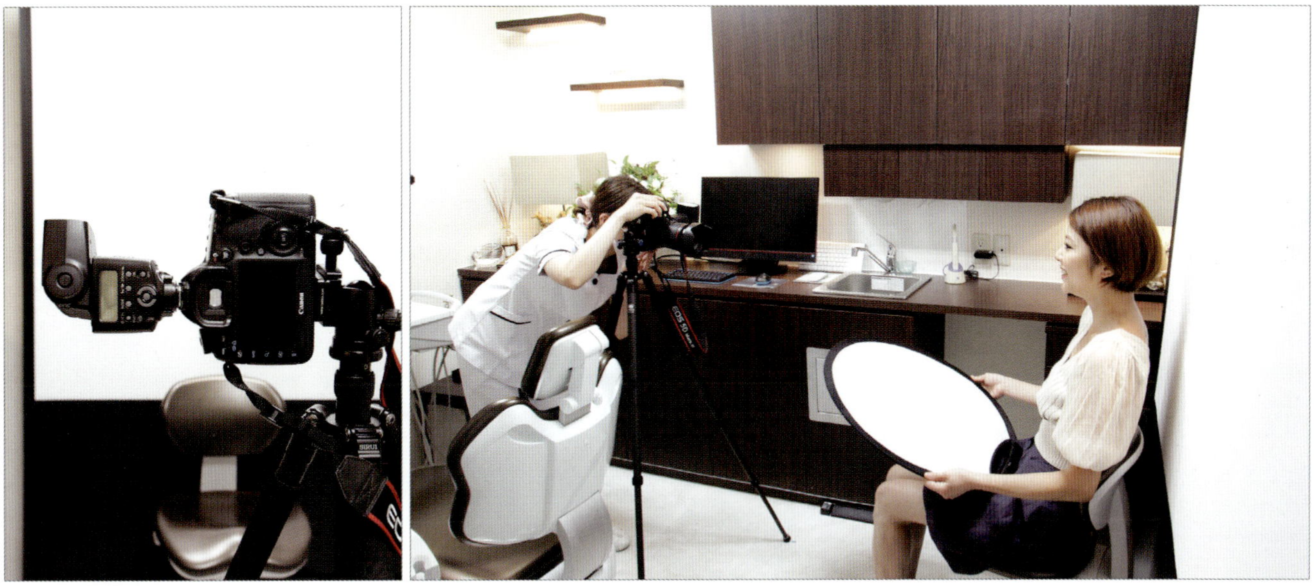

그림 5. 일정한 위치에서 다른 각도의 안모 사진을 촬영하기 위해서는 앉는 면이 회전하는 의자(닥터 스툴 등)에 환자를 앉히고 찍으면 편리하다. 또한 초점거리와 카메라·렌즈의 방향은 안모에 대해 항상 일정하게 할 필요가 있으므로 삼각대 사용이 바람직하다. 안면의 상세한 분석이 가능하도록 정확한 비율의 사진을 얻기 위해서는 카메라가 안모에 대해 정확히 정면에서 마주할 필요가 있다.

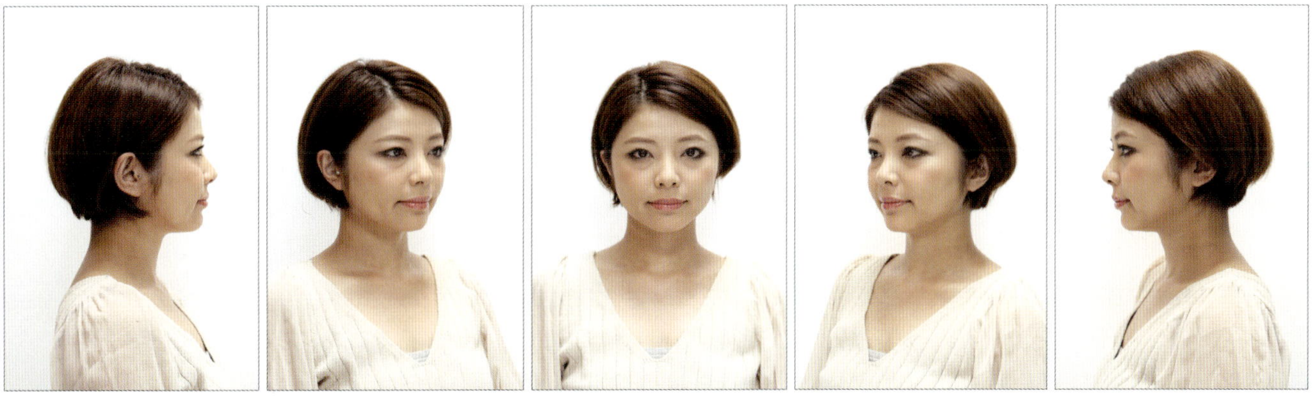

그림 6. 안모 분석을 위한 규격성에서는 동공간선, 안이 평면이나 FH 평면 등 안면을 구성하는 평면이 정확히 묘사될 필요가 있다. 규격사진 촬영에서는 그 평면들을 묘사하는 것에 의식을 집중하는 것이 좋다.
또한 두위나 경추의 경사각도 등도 중요한 진단요소가 되기 때문에 환자 고유의 자세를 유지할 필요가 있다. 그러기 위해서는 환자가 앉는 면의 높이 등을 배려해 환자가 자연스러운 자세를 재현할 수 있도록 하는 것도 중요하다. 그러한 점에서도 진료용 유닛체어가 아니라 닥터 스툴 등에 앉혀 촬영하는 것이 바람직하다.

(4) 피사체

좌우 귀의 위치를 기록하기 위해서도 머리카락을 단정히 해 귀를 노출시킨다. 턱을 너무 당기지 말고 자연스러운 위치로 한다. 미소사진에서는 구각선이나 스마일 라인, 치아의 노출량, corridor를 계측하기 위해서도 자연스러운 미소를 이끌어내는 화술이 필요하다.

(5) 촬영법

안모 분석에서 동공간선이나 안면 비율, 윤곽이나 입술의 모양 등 상세한 것을 알기 위해서는 올바르고 동일한 방향에서 촬영되는 것이 필요하다. 그러기 위해서는 촬영할 때 각종 평면을 의식하는 것이 중요하다. 그리고 촬영 중에는 두위가 환자의 자연스러운 위치에 있으면서도 안정된 자세인 것이 중요하다(그림 6).

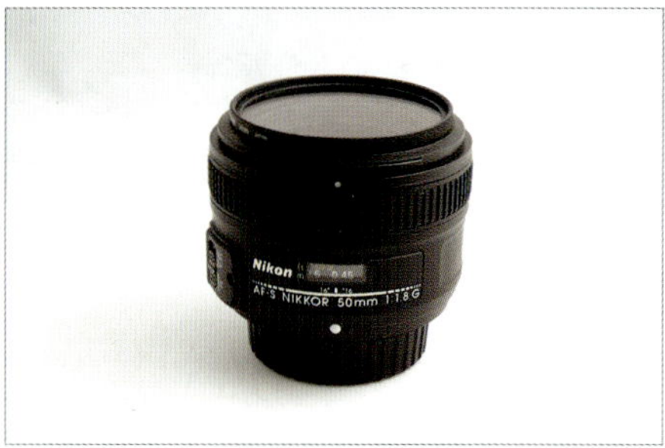

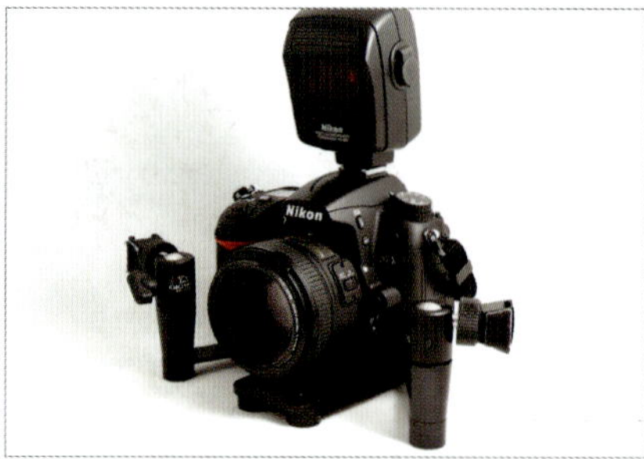

그림 7. 구강 내 촬영에 사용하는 카메라의 매크로렌즈를 50mm 단초점 렌즈로 교환. 줌렌즈보다는 구경이 커서 광량을 확보할 수 있는 단초점 렌즈가 포트레이트 촬영에는 바람직하다. 좌우에 장착된 트윈 플래시(SB-R200)를 빼서 2개의 작은 광원으로 사용한다.

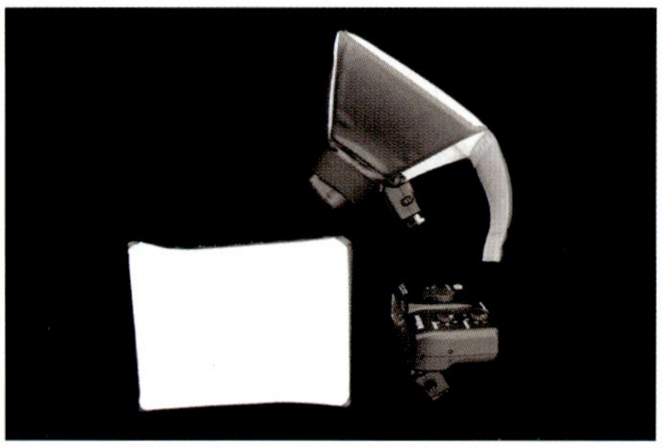

그림 8. SB-R200에 소프트 박스를 장착. 무선 제어 SB-R200은 작은 클립온 플래시로 사용할 수도 있다. 그 장점을 살려 각각 다른 방향에서 부드러운 빛을 조사할 수 있게 된다.

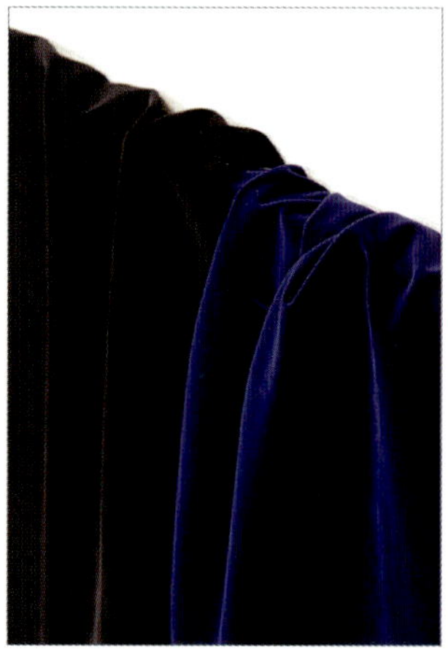

그림 9. 배경에 사용하는 벨벳 천. 배경으로는 비교적 값싸게 구입할 수 있다.

포트레이트 촬영

술전·술후의 안모 사진은 얼굴과 치아의 균형을 평가하기 위한 중요한 자료가 된다. 그리고 술후에 포트레이트를 촬영하면 간단한 것이라도 술자와 환자가 함께 노력해 온 결과를 나누어 가지는 기념이 되고, 환자의 유지관리에 대한 동기를 유지하는 데도 한몫을 한다. 그러나 치과의원에 스튜디오를 갖추면 포트레이트 촬영이 쉬운데, 그러한 치과의원은 적다. 따라서 진료실에서도 촬영할 수 있고 약간의 고안으로 한 단계 위의 포트레이트가 되는 촬영법을 공유하고자 한다.

1 구강 내 촬영용 트윈 플래시를 이용한 촬영법

구강 내 촬영용 트윈 플래시를 이용해도 약간의 고안으로 분위기 좋은 포트레이트 촬영이 가능하다(그림 7). 무선제어 플래시가 있으면 더 자유도가 높지만 유선 접선 플래시라도 거리만 확보할 수 있으면 충분히 촬영이 가능하다. 그리고 빛을 부드럽게 확산할 수 있는 소프트 박스가 있으면 편리하다(그림 8). 그 밖에 50mm 단초점 렌즈만 있으면 대규모 기자재는 필요 없고, 간이 배경과 반사판만으로 촬영할 수 있어 비교적 간단한 촬영법이라고 할 수 있다.

(1) 배경

배경에는 반사되기 어려운 소재가 바람직하다. 필자는 천 판매점에서 구입할 수 있는 벨벳 천을 사용하는 경우가 많다(그림 9). 가격도 2m에 40,000원 정도로 싸다. 차분한 색조의 배경을 만들 수 있으므로 피사체 살결의 느낌이 잘 찍힌다고 생각한다.

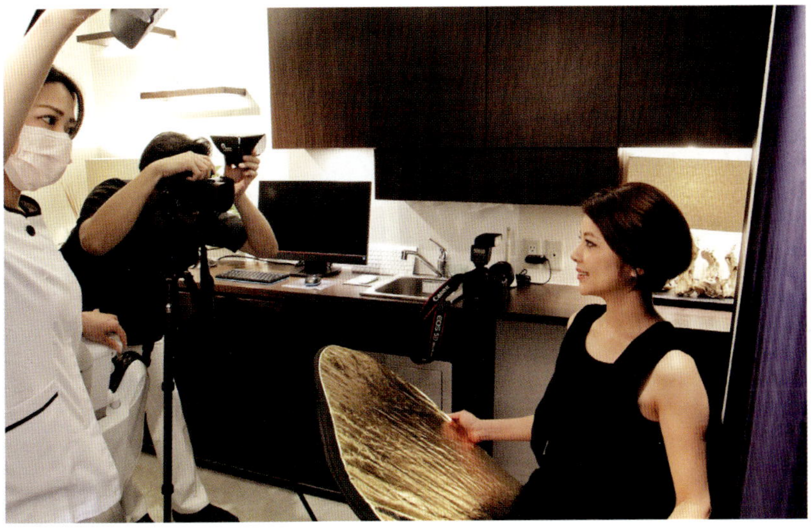

그림 10. 촬영 설정 모습.
플래시광이 향하는 위치에 따라 찍힌 화상은 크게 변하므로 광원이나 반사판이 적절한 방향을 향하도록 각도를 찾으면서 촬영을 진행한다.

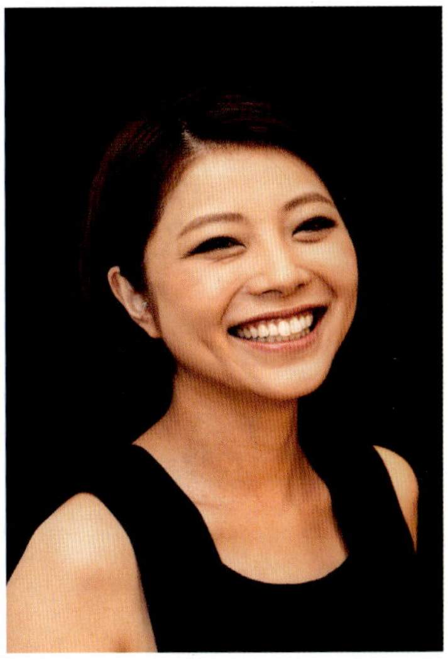

그림 11. 트윈 플래시를 사용한 포트레이트.
빛을 능숙하게 이용함으로써 이 정도의 포트레이트는 손쉽게 촬영할 수 있다.

(2) 설정

플래시 하나를 피사체의 비스듬한 상방에서 상반신을 향하도록 위치시킨다. 다른 하나는 천장 방향으로 바운스시켜 피사체 얼굴에 빛이 떨어져 비치도록 하고, 아래에서는 반사판을 이용해 피사체를 향해 빛을 반사시킨다. 피부의 노출이 많은 경우는 금색의 반사판을 사용하면 피부색을 깨끗하게 찍을 수 있다(그림 10, 11).

2 외부광을 이용한 촬영법

필자의 의원은 진료실이 개별 진료실로 나뉘어 있기 때문에 안쪽의 진료실에서는 외부광의 힘을 빌리지 못해 플래시를 이용한 촬영이 주체가 된다. 그러나 외부광의 힘을 충분히 빌릴 수 있다면 자연광을 이용한 촬영은 매우 효과적이다.

(1) 배경

자연광을 이용하는 경우는 밝은 색이 바탕이 되는 배경을 고르는 것이 좋다. 필자는 무늬가 프린트된 포토 스크린을 펼치고 촬영한다.

(2) 설정

자연광을 충분히 확보할 수 있는 환경이라면 자연광이 충분히 비치는 곳에 피사체를 위치시킨다. 특히 치아와 얼굴의 균형을 평가하기 위한 사진이라면 웃는 얼굴이 되었을 때 전치가 자연광에 노출되는 위치가 좋다. 다만 자연광만으로는 피사체 얼굴의 그림자가 찍히기 쉬우므로 보조광이 필요하다. 클립온 플래시가 하나 있으면 아주 만능이고, 접시 모양 소프트 박스를 장착한 상태에서 빛이 피사체의 이마를 향하도록 설정한다(그림 12~14). 또한 자연광과 플래시광을 합칠 목적으로 반사판을 위치시킨다. 자연광의 광채와 같은 빛의 반사를 구하고, 은색의 반사판을 사용한다(그림 15, 16). 외부광이 들어오지 않는 진료실에서도 위의 방법을 이용하면 생동감 있는 밝은 표정을 촬영할 수 있다(그림 17).

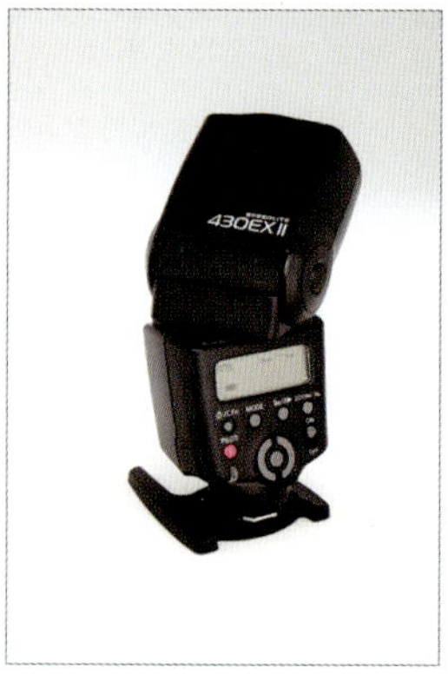

그림 12. 클립온 플래시.
포트레이트 촬영에서는 여러 용도로 사용할 수 있으므로 적어도 하나는 가지고 있는 것이 좋다.

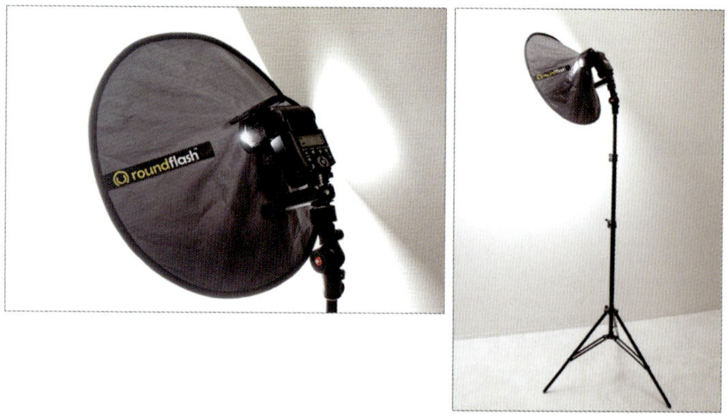

그림 13. 클립온 플래시에 접시 모양 소프트 박스를 장착.
자연광만으로는 얼굴의 그림자가 찍히기 때문에 보조광이 필요하다. 클립온 플래시가 하나 있는 것만으로도 아주 만능이다. 접시 모양 소프트 박스는 피사체에 둥글고 부드러운 빛이 향하게 할 수 있으므로 간편하게 포트레이트를 촬영하기 위해서는 매우 적합하다.

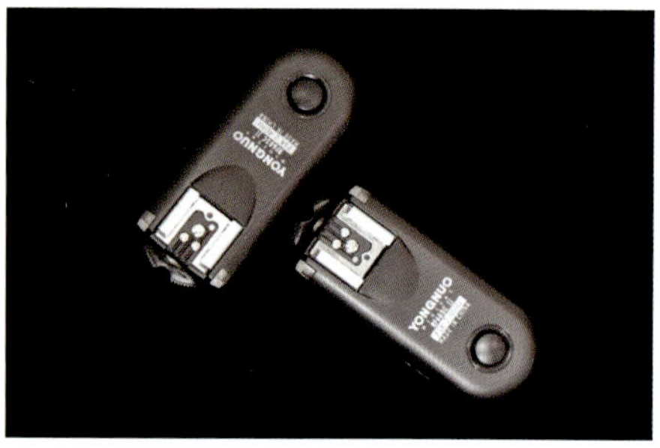

그림 14. 간편한 무선장치.
간이 플래시 스탠드와 무선장치가 있으면 더 많은 응용이 가능해진다.

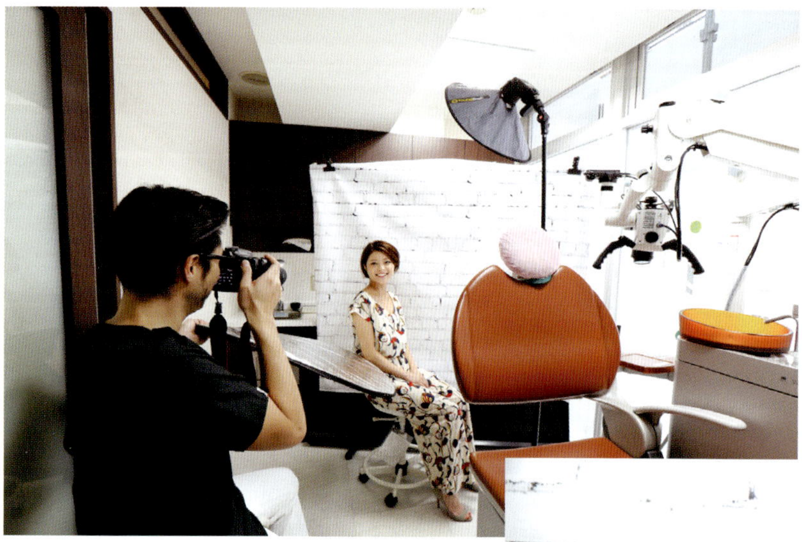

그림 15. 자연광이 도달하는 위치에 피사체를 앉힌 후 보조광으로서 플래시광을 사용하고, 반사판으로 얼굴에 빛을 집중시킨다.

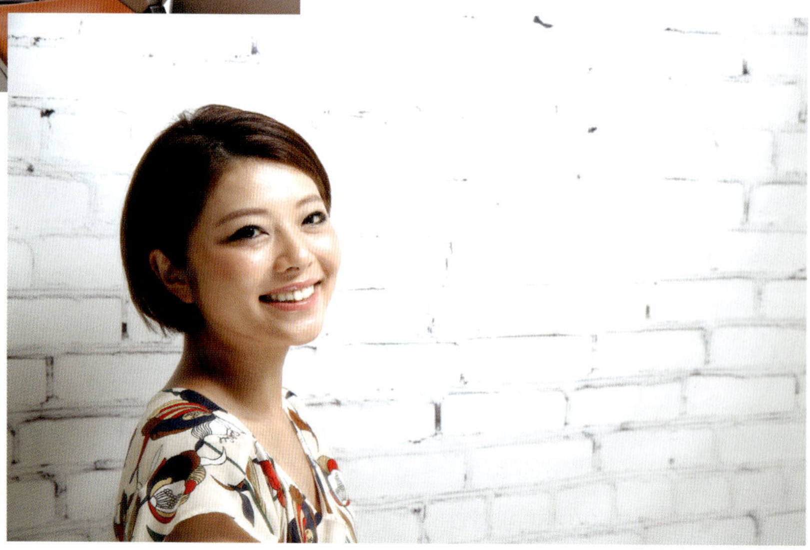

그림 16. 자연광을 이용한 포트레이트.
자연광을 이용함으로써 피부색을 밝게 하고, 투명감이 있고 생생하며 생기 있는 인상으로 마무리할 수 있다. 광량을 확보할 수 있으므로 비교적 간단하게 촬영할 수 있는 방법이라고 할 수 있다. 반사판의 위치에 따라 피사체의 그림자도 변하므로 적절한 위치를 향하게 하는 것이 포인트이다.

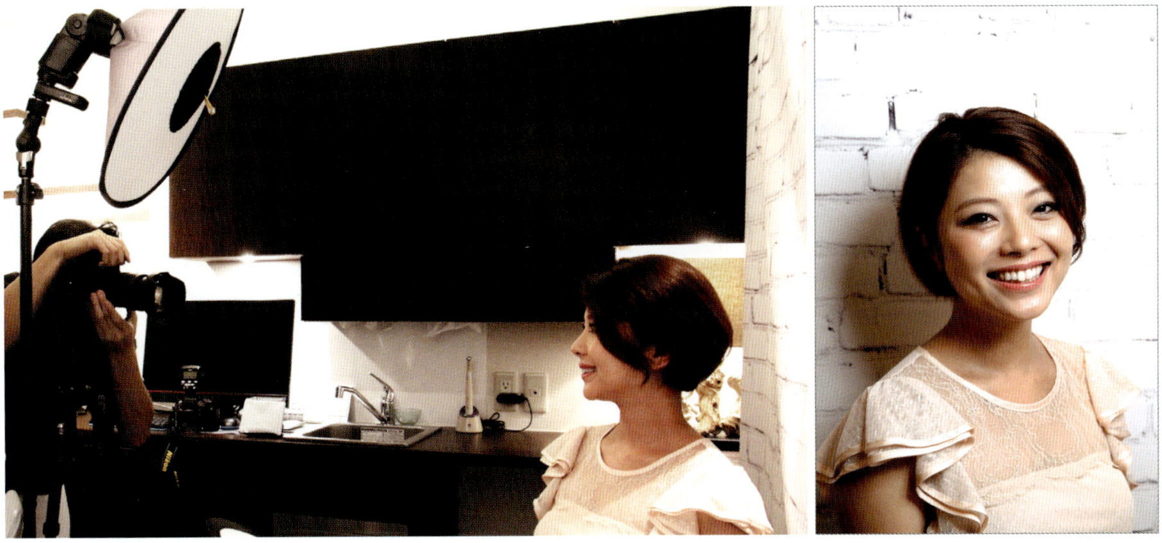

그림 17. 자연광이 들어오지 않는 어두운 실내라고 해도 접시 모양 소프트 박스와 클립온 플래시를 사용하는 것만으로 생동감 있는 밝은 표정을 촬영할 수 있다. 다만 1개의 플래시만으로는 배경에 그림자가 생긴다.

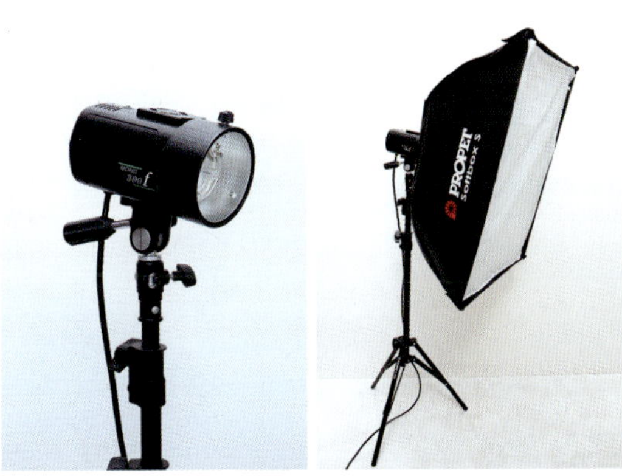

그림 18. 모노블록 플래시도 입문용부터 프로용까지 다양한 장비가 있는데, 진료실이라는 공간에서 사용하려면 그렇게 대형이 아닌 것이 좋을 것이다.

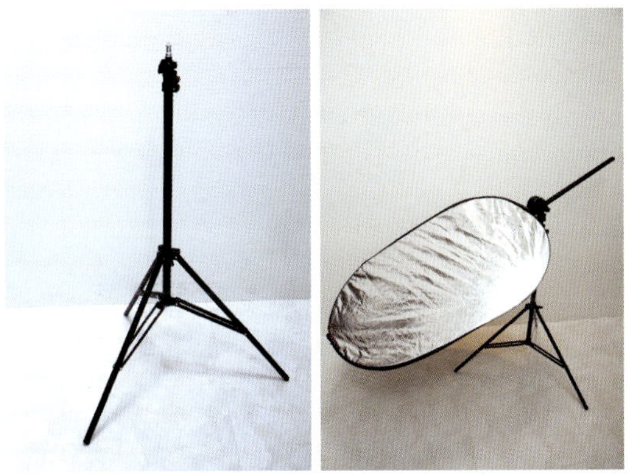

그림 19. 싱글 스탠드는 플래시어랜지 등에 이용할 수 있고, 다양성이 있으므로 부디 1대는 가지고 있는 것이 좋다. 반사판을 고정하면 보조자가 필요 없고 술자 한 사람으로도 촬영이 가능하다.

3 음영이 있는 촬영법

원내 포트레이트라 하더라도 한 단계 위의 화상 촬영을 추구한다면 그림자를 이용해 분위기 있는 사진을 찍는 것이 좋다. 그러기 위해서도 모노블록 플래시는 필수이다. 현재는 스탠드나 파라솔, 소프트 박스 등과 세트로 비교적 구입하기 쉬운 낮은 가격대의 장비도 증가하고 있으므로 음영이 있는 사진을 찍고 싶은 경우는 갖추는 것이 좋다고 생각한다(그림 18, 19).

(1) 배경

광원을 늘리면 배경의 그림자를 지우기는 쉽지만, 진료실이라는 좁은 공간에서는 빛의 조작성에 한계가 있다. 기호에 따라 다르지만 필자는 검은 배경에서 피사체를 도드라지게 만드는 화상을 촬영하는 경우가 많으므로 반사가 없는 검은색의 벨벳 천을 많이 이용한다.

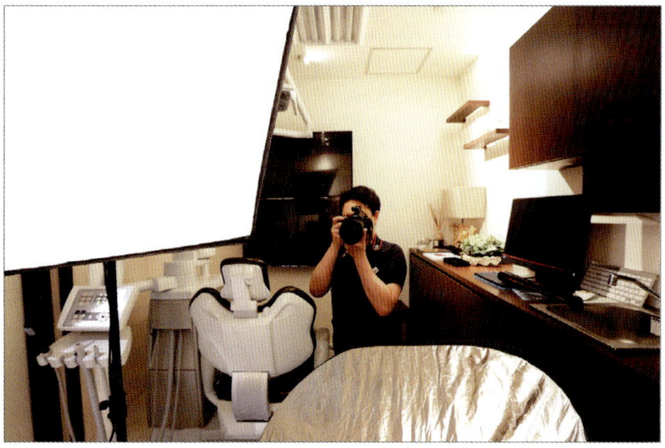

그림 20. 피사체에서 본 구도의 일례.
대형 모노블록 플래시와 소프트 박스로 비스듬하게 상방에서 빛을 확산하고, 반대쪽 아래에서 오는 반사광을 이용하면 얼굴을 밝게 비출 수 있다. 음영을 강조하고 싶으면 반사판을 사용하지 말고 광원에서 나오는 빛으로 얻어진 그림자를 촬영하는 것도 효과적이다.

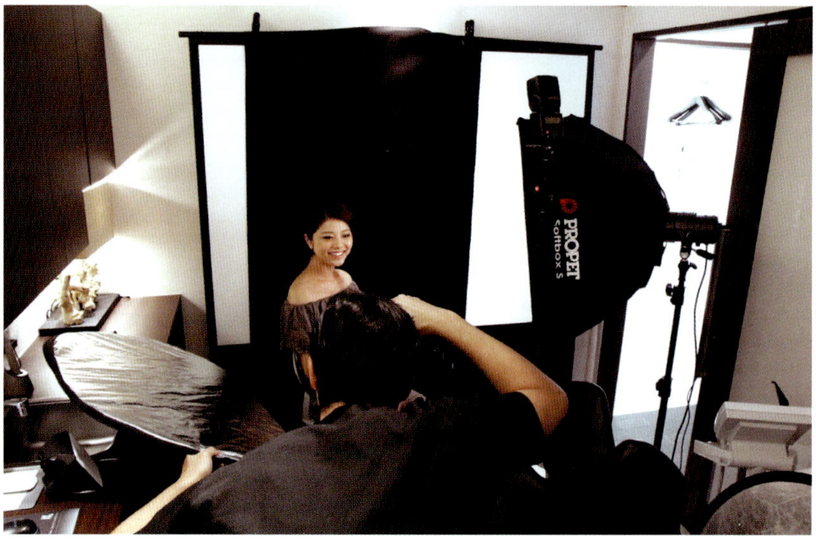

그림 21. 클립온 플래시를 함께 사용해 2개의 플래시가 되면 피사체에 더 확산된 빛이 쏟아지게 하는 것도 가능하다. 이때 플래시 하나는 피사체를 향하게 하고, 다른 하나는 천장에 바운스시켜 위에서 확산시킨다.

(2) 설정

모노블록 플래시가 1개 있으면 충분한 광량을 확보할 수 있기 때문에 좁은 진료실에서는 유용성이 매우 높다. 그러나 빛의 방향성을 고려하면서 촬영하는 사람이 바라는 바대로 마무리하기 위해서는 반사판의 위치나 광량, 광원의 방향 등의 설정을 시행착오를 거쳐 몇 번이고 변경할 필요가 있다(그림 20).

플래시 위치나 방향에 따라 촬영된 화상의 인상이 크게 변한다. 피사체의 표정을 부드럽고 우아하게 표현하고 싶다면 플래시광원을 2개로 늘리고, 확산하는 빛을 집약시켜 피사체에 쏟아지도록 한다(그림 21). 여성을 촬영하는 경우는 이 방법이 좋을 것이다(그림 22).

또한 날카로움이 있는 활발한 사진을 바란다면 플래시광을 부드럽게 하지 말고 딱딱한 빛을 똑바로 조사해 콘트라스트가 강하고 생동감 있는 촬영 화상을 얻는 방법도 있다. 이때 피사체 바로 옆에 플래시를 두고 얼굴의 굴곡이 만드는 음영을 일부러 강조함으로써 깊이가 있는 개성적인 인상을 얻을 수 있다. 남성이라면 속이 깊고 성실한 인상을 부여할 수도 있을 것이고, 음영을 강조함으로써 의미를 갖게 하는 인상을 피사체에 부여할 수도 있다(그림 23).

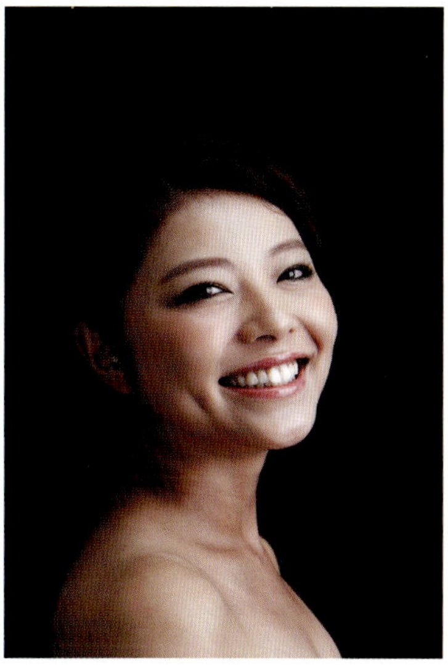

그림 22. 플래시 2개와 반사판을 사용해 피사체 전체에 빛이 돌게 함으로써 피사체가 가진 투명감이 있는 화상을 얻을 수 있다. 술후의 보철물과 안모의 조화를 기록하려면 이 방법이 좋을 것이다.

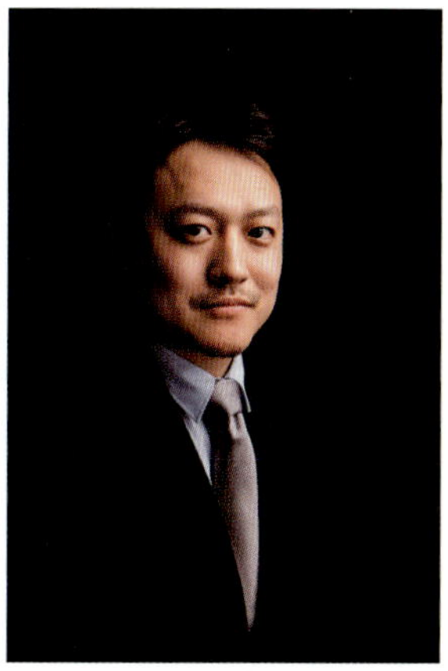

그림 23. 플래시 하나만 사용해 바로 옆에서 빛을 똑바로 조사해 음영이 있는 화상 촬영을 시도한 일례. 깊이를 느끼게 하는 남성적인 화상 촬영이 가능하다.

4 간이 포트레이트 촬영

이제까지 주로 클립온 플래시 등을 스탠드에 고정하고, 피사체에 대해 여러 가지 방향에서 빛을 조사하는 촬영법에 대해 설명했다. 그러나 실제의 치과 임상 현장에서는 촬영 전용 스튜디오를 갖출 환경이 아닌 이상, 짧은 진료시간 중에 손이 가는 기자재를 세팅하면서 촬영 보조자까지 준비해 촬영할 기회는 그렇게 많지 않을 것이다. 따라서 체어사이드에서 짧은 시간에 손쉽게, 어느 정도의 포트레이트를 촬영할 수 있는 방법을 하나 소개한다. 이 촬영법에서는 대규모의 촬영 준비를 하지 않고, 또한 진료실에서 충분한 촬영 거리를 확보하지 않아도 촬영이 가능하므로 범용성이 높다고 생각한다.

(1) 사용 기자재

준비할 기자재는 카메라 바디와 렌즈, 클립온 플래시가 1개 그리고 RoundFlash라는 장치뿐이다. 매크로렌즈로도 충분한 촬영이 가능한 RoundFlash는 거대한 링 플래시와 같은 장치로, 세팅한 클립온 플래시를 카메라에 장착함으로써 플래시광을 크게 원형으로 증폭 반사할 수 있다(그림 24). 장착에는 1분도 걸리지 않으므로 간편한 촬영이 가능하다.

또한 일반적인 체어사이드 환경이라면 피사체에 대한 광량도 어느 정도는 확보할 수 있기 때문에 캐치라이트(흑안 부분에 플래시광을 반사시키는 목적)로서도 충분히 활용할 수 있는 장치이다.

(2) 촬영법

피사체를 똑바로 바라보는 것보다는 약간 비스듬한 상방에서 빛을 확산시켜 촬영하는 것이 요령인데, 이렇게 하면 흑안 내부에 깨끗한 캐치링이 있는 상태에서 촬영하는 것이 가능하다. 좁은 체어사이드 공간에서 포트레이트를 손쉽게 촬영하기 위해서는 광량 확보가 최우선되지만, 이 장치를 이용하면 피사체와의 촬영 거리가 짧은 경우라 하더라도 충분한 확산광을 확보할 수 있다.

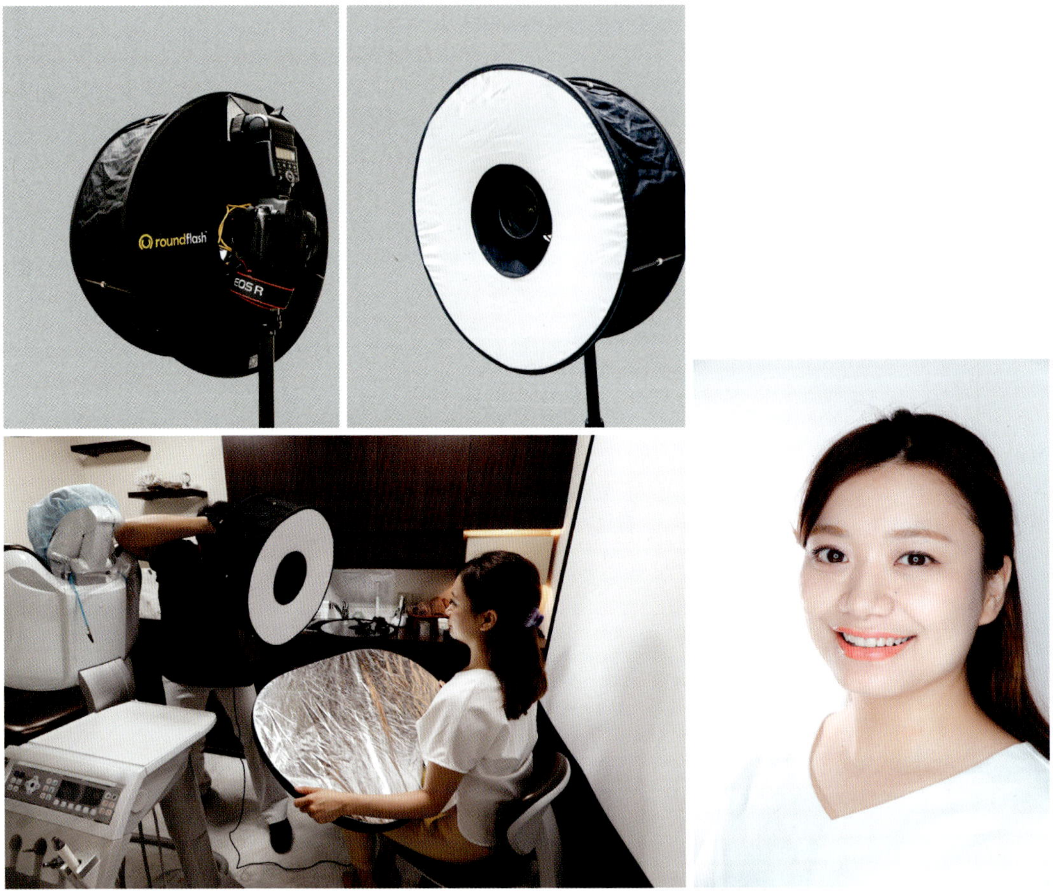

그림 24. RoundFlash를 이용한 간이 포트레이트 촬영.
준비할 기자재가 적고, 체어사이드에서 간편하게 포트레이트를 촬영하고 싶은 경우에는 소중한 장치이다. 이 사진은 배경에 플래시를 1개 조사해 그림자를 날리고 촬영한 것이다.

5 가지고 있는 트윈 플래시를 이용한 간편한 포트레이트 촬영

이제까지 다양한 기자재를 이용한 포트레이트 촬영법에 대해 설명했다. 외부 플래시를 이용하면 광량 확보가 쉬워져 더 분위기 있는 포트레이트 촬영도 가능하다. 그러나 진료 도중에 여러 가지 기자재를 준비하거나 스태프에게 촬영 보조를 의뢰하는 것은 좀처럼 쉬운 일이 아니다. 따라서 가지고 있는 기자재로 간편하게 그런대로 포트레이트를 촬영할 수 있는 방법을 소개한다.

먼저 가지고 있는 기자재로는 트윈 플래시나 링 플래시일 텐데, 후자는 빛의 조사 방향에 다양성이 없기 때문에 포트레이트 촬영에는 적합하지 않다고 할 수밖에 없다. 그러므로 트윈 플래시를 기본 기자재로 한다.

트윈 플래시에 디퓨저(울트라소프트, LumiQuest)를 장착해 좌우로 크게 벌어진 곳에 위치시켜 피

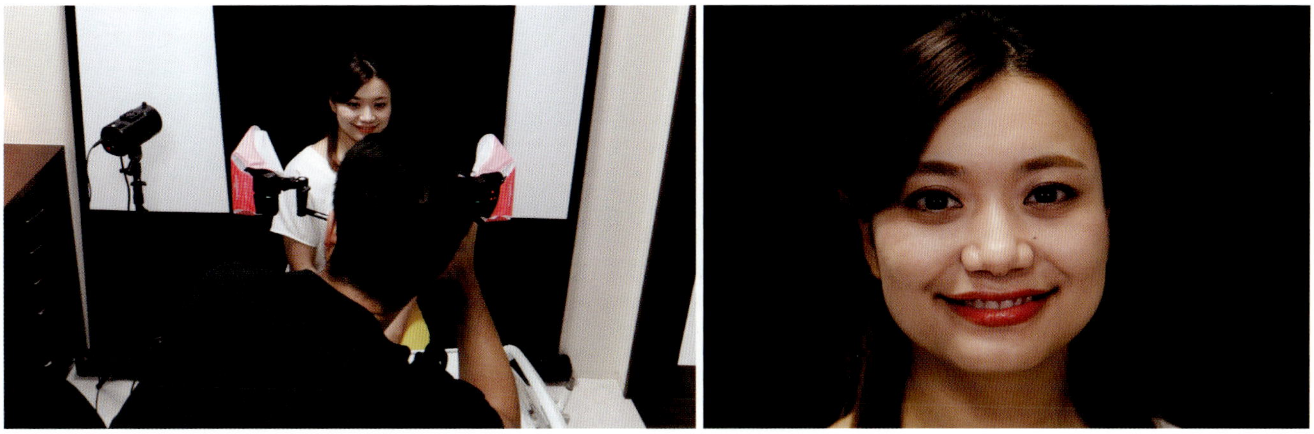

그림 25. 트윈 플래시를 좌우에서 피사체를 향하게 한 구도와 촬영 화상.
좌우에서 조사되는 빛만으로는 얼굴 중심으로 갈수록 음영이 강해지고 만다.

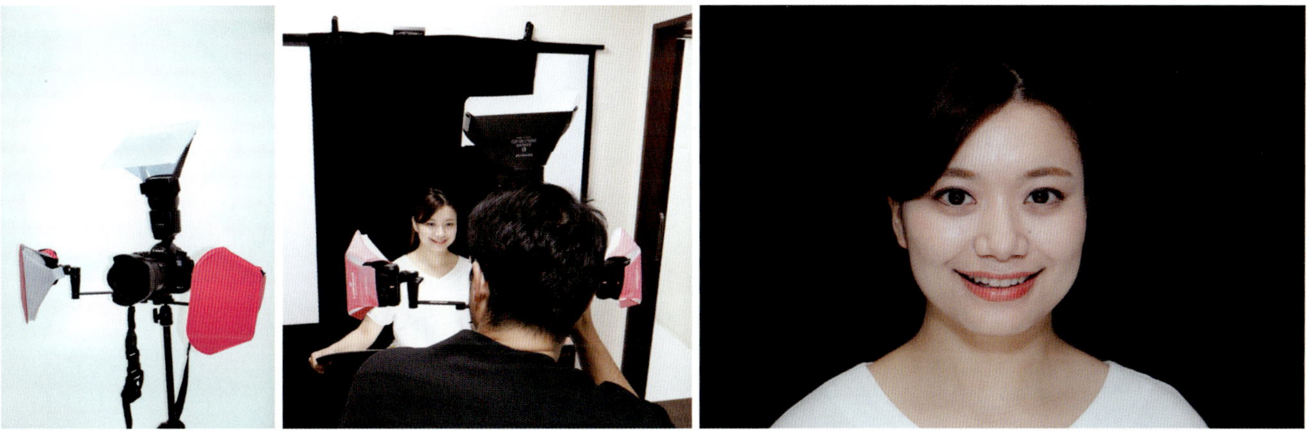

그림 26. 트윈 플래시를 좌우에 위치시키고 클립온 플래시를 천장에 바운스시켜 촬영하는 구도와 촬영 화상.
반사판에 의해 아래에서 비치는 반사광을 안모에 집중할 수 있으므로 밝고 생동감 있는 촬영이 가능하다.

사체를 향하게 한다. 트윈 플래시는 원래 광량이 적으므로 광량을 최대의 1/1 또는 1/2 정도로 설정한다. 이것만으로도 좌우에서 조사되는 빛을 이용해 안모를 제대로 찍을 수 있지만, 좌우에서 조사되는 빛으로는 얼굴 중앙 부근에 그림자가 생겨버린다(그림 25). 따라서 클립온 플래시를 증설하고, 천장 바운스에 의해 위에서 조사되는 빛을 비추면 안모 전체에 빛이 확산해 안모를 확실히 포착한 화상을 얻을 수 있다(그림 26).

클립온 플래시가 없는 경우는 트윈 플래시가 수직 방향이 되도록 카메라를 돌려 위와 아래에서 빛을 조사하는 것만으로도 어느 정도의 촬영 화상을 얻을 수 있을 것이다(그림 27). 여기에 클립온 플래시를 추가해 다수 플래시로 광량을 늘리면 그런대로 손쉽게 포트레이트 촬영이 가능하다.

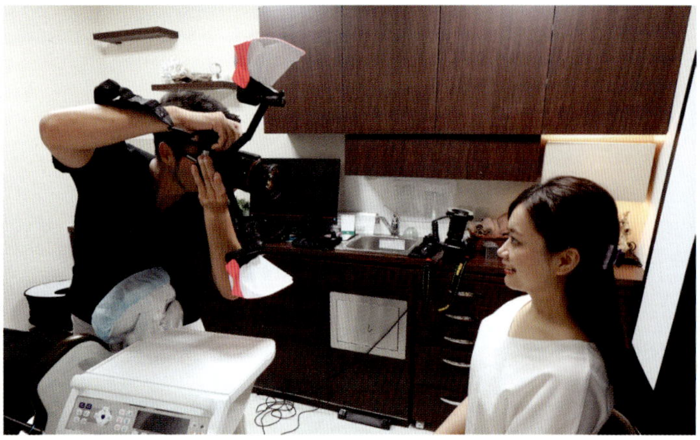

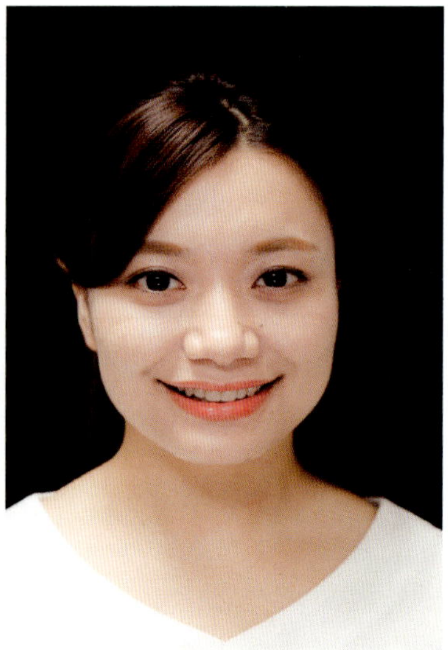

그림 27. 트윈 플래시를 수직 위치로 한 촬영.
위아래에서 조사되는 빛이 안모를 효율적으로 밝게 해 간편하게 촬영할 수 있다.

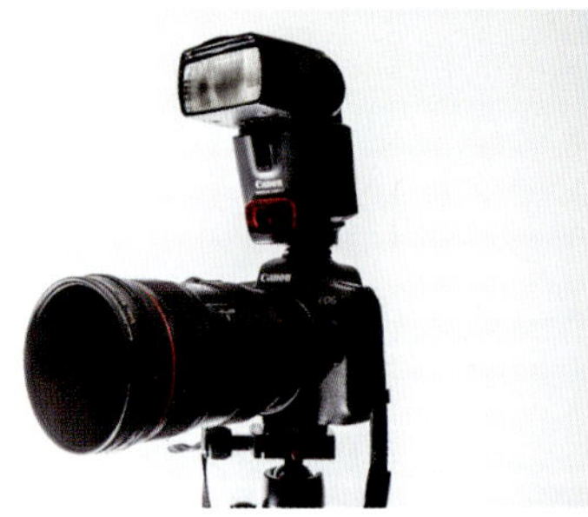

그림 28. 필자가 자주 사용하는 렌즈(EF24-70mm F2.8L II, 캐논)와 감광 필터를 장착한 모습.
초점거리는 50~70mm에서 촬영한다.

6 포트레이트 촬영에서 기자재 설정

구강 내 촬영에 이용하는 매크로렌즈로도 포트레이트 촬영은 충분히 가능하지만 필자처럼 좁은 체어사이드에서 촬영하는 경우에는, 피사체와 카메라의 거리를 멀게 할 수 없기 때문에 50mm 상당의 약간 밝은 개방 값의 표준렌즈로 교환 장착해서 촬영하는 경우가 많다. 밝은 렌즈를 사용하고 여러 개의 플래시로 촬영해서 광량이 너무 많아진 경우에는 필요에 따라 ND 필터를 장착해 감광하는 등의 궁리가 필요하다(그림 28).

여러 개의 플래시로 촬영하는 경우에는 각 플래시의 광량을 고려해 카메라의 노출이나 감도, 셔터 속도 등의 설정에 매우 신경을 쓴다. 또한 TTL 자동조광을 이용하면 설정이 매번 변하기 때문에 각 기자재를 매뉴얼 설정으로 촬영하는 것이 대부분인데, 참고가 되도록 필자의 설정을 아래에 기록해 둔다.

플래시를 이용한 촬영이기 때문에 필연적으로 셔터 속도는 1/200 이하로 설정한다. 트윈 플래시로 자주 이용되는 SB-R200(니콘)처럼 작은 가이드 번호 플래시는 광량을 최대치나 1/2 정도로 설정해 두고, 촬영 화상의 디자인으로 조리개값을 결정한다. 여기서 시험 촬영을 하고, 그 결과로 카메라의 감도(ISO 설정값)와 클립온 플래시나 박스 플래시 등의 큰 가이드 번호 플래시의 광량을 조정하고 있다.

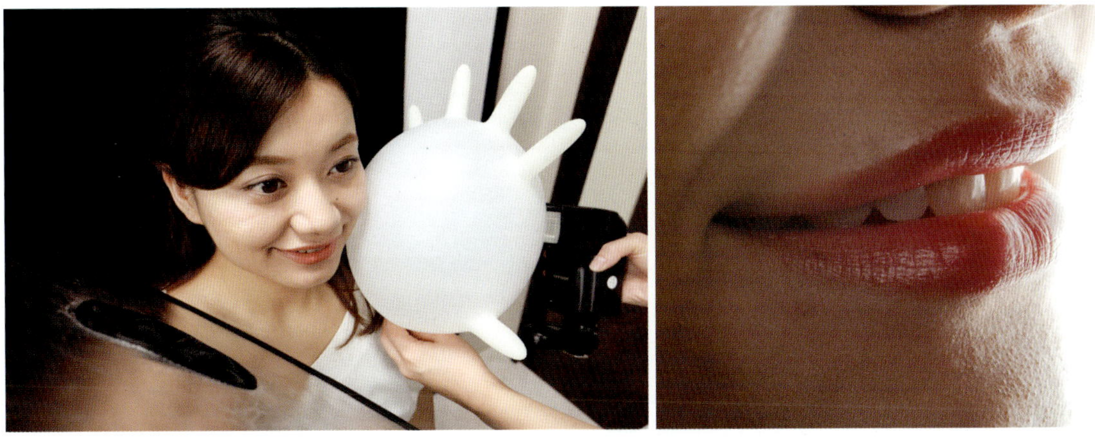

그림 29. 글로브를 이용한 촬영.
피사체에게 얼굴을 약간 돌리도록 하고, 부풀린 글로브를 매개로 광원을 근접시켜 촬영한다. 광원 반대쪽에 반사판을 설치해 반사된 빛을 돌린다.

입술 촬영

보철물 장착 후나 교정치료 후 등 시간을 들여 입술과의 조화를 추구한 증례라면 그 상태의 사진도 기록으로 남기고 싶은 부분이다. 입술 촬영법에는 광원의 종류부터 빛의 반사 방식, 입술과 전치의 균형에 이르기까지 여러 가지가 있다.

1 글로브를 이용한 촬영법

해외 치과의사가 고안한 독특하고 간편한 입술 촬영법을 소개한다.

(1) 사용 기자재

준비할 기자재는 구강 내 촬영용 매크로렌즈와 카메라, 클립온 플래시와 글로브 그리고 무선 스위치뿐이다.

(2) 촬영법

글로브를 풍선 모양으로 부풀려 플래시광의 디퓨저로서 사용함으로써, 광원을 되도록 피사체에 근접시키는 방법이다(그림 29). 플래시광이 글로브 안에서 무작위로 반사되어 부드러운 빛이 피사체에 도달하므로, 치아의 표면 형태와 입술을 우아한 분위기에서 촬영하고 싶은 경우에 효과적이다. 또한 특별히 추가할 기자재도 없으므로 손쉽고 간단하게 자연스러운 입술 모습을 촬영할 수 있다.

또한 플래시광을 디퓨즈시키지 않고 45° 각도로 조사함으로써 치아 표면의 요철을 뚜렷한 콘트라스트로 표현하는 것도 가능하다(그림 30). 이 방법은 전치 단독 보철물 제작에서 인접치의 표면 형태를 치과기공사와 커뮤니케이션 할 때도 효과가 있다.

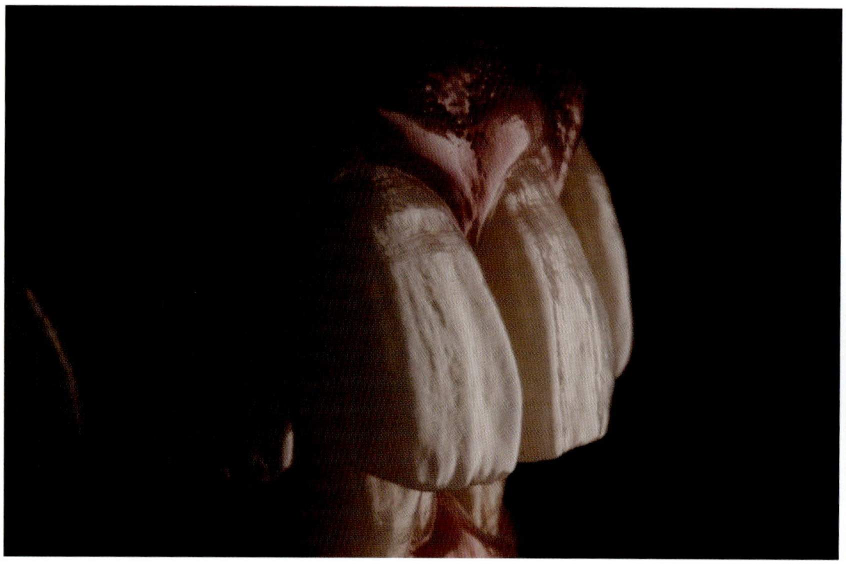

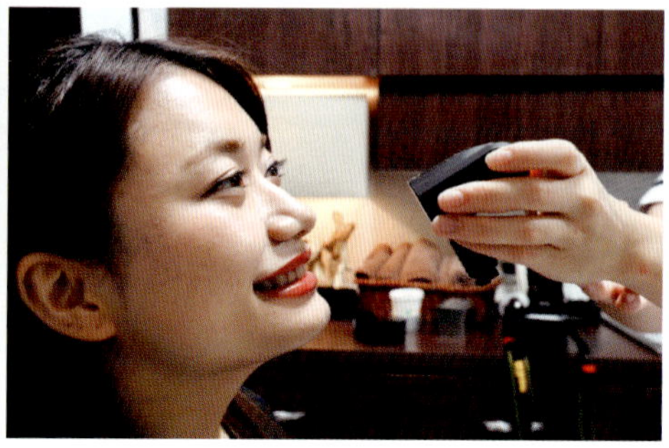

그림 30. 치아 표면의 요철을 뚜렷한 콘트라스트로 표현.
보철물의 질감을 치과기공사와 협의할 때도 효과적인 사진이 된다.

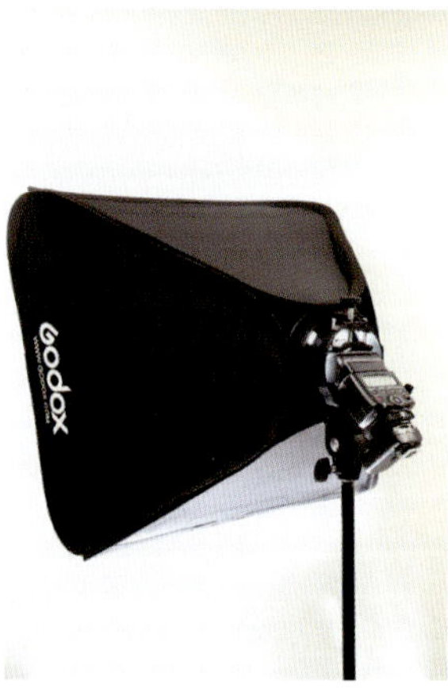

그림 31. 클립온 스트로보에 소프트 박스와 라디오슬레이브 장치를 장착.

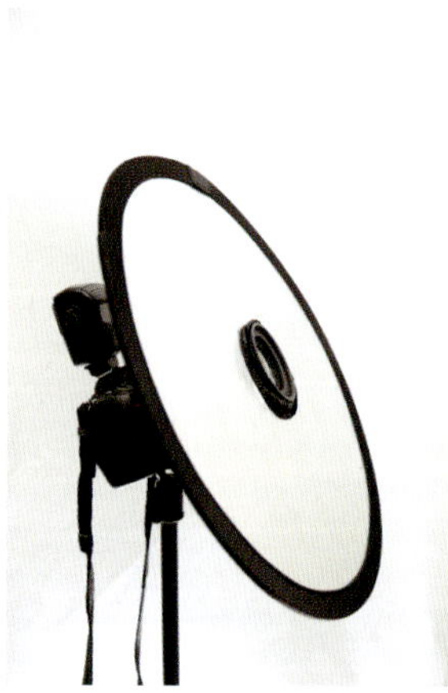

그림 32. 렌즈에 장착할 수 있는 도넛 모양 반사판.

2 입술의 감성적인 근접 사진

해외의 프레젠테이션 등에서는 증례발표에 입술 근접 사진으로 구색을 맞춰 감성적인 인상을 주는 경우가 많다. 그 촬영법의 일례를 소개한다.

(1) 사용 기자재

준비할 기자재는 항상 사용하는 카메라와 렌즈, 박스형 플래시와 라디오슬레이브용 통신 기기 그리고 링에 장착할 수 있는 구멍이 뚫린 원형 반사판이다(그림 31, 32). 플래시는 대형의 프로용 기자재가 아니라도 클립온 플래시가 1개 있으면 좋다. 최근에는 간이형 소프트 박스나 반사판 등의 카메라 기자재가 아마존 등에서 염가로 판매되고 있고, 간단하게 장착할 수 있도록 자유도도 증가했으므로 준비해 두면 매우 편리하다.

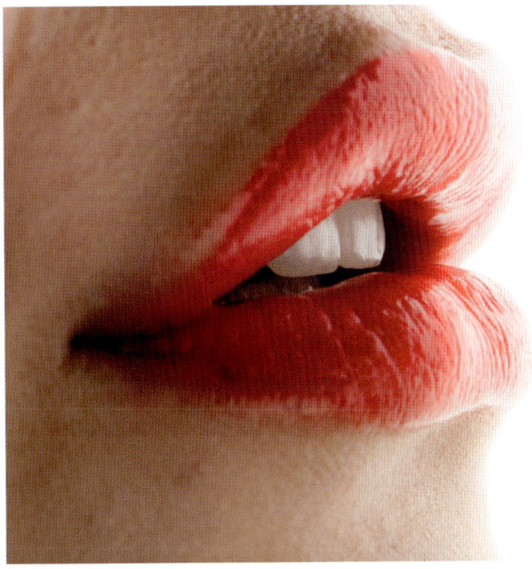

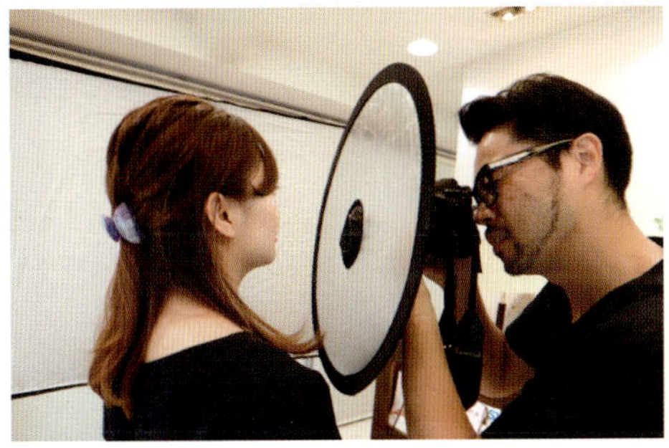

그림 33. 흰 배경의 입술 사진.
윗입술의 빛 반사에 의해 생생한 인상이 된다. 광원과 반사판을 가능하면 입술에 가깝게 하는 것이 촬영의 요령이다.

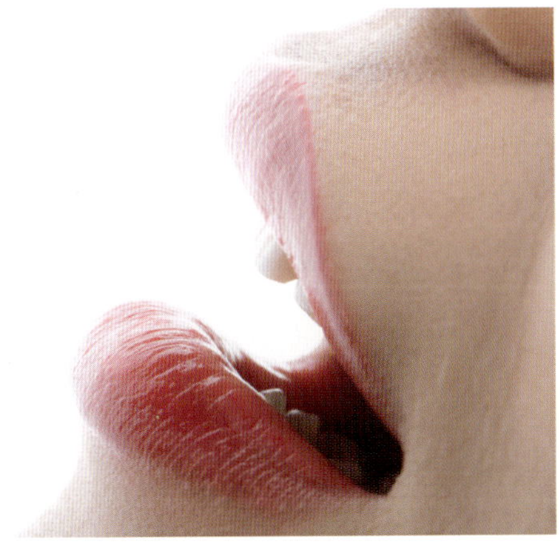

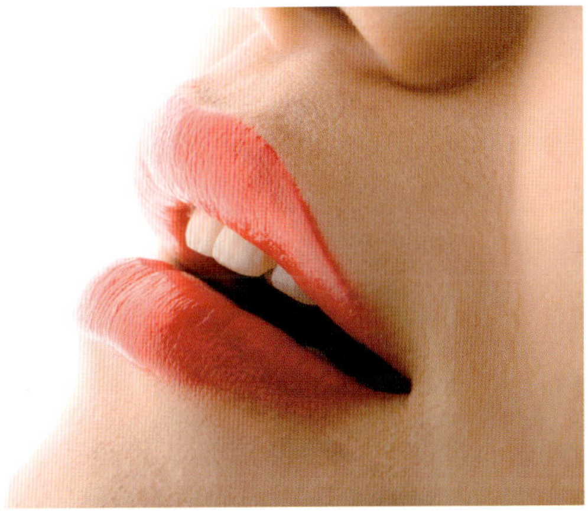

그림 34. 빛이 도는 방식에 따라 다양한 표현이 가능하다. 애써 제작한 보철물과 입술의 조화를 표현할 수 있으면 프레젠테이션에서도 효과적인 1장의 사진이 될 것이다.

(2) 촬영법

박스형 플래시 앞에 피사체를 세우고 반사판을 장착한 렌즈가 피사체의 입술을 향하게 한다. 이때 입술의 배경에 박스형 플래시가 배치되도록 한다.

플래시광량은 1/2~1/4, 카메라의 흰색 균형은 플래시광, 조리개값은 F12~14, ISO는 100~200, 셔터 속도는 1/125 정도로 설정해 촬영 상태나 광량에 따라 적절히 조정한다. 이렇게 촬영된 화상은 통칭 '화이트 백(white back)'이라 불리며, 생생한 인상이 되는 입술 사진이다(그림 33, 34).

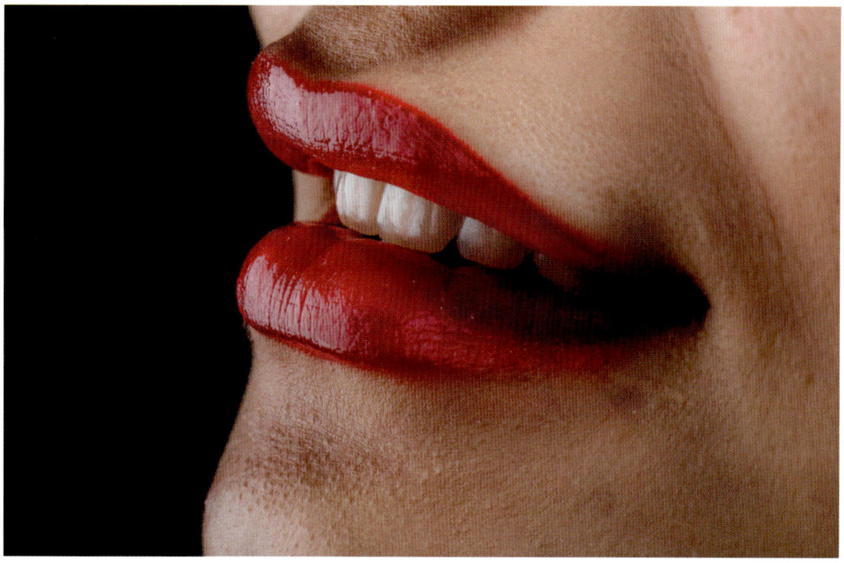

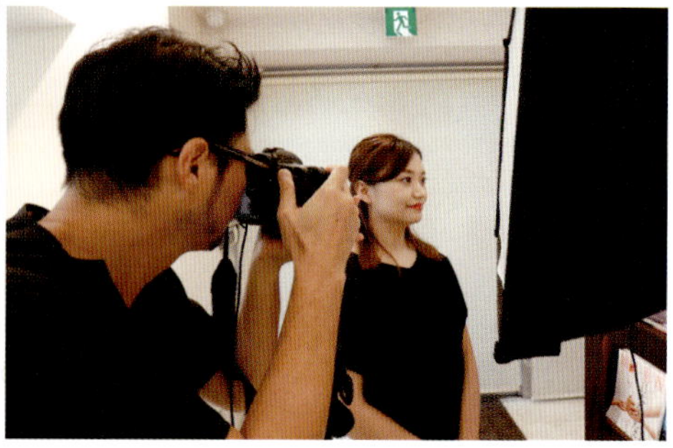

그림 35. 배경을 찍지 않고 검은 배경으로 하면 더 관능적인 입술 사진이 된다.

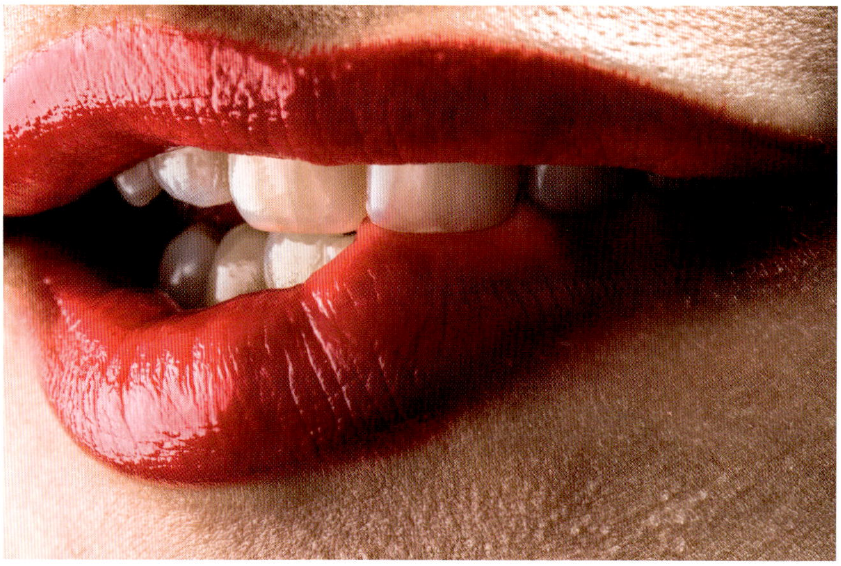

그림 36. 촬영하는 사람의 기호에 따라 나뉘는 부분이지만, 인상적인 입술 사진이 프레젠테이션을 더 좋게 하는 경우도 있다.

한편 박스형 플래시를 피사체의 비스듬한 전방에 위치시키고 포커스는 입술에 맞추는데, 배경에 아무것도 찍히지 않도록 해(등 뒤의 벽이나 구조물에서 3m 정도 떨어지면 좋음) 촬영한 사진을 통칭 '블랙 백(black back)'이라 부르는데 성숙한 분위기가 된다(그림 35). 이 촬영법에서 립스틱 색까지 깨끗하게 찍는 요령으로는, 가능하면 플래시 위치와 반사판의 위치를 입술에 가깝게(20~30cm) 하는 것이다.

빛이 도는 방식을 궁리하면 촉촉한 분위기의 입술과 전치의 콘트라스트를 강조한 촬영도 가능하다(그림 36). 이처럼 입술과 치아가 조화된 사진에는 촬영하는 사람의 기호에 따라 광원의 종류나 방향도 다양한 것이 있으므로, 좋아하는 촬영 화상을 얻을 수 있도록 궁리해 주시기 바란다.

마무리

초진 환자를 볼 때 맨 처음의 검사는 환자 면접이고, 환자의 주소를 듣는 단계에서 이미 한 가지의 진단 행위를 한다. 용모를 보고 확정 진단을 내릴 수는 없지만, 구강이라는 하나의 장기를 검사하는 데 있어서 안모에서 얻을 수 있는 정보는 생각 이상으로 많다. 이 정보들을 바탕으로 검사를 진행하기 위해서는 적절한 안모 사진을 촬영할 수 있는 기술이 필수일 것이다. 또한 증례 발표 기회가 있는 독자도 많을 것이라고 생각하는데, 거기에는 정확한 안모 사진을 비롯해 정밀한 검사·진단이 필요한 경우도 적지 않다.

또한 포트레이트 자체가 치과치료의 성공에 직접 영향을 주는 일은 거의 없다고 생각되지만, 요즘의 심미치과 가치관을 생각하면 환자의 술후 만족도를 향상시키기 위해서는 1장의 훌륭한 미소사진이 있으면 좋을 것이고, 이제부터는 이것이 필연이 될지도 모른다. 환자와 치과의사가 많은 시간을 함께해 만들어 낸 하나의 완성형으로서 그 사진이 갖는 공적은 결코 적지 않을 것이다. 대규모 설비를 갖추는 것은 어렵더라도 손쉽게 구입할 수 있는 기자재로 중요한 1장의 사진을 손에 넣을 수 있다면 이상적이지 않을까! 이 장의 내용이 거기에 일조한다면 기쁘겠다.

COLUMN

포트레이트 촬영에서 배경

스튜디오 등에서 사진을 찍어본 경험이 있는 분이라면 쉽게 상상할 수 있을 것이라고 생각하는데, 포트레이트 촬영에서는 배경이 중요하다. 규격사진이나 진단 자료가 되는 안모 사진에서는, 안모의 좌우 대칭성이나 동공간선 등 수평성을 평가하기 위해 가능하면 안모와 대비가 되는 배경을 이용하는 것이 바람직하다. 그러나 인상적인 포트레이트가 되려면 그것만으로는 안 된다고 생각한다(그림 A, B).

진료실이나 기공소에 여러 개의 조명이나 높은 천장의 스튜디오 같은 설비가 있는 환경이라면 배경에도 다양한 선택지가 가능하다. 그러나 체어사이드 등 한정된 공간에서 촬영할 때는 준비할 수 있는 기자재도 제한을 받는 경우가 많다. 여기서는 체어사이드라는 제한된 공간에서 포트레이트를 촬영하는 경우의 배경에 대해 필자의 생각을 서술하고자 한다.

통칭 '화이트 백'이라 불리듯이, 배경에 흰색을 설치하면 생생한 분위기와 환자의 웃는 얼굴이 매우 빛나는 촬영이 가능하다. 많은 빛을 확산시킬 수 있기 때문에 살갗이 매끄러워지고, 또한 주름이나 쓸데없는 음영을 배제할 수 있다는 점에서 피사체가 여성인 경우는 흰 배경이 적합하다고 할 수 있다. 그러나 일반적인 촬영에서는 피사체의 그림자가 찍히므로 그림자를 지우기 위해 여러 가지 궁리가 필요하다. 공간적인 여유가 있으면 피사체와 벽의 거리를 넓히거나 배경에 플래시광을 조사해 그림자를 날리는 '브라운 아웃'과 같은 촬영도 가능하지만, 그러기 위해서는 기자재가 필요하다(그림 C~G). 필자의 촬영 환경에서는 피사체와 배경 사이에 넓은 공간을 확보할 수 없으므로 투영용 스크린과 같은 반사가 적은 천을 설치한다.

피사체가 남성인 경우는 얼굴에 음영이 생기면 남성적인 인상을 강하게 할 수 있으므로 배경으로 어두운 색이나 그러데이션을 이용하는 경우가 많다. 흑백으로 촬영하면 음영을 더 강조할 수 있고, 색조에 사로잡히지 않는 미소사진도 촬영이 가능하다(그림 H). 또한 일부러 반사가 적은 어두운 배경색을 소재로 하는 것도 하나의 방법이다. 피사체의 내면적인 개성이 스며 있는 촬영 화상을 좋아하는 필자는 검은 배경에서 포트레이트를 촬영하는 경우도 많다(그림 I). 이렇게 하면 그림자가 생기는 것을 의식할 필요도 없다는 점에서 한정된 공간에서 촬영할 때의 스트레스는 크게 줄 것이다. 그러나 피사체의 머리카락이 검은 경우는 머리카락이 배경과 동화되어 피사체가 도드라지지 않는다는 어려움도 있다. 필자는 치료 후의 인상적인 미소에 중점을 두므로 머리카락의 색에 대해서는 그다지 의식하지 않지만, 프레젠테이션에 사용한다면 각자의 촬영 환경에서 궁리를 해서라도 흰 배경이나 밝은 색의 배경으로 촬영하는 것이 좋을 것이다.

최근의 프레젠테이션 프로그램에서는 배경을 마스킹 할 수 있는 도구도 있는데, 포트레이트 사진을 그 도구로 마스킹 하면 머리카락 주변 등이 거칠게 처리되는 경우가 많다. 가능하면 그러한 부분도 확실히 인식해서 촬영하는 것이 바람직하다.

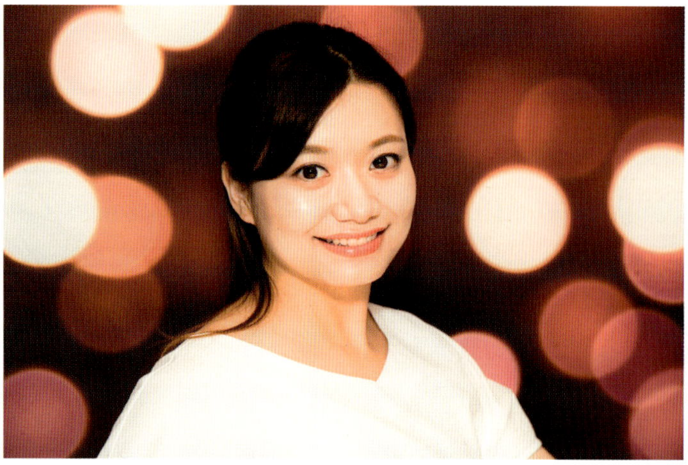

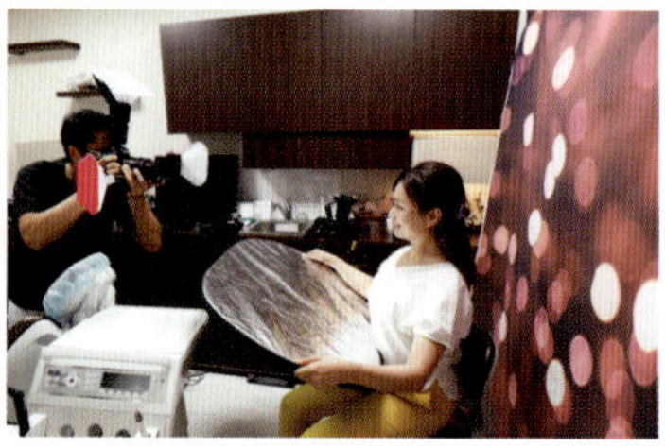

그림 A, B. 배경으로 이용할 수 있는 시판하는 천에는 여러 가지가 있고, 설치도 간편하므로 포트레이트 이미지를 변화시키고 싶은 경우에는 유용하다.

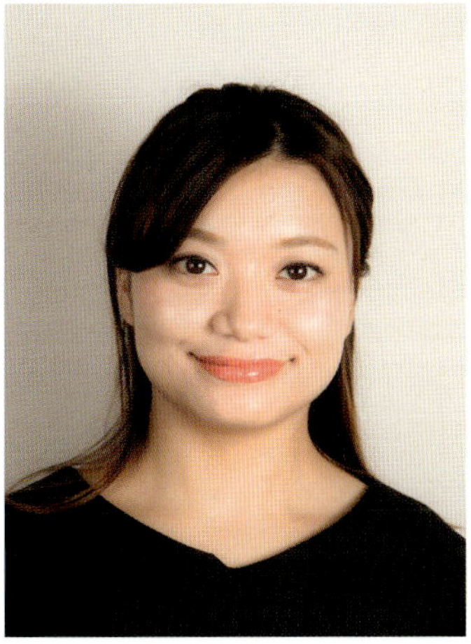

그림 C. 단지 흰 배경에서는 그림자가 찍힌다.

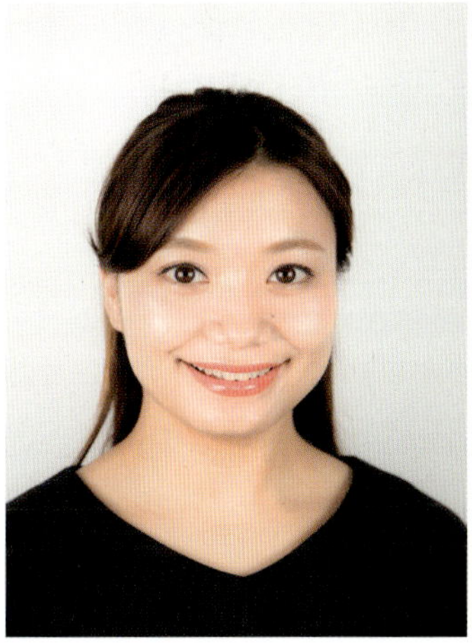

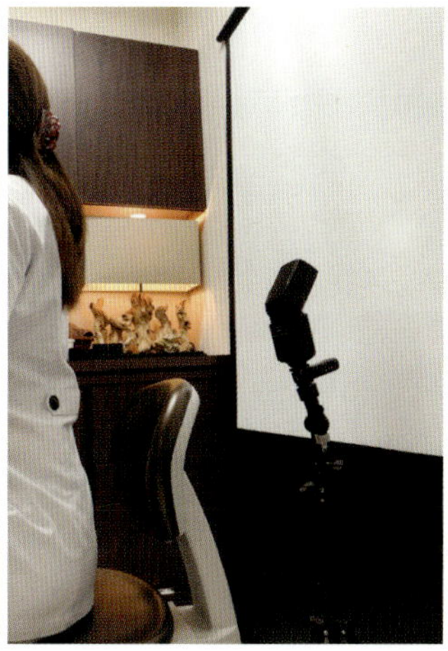

그림 D, E. 플래시 1개가 등 뒤를 향하도록 해서 배경을 브라운 아웃시키면 표정을 또렷하고 도드라지게 만들 수 있다.

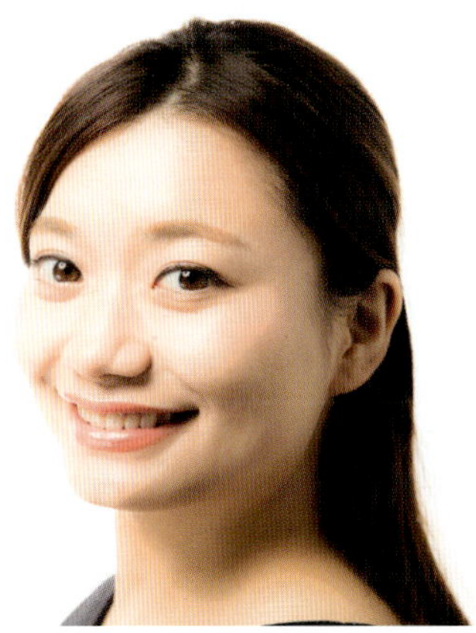

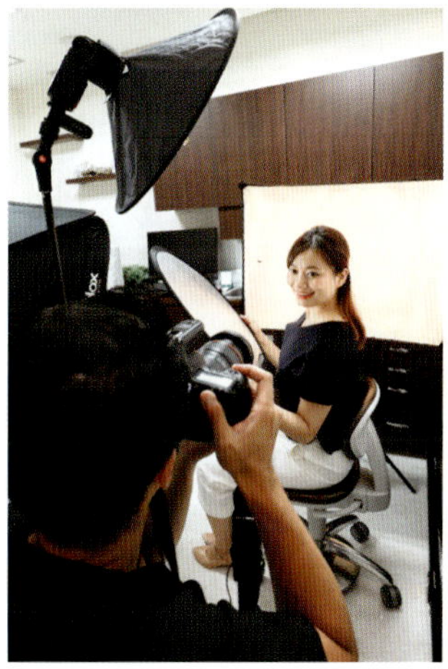

그림 F, G. 플래시광을 배경에서 조사하면 생생하고 반짝반짝한 표정을 찍을 수 있다. 최근 해외 강연자가 좋아하는 방법이다.

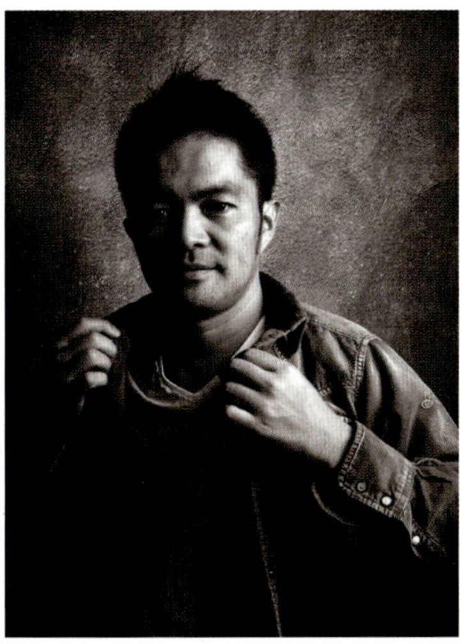

그림 H. 음영을 살린 흑백사진은 인간성이 배어 나오게 할 수 있다.

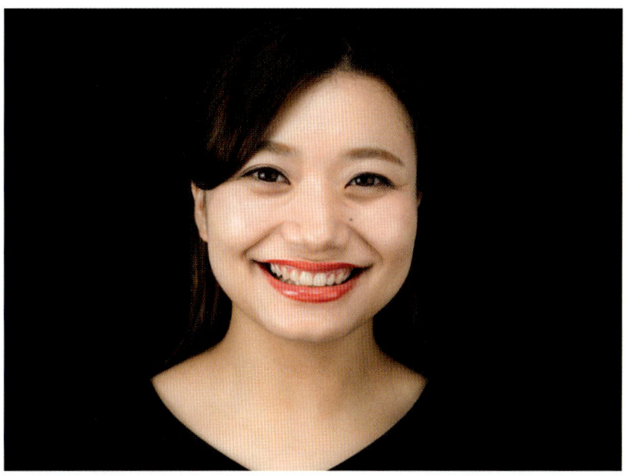

그림 I. 검은 배경은 윤곽을 도드라지게 하고, 표정과 치열에 시선이 집중되게 할 수 있다. 필자는 검은 배경을 즐겨 사용한다.

II
촬영편

CHAPTER
07

특수사진 촬영

Yoshifumi Matsumoto (松本圭史) · Kazuyuki Kouzuma (上妻和幸) · Kazuaki Ito (伊藤和明)

해외 학회나 프레젠테이션에서 눈길을 끄는 사진을 볼 때가 있다. 이러한 사진은 임상 조작이나 수술 순서 사진과는 관계없는, 말하자면 '의미 없는 사진'인 경우도 많다. 그러나 이 사진들을 효과적으로 사용함으로써 프레젠테이션이 화려해지고 전체적으로 '좋은 프레젠테이션이었다'는 인상을 청중에게 심어줄 수도 있다. 한편 이러한 사진이 너무 많으면 '무엇을 말하고 싶은 걸까?'와 같은 인상이 남아 알맹이가 없는 프레젠테이션이 될 것이다.

이 장에서는 특수사진의 촬영법을 몇 가지 소개한다. 임상과는 직접 관계가 없는 사진도 있으므로, 먼저 구강 내 사진을 얼추 찍을 수 있게 되고 나서 도전해 보기 바란다.

촬영 기자재

촬영 기자재는 구강 내 사진과 동일한 사양으로 찍는데, 이러한 촬영에서는 플래시를 효과적으로 사용하는 것이 필수이다. 필자가 사용하는 기자재를 몇 가지 소개하고자 한다.

특수 촬영에서는 플래시를 카메라 본체에 장착해 조사하는 것이 아니라 외부 플래시로서 여러 가지 각도에서 조사할 필요가 있다. 필자는 외부 플래시에 바운서를 설치해 촬영하는 경우가 많다(그림 1). 또한 뒤에 서술하는 클로즈업 사진이나 자연치의 오팔효과를 표현한 사진에 이용하는 촬영 기자재에 대해서는 그 항목을 참조하기 바란다.

촬영법

1 치아의 표면 형태나 stippling 등 세세한 구조까지 표현한 사진

그림 2는 Chapter 0에서도 보인 사진인데, 자연치의 아름다움과 보통의 육안으로는 거의 보이지 않는 stippling을 표현하고 있다. 일반적인 방법인 정면에서 링 플래시를 조사하면 음영이 생기지 않아 치아의 표면 형태와 stippling 같은 세세한 구조까지 표현하는 것이 불가능할 것이다.

촬영법은 먼저 환자에게 리트랙터를 잡게 하고 카메라를 옆에서 준비한 후, 외부 플래시에 바운서를

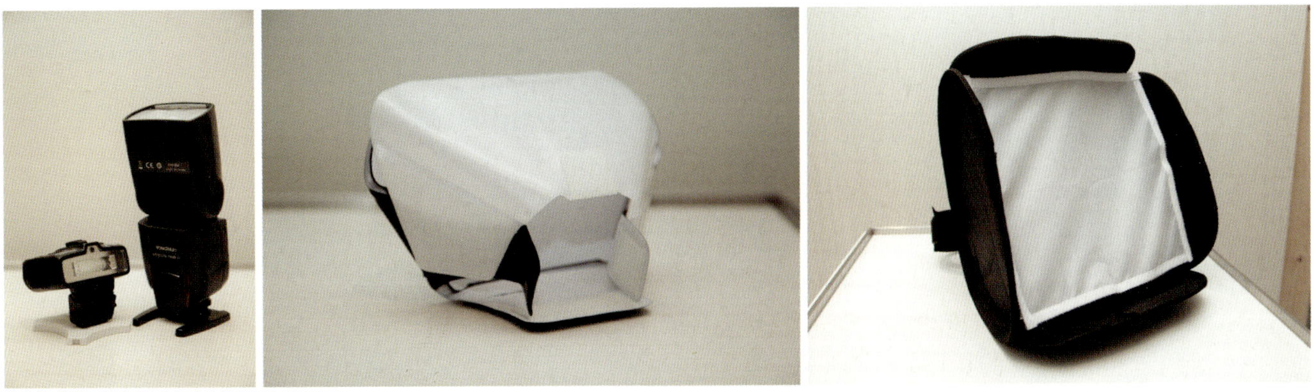

그림 1. 이 장에서 사용하는 플래시와 바운서.
외부 플래시(Yongnuo Speedlight YN560 Ⅳ, 니콘 무선 모드 Speedlight SB-R200), 바운서(LumiQuest 80-20), 디퓨저(Meking 스트로보용 소프트 박스 23cm).

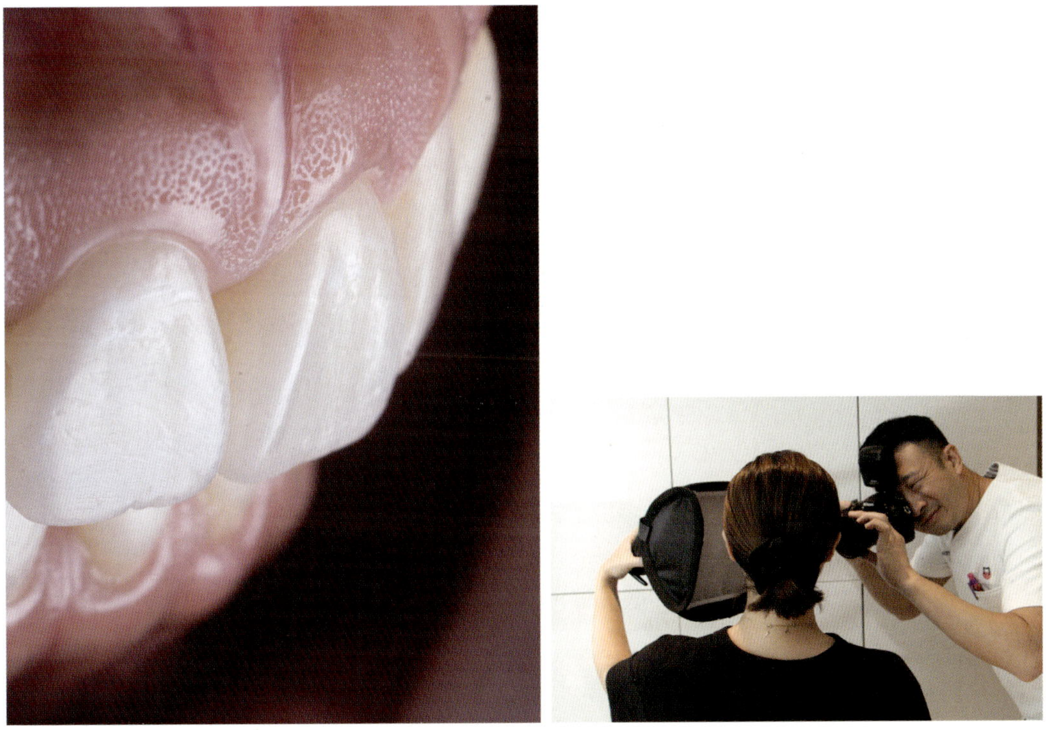

그림 2. 치아의 표면 형태나 stippling 등 세세한 구조까지 표현한 사진.

이용해 촬영한다. 이 촬영법은 Ⅱ편 Chapter 6의 입술 촬영에서도 보였듯이 환자와의 위치 관계는 변하지 않지만 플래시를 조사하는 위치가 조금 차이나는 것만으로도 전혀 다른 표현이 된다.

2 자연치에 본딩하는 순간을 환상적으로 표현한 사진

그림 3은 자연치에 본딩하는 순간을 환상적으로 표현해본 것이다. 플래시 조사의 음영에 의해 자연치의 미묘한 요철, 그리고 마이크로 브러시의 털끝까지 표현할 수 있었다. 실제 임상 조작(구강 내)의 촬영은 아니지만 프레젠테이션 등에는 사용할 수 있을 것이다.

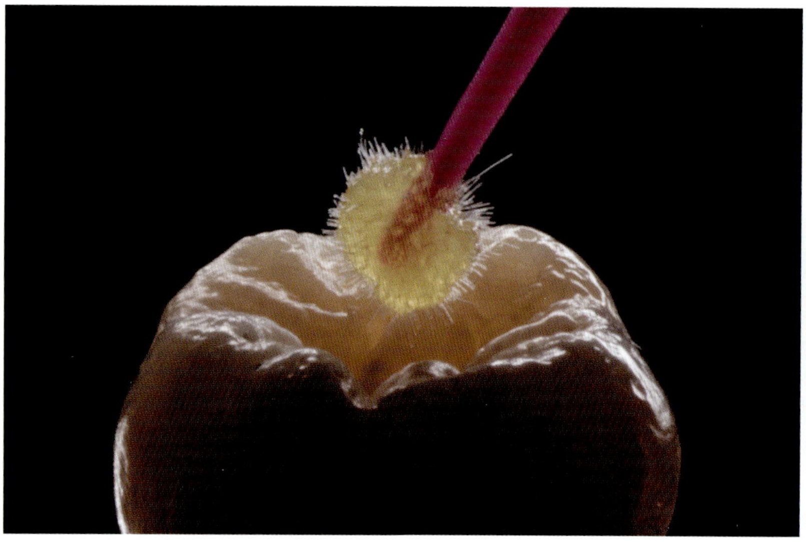
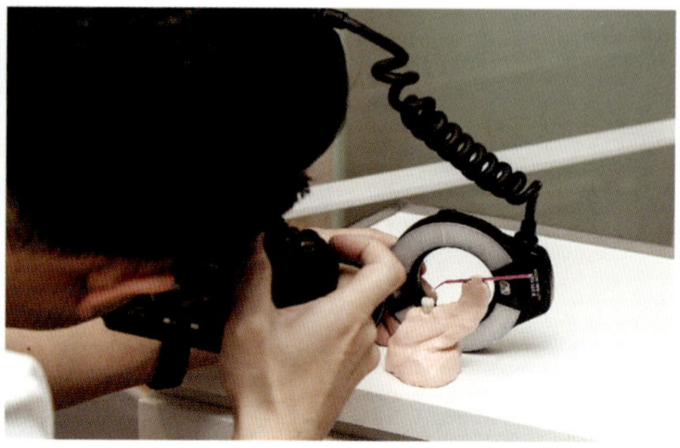

그림 3. 자연치에 본딩하는 순간을 환상적으로 표현한 사진.

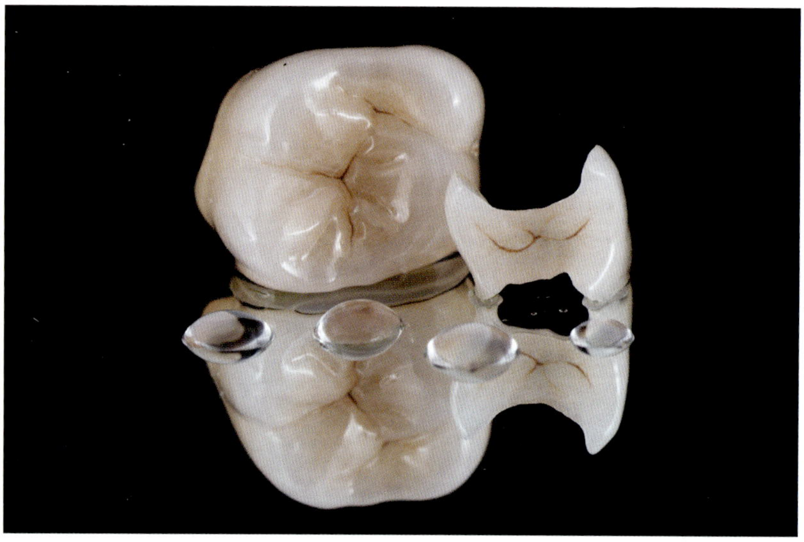
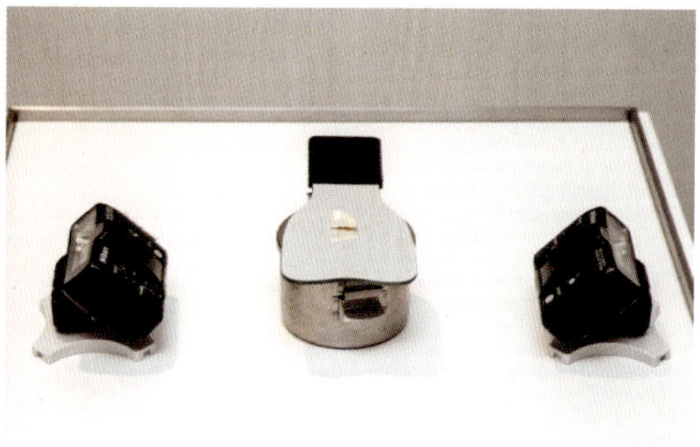

그림 4. 보철물의 아름다움을 표현한 사진(촬영용 박스는 사진을 찍기 위해 뺐음).

촬영법은 먼저 자연치와 마이크로 브러시를 고정한다. 그리고 카메라에서 링 플래시를 빼고 후방에서 플래시광을 조사한다. 그리고 검은 배경이 되어 있는데, 자동적으로 블록 업이 되기 때문에 검은 천 등을 이용하지 않아도 검은 배경이 된다.

3 보철물의 아름다움을 표현한 사진

그림 4는 보철물의 아름다움을 표현한 사진이다. 물을 추가함으로써 마치 수면에 떠 있는 것 같은 사진이 되었다고 생각한다. 또한 그림 2, 3의 사진과는 달리 그림 4의 사진에서는 그림자가 전혀 없는 것에 주목하기 바란다.

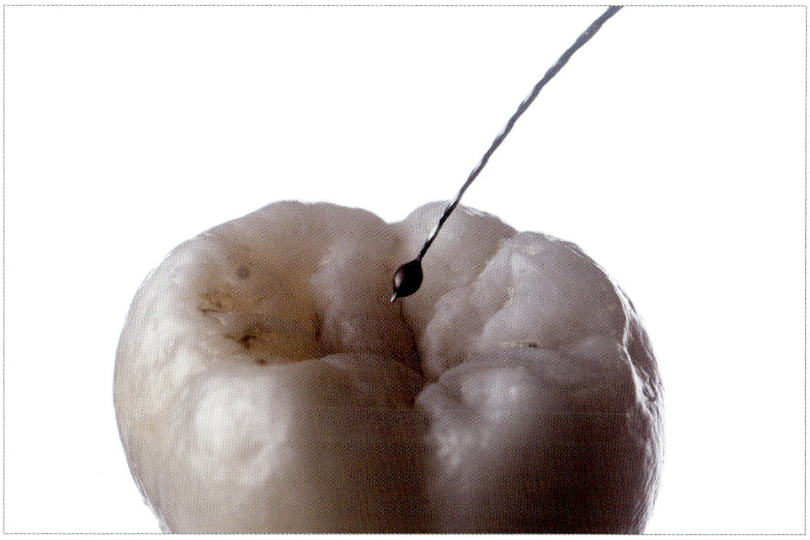

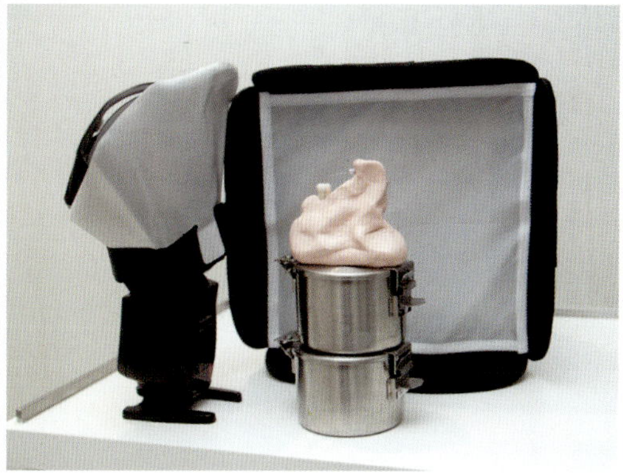

그림 5. 자연치에 스테인을 하는 사진.

촬영법은 촬영용 박스를 준비하고, 보철물을 구강 내 촬영용 거울 위에 올린 후 보철물 주변에 스포이트로 물방울을 만들었다. 플래시는 옆에 두는데 보철물과는 반대 방향을 향하도록 한다. 이번에는 검은 배경으로 찍고 싶었으므로 배경에 검은 천을 두고 촬영했다. 옆에서 빛이 들어오고 촬영용 박스에 의해 바운스되었기 때문에 그림자를 없앨 수 있었다.

흰 배경으로 찍고 싶다면 배경에 흰 천을 두고 후방에 플래시 1개가 더 필요하다.

4 간편하게 흰 배경을 만드는 방법

촬영용 박스를 사용하지 않고 간편하게 흰 배경을 만드는 방법을 소개한다. 그림 5는 자연치에 스테인을 하는 모습이다. 이 사진도 임상과는 관계없지만 다이렉트 본딩 등의 프레젠테이션에 이용할 수 있을 것이다.

촬영법은 외부 플래시를 2개 준비하고 각각에 디퓨저를 장착한다. 1개는 뒤에서, 다른 1개는 옆에서 조사하고 촬영했을 뿐이다.

5 클로즈업 사진

2017년 5-D FST 주최 강연회에 남미 에콰도르의 Kenneth Valladares 씨를 초청했을 때, 가지고 있는 렌즈가 표준렌즈라 하더라도 카메라 바디에 거꾸로 렌즈를 장착함으로써 극도로 클로즈업된 고배율 접사 사진을 간단히 촬영하는 방법이 소개되었다(그림 6). 그 방법에 대해 함께 살펴보자.

렌즈를 거꾸로 장착하면 당연히 전자 접점의 접촉이 없어지므로 포커스는 매뉴얼이 된다. 조리개값 변경은 링 자체에 조리개 링이 부착된 것이라면 적당할 때 변경할 수 있지만, 니콘 G 타입에 근거해 제작되어 마운트 부분에 조리개 기구가 조합된 렌즈에서는 특별한 궁리가 필요하다. 그림 7은 Kenneth 씨가 추천하는 해외 제품(전자 접점이 부착된 리버스 어댑터)을 사용해 촬영한 것이다.

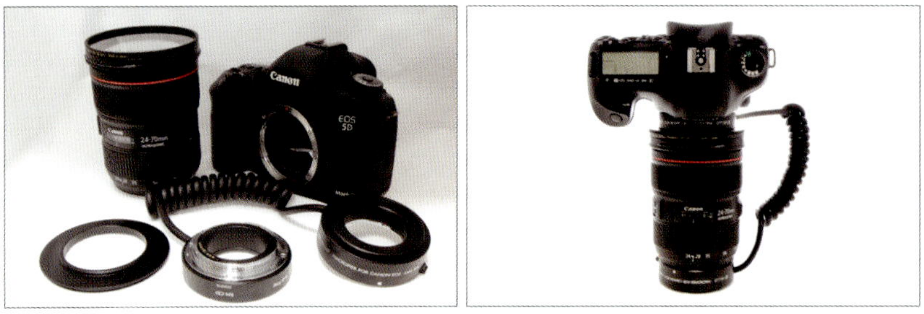

그림 6. 전용 어태치먼트 링이 필요하다. 니콘이나 캐논에는 렌즈를 거꾸로 장착할 수 있는 순정의 리버스 어댑터가 있다. 가지고 있는 렌즈 직경에 따라서는 스텝업 링 또는 스텝다운 링이 별도로 필요하다.

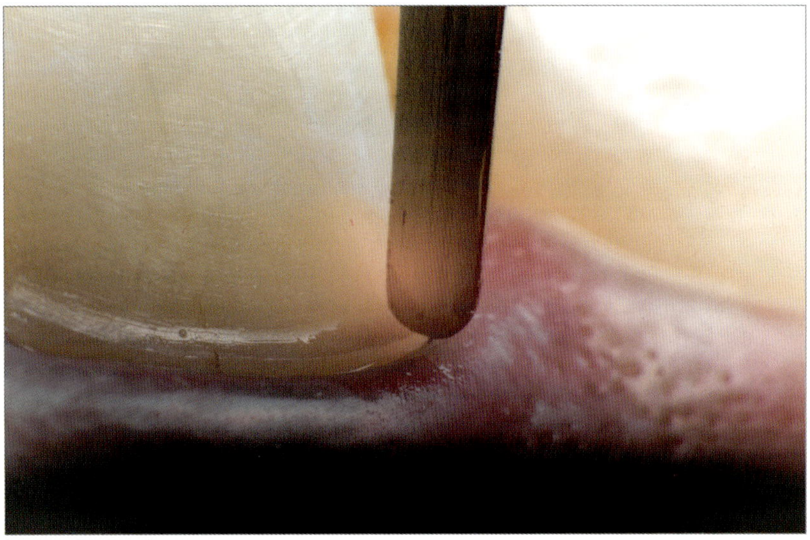

그림 7. 클로즈업 사진.
카메라가 장착된 현미경으로 촬영한 것보다 입체적이고 사진에서 깊이와 질감을 느낄 수 있다.

조리개를 설정해 초점을 맞추기 위해서는 약간의 기량이 필요하기 때문에, 카메라가 장착된 현미경이 있는 분이라면 그것으로 촬영하는 것이 간편하다고 느낄 수도 있다. 하지만 이 방법이 현미경으로 촬영한 것보다 깊이와 질감이 느껴지는 사진으로 촬영된 것을 알 수 있다.

6 빨간 입술 콘트라스트 사진

여기에서 설명하고자 하는 촬영법과는 다른 내용이지만 입술의 빨간색을 강조한 감성적인 사진의 작성방법을 설명한다. RAW 데이터를 현상(필자는 포토샵의 Camera Raw를 사용, 상세한 것은 Ⅲ편 Chapter 1 참조)할 때 빨간색의 채도·휘도(밝기)를 높이고, 다른 부분의 채도를 낮추는 것만으로 간편하게 작성할 수 있다(그림 8). RAW 데이터로 촬영할 필요가 있지만 다양하게 대응할 수 있는 테크닉이고, 프레젠테이션의 악센트로서 예술적인 1장의 사진을 비추고 싶은 경우 등에 유용하다.

7 자연치의 오팔효과를 표현한 사진

자연치를 얇게 갈고, 2장의 편광필터를 이용해 촬영하면 자연치의 오팔효과를 표현한 사진을 얻을 수 있다(그림 9).

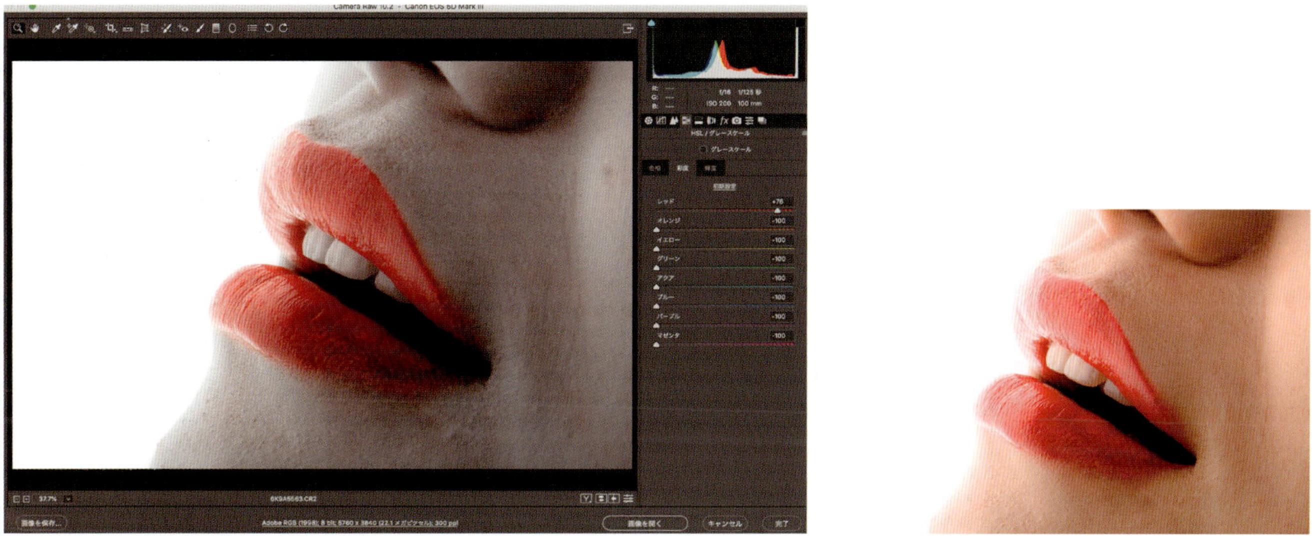

그림 8. 빨간 입술 콘트라스트 사진과 원본 화상.

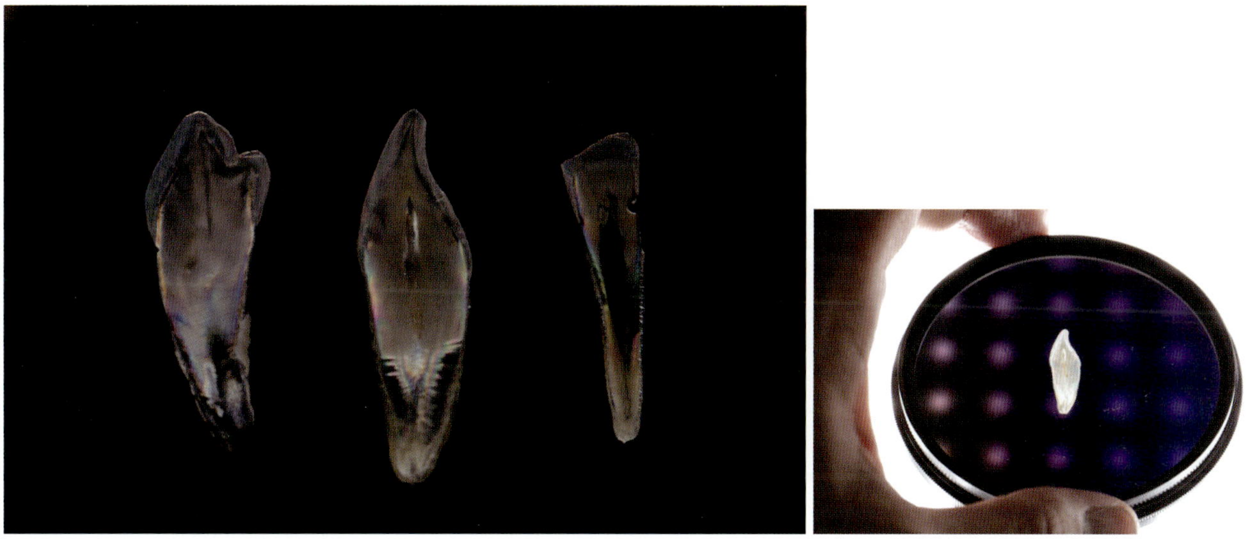

그림 9. 자연치의 오팔효과를 표현한 사진.

마무리

마지막으로 소개한 클로즈업 사진과 자연치의 오팔효과를 표현한 사진을 제외하고, 특수한 기자재를 이용한 것은 아니다. 다만 플래시의 강약, 거리, 방향에 따라 사진의 노출이나 색감이 크게 변한다는 점을 이용했을 뿐이다. 이러한 사진은 임상과는 직접 관계가 없는 사진이지만 촬영해 활용함으로써 독자 선생님의 프레젠테이션이 청중을 끄는 데 일조한다면 기쁠 것이다.

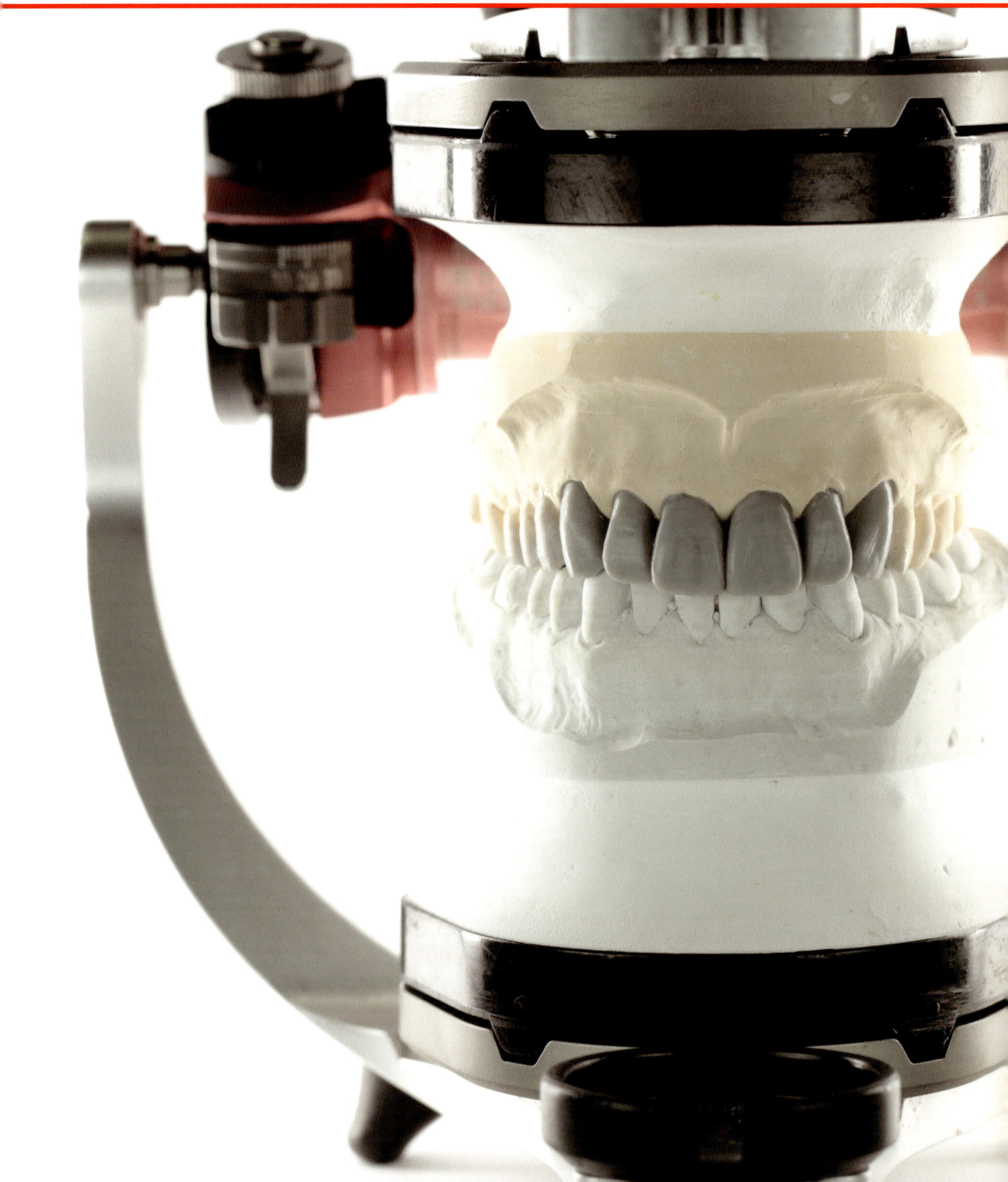

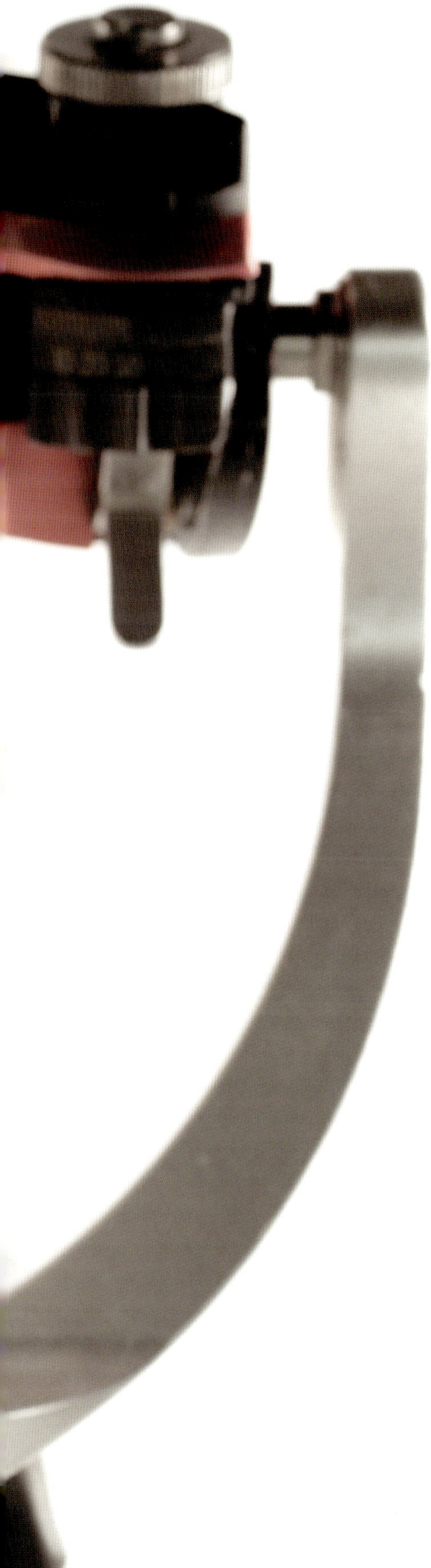

III 활용편

상세한 설정을 했다고 해도, 육안으로 본 색감 등을 촬영한 그대로의 화상에서 충실히 재현하는 것은 어렵다. 따라서 화상의 보정이 필요하다. 또한 임상사진을 프레젠테이션에 이용하는 분도 많을 것이라고 생각하는데, 정합성이 높은 프레젠테이션으로 만들기 위해서는 일련의 슬라이드에서 화각이나 밝기 등이 통일된 화상을 사용하는 것이 필수적이라고 해도 과언은 아니다. 그리고 배경을 제거한 화상 등을 이용한 특수한 슬라이드를 비추면 프레젠테이션에 악센트나 생동감을 추가하는 것도 가능하다. 마지막인 활용편에서는 화상의 보정방법과 특수한 슬라이드 작성방법에 대해 소개한다.

III
활용편
CHAPTER 01

사진의 보정

Yoshifumi Matsumoto (松本圭史)

현재 우리가 사용하는 카메라는 거의 100%가 디지털 카메라라고 할 수 있지 않을까? 필름 카메라는 필름이나 현상에 비용이 드는 데다 촬영한 화상을 그 자리에서 확인할 수 없어 현상하고 나서 후회하는 경우도 있으므로, 일부 프로 사진가를 제외하고는 사용빈도가 적다고 느낀다. 한편 디지털 카메라는 그 자리에서 확인할 수 있으므로 심하게 노출이 부족한 화상을 촬영하는 일과 같은 실패는 거의 사라졌다.

그러나 디지털 카메라의 질이 아무리 향상되었다고 해도, 자신(술자)이 육안으로 본 그대로의 색감을 촬영한 그대로의 화상으로 상대(치과기공사, 환자)에게 전달하는 것은 곤란하다. 따라서 사진의 '보정'이 필요하게 된다. 보정은 전용 프로그램을 이용하기 때문에 어렵다고 생각하기 쉬운데, 세세한 조정은 거의 필요 없고 노출이나 색온도 등을 조정하는 것만으로도 충분히 질이 좋은 사진으로 보정할 수 있다.

이 장에서는 사진 보정 프로그램을 사용해 구강 내 사진을 더 고급스러운 '매료되는 구강 내 사진'으로 만드는 보정방법에 대해 설명한다.

사진의 보정과 가공

학회나 강연회 등에서 "이 사진은 보정을 너무 많이 했다.", "이 사진은 너무 부자연스럽다." 등과 같은 이야기를 듣는 경우가 있다. 분명 이러한 사진이 깨끗하고 임팩트가 있는 사진일 수도 있다. 그러나 보는 사람이 이상하게 생각하면 그 사진은 '부자연스러운' 것이고, 보정이 아니라 가공되었을 가능성이 있다. 그림 1에 보정과 가공의 의미를 보인다. 여기서도 알 수 있듯이 둘 사이에는 하는 조작이 전혀 다르다. 임상사진에서 가공은 결코 해서는 안 되는 조작이지만, 보정은 자기가 보고 느낀 그대로의 것을 사진으로 기록해 두기 위한 필수적인 조작이라고 할 수 있다. 예를 들어 색조선택을 위한 사진이 심하게 어둡거나 색온도가 이상한 사진인데도 불구하고 보정하지 않으면, 치과기공사는 그 사진으로 보철물을 제작할 수밖에 없다. 그 결과 어떠한 보철물이 될지는 명백하지 않을까? 필자는 적당히 보정된 사진을 치과기공사에게 보내는 것이 술자로서 최소한의 '예의'라고 생각한다.

가공	보정
원료나 재료에 손을 대 새로운 것으로 만드는 것	부족한 부분을 보완하고 잘못을 수정하는 것
• 전치부 증례에서 전치의 치관길이를 변경한다. • 세라믹으로 보철된 치아를 인접치 색에 맞추어 색감을 변경한다. • 치간유두의 높이를 변경한다. • 치경선의 위치를 변경한다. ⋮	• 사진의 전체적인 노출을 변경한다. • 사진 전체의 색온도를 변경한다. • 사진에 찍힌 렌즈의 먼지를 제거한다. • 렌즈에 의한 수차를 수정한다. ⋮

그림 1. 가공과 보정.

보정 프로그램

사진을 보정하기 위해서는 전용의 보정 프로그램이 필요하다. 다양한 프로그램이 시판되는데, 주로 사용되는 것은 라이트룸(Lightroom)과 포토샵(Photoshop)(모두 Adobe)이다. 둘 사이의 차이에 대해서는 Adobe의 HP에도 있는 것처럼 라이트룸이 현상 프로그램이고, 포토샵이 편집 프로그램이라고 인식하면 좋을 것이다. 다시 말해서 하루에 촬영한 RAW 화상을 한꺼번에 현상하고 싶은 경우 등은 라이트룸이 적합하지만, 치과의사는 그렇게 많이 촬영하는 것이 아니므로 포토샵으로 편집하는 것만으로도 충분하다고 생각한다.

참고로 필자는 라이트룸으로 대략 편집하고 포토샵으로 세세하게 편집하는데, 여기서는 지면 관계로 포토샵 편집에 중점을 두어 설명하고자 한다.

화상의 보존 형식

1 RAW 화상과 JPEG 화상

RAW 화상에 대해서는 이 책에서 몇 번이고 다루었는데, 여기서 상세히 설명하고자 한다. RAW 화상(Raw image format)이란 미현상 데이터 이른바 '날것'의 상태를 의미하며, 필름 카메라로 이야기하면 네거티브(음화) 상태라고 할 수 있다. 네거티브 필름을 머리에 떠올려보면 이해하기 쉬운데, 그대로는 사진으로서 볼 수 없고 현상이라는 처리가 필요하다. 디지털 카메라에서도 마찬가지로 RAW 화상은 현상을 할 필요가 있고, 현상을 거친 것이 JPEG 화상이다. 육안으로는 둘 사이의 화질 차이를 그다지 느낄 수 없으므로, 구강 내 사진을 촬영하는 대부분의 선생님들은 JPEG 형식으로 촬영할 것이라고 생각한다(그림 2). 그러나 JPEG 화상은 보정하면 화질이 크게 저하되므로 구강 내 사진은 RAW 화상으로도 촬영해야 한다. 둘의 장단점을 표 1에 보인다.

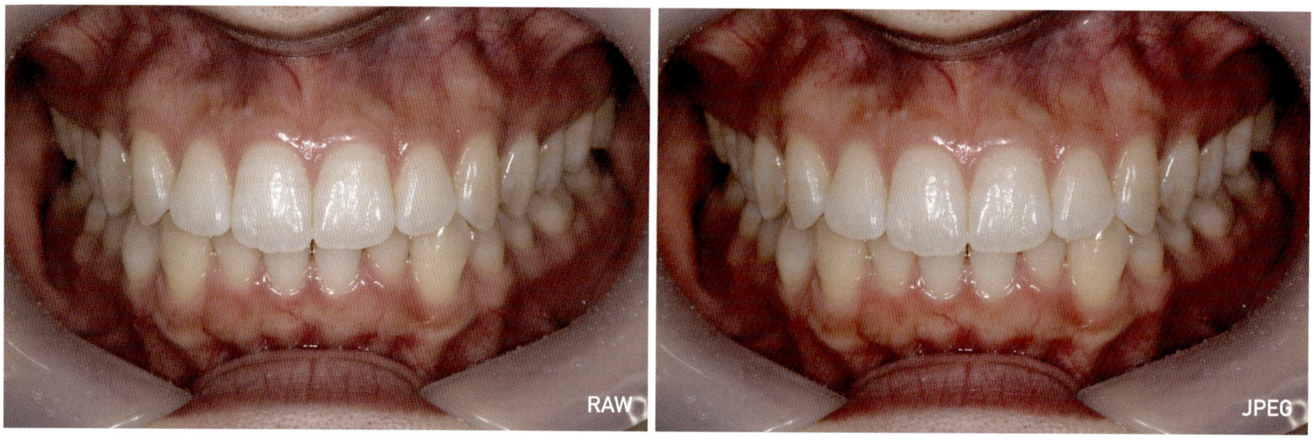

그림 2. RAW 화상과 JPEG 화상.
요즘의 디지털 카메라는 육안으로 그다지 화질에 차이가 없는 것처럼 보이지만, JPEG 화상에서 보정하면 화질이 크게 저하된다.

표 1. RAW 화상과 JPEG 화상의 장단점

	장점	단점
RAW 화상	• 매우 고화질이다. • 편집 후에도 화상 데이터의 질이 저하되지 않는다.	• 화상 데이터가 무겁다. • 전용의 현상 프로그램이 필요하다.
JPEG 화상	• 화상 데이터가 가볍다. • 화상 데이터의 이동 등이 쉽다.	• 편집하면 화질이 떨어진다. • 화질이 RAW 화상보다 떨어진다.

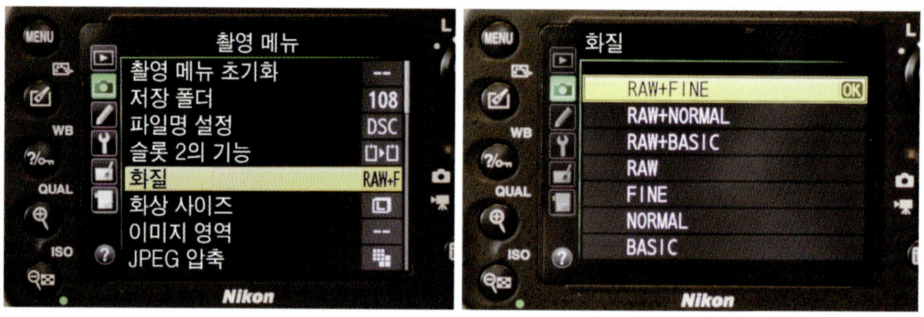

그림 3. 화질의 선택.
'메뉴 버튼'을 누르고 '화질'을 선택한다. 필자는 'RAW+FINE'을 선택하는데, 한 번의 셔터로 RAW 화상과 JPEG 화상의 2장이 기록된다.

2 RAW 형식 촬영의 설정

여기서는 필자가 사용하는 니콘 D600에서 RAW 형식 촬영의 설정을 보인다. 다른 카메라도 버튼의 위치 등은 다르지만, 설정방법은 대부분 동일하다. 카메라 뒷면의 '메뉴 버튼'을 눌러 그림 3과 같이 '화질'을 선택한다. 필자는 'RAW+FINE'을 선택하는데, 한 번의 셔터로 RAW 화상과 JPEG 화상의 2장이 기록된다. 필자는 이 설정에서 촬영해 두고 그다지 중요하지 않은 데이터는 JPEG 화상만 남긴다.

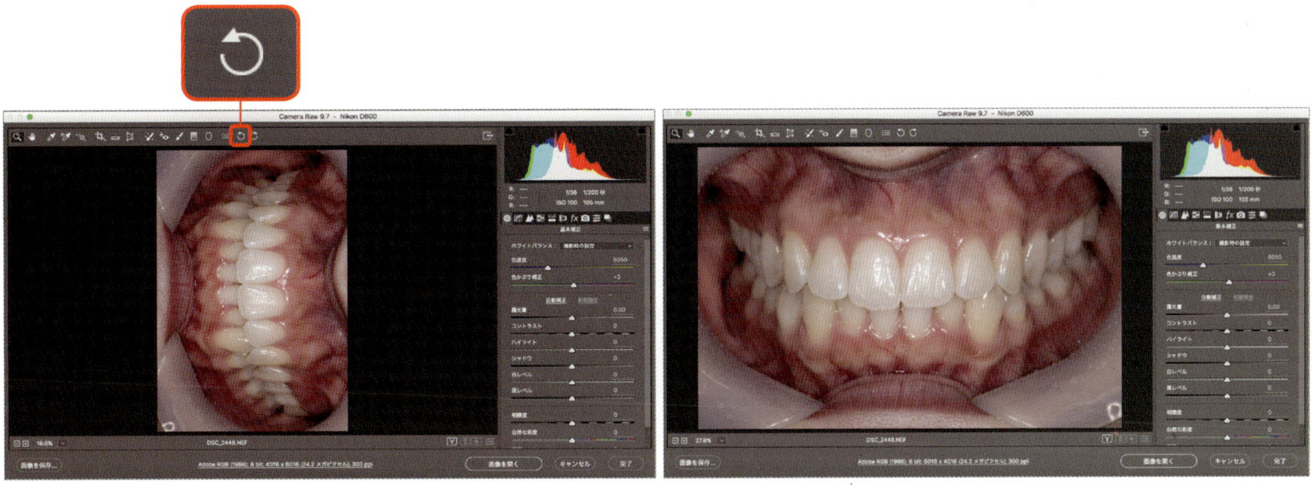

그림 4. Camera Raw가 열린 상태.
먼저 위쪽 툴바의 마크를 이용해 사진을 회전시키고, 이 화면의 표시대로 위에서 아래의 순서로 보정해 간다.

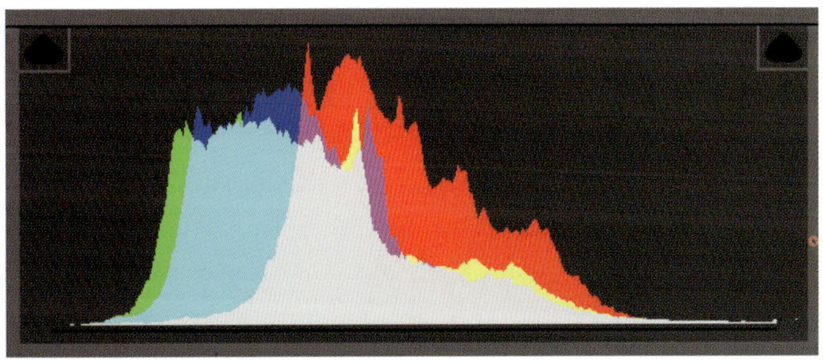

그림 5. 히스토그램.
이 화상은 히스토그램이 왼쪽에 치우쳐 있으므로 노출이 적고, 어둡다는 것을 알 수 있다.

포토샵에서 현상

포토샵은 프로가 사용하기 적합한 편집 프로그램인데, 세세한 설정이나 조작을 알지 못해도 현상과 보정을 할 수 있으므로(필자도 결코 잘 하지 못함), 비교적 간단한 현상과 보정방법을 소개한다. 먼저 RAW 화상을 포토샵에서 열면 Camera Raw(Adobe)라는 프로그램이 열린다(그림 4). 이 프로그램은 포토샵의 플러그인이고 RAW 화상의 현상 프로그램이다. 필자는 포토샵에서 현상부터 편집까지 하는 경우는 Camera Raw에서 대략 보정해 현상하고, 포토샵에서 세세하게 보정한다(라이트룸은 현상 프로그램이므로 이것을 이용하면 세세한 현상 조작을 할 수 있음). 아래에 필자가 실제로 하는 현상방법을 보인다.

1 히스토그램(histogram)

디지털 화상은 픽셀이라는 작은 점으로 이루어져 있다. 히스토그램은 픽셀의 분포를 보이는 것으로서 세로축에 양, 가로축에 밝기(왼쪽은 검은색, 오른쪽은 흰색)를 나타낸다. 좋은 사진은 '너무 밝지도 어둡지도 않은' 사진이고, 이 히스토그램 정중앙에 '산'이 있는 것이라고 한다(그림 5).

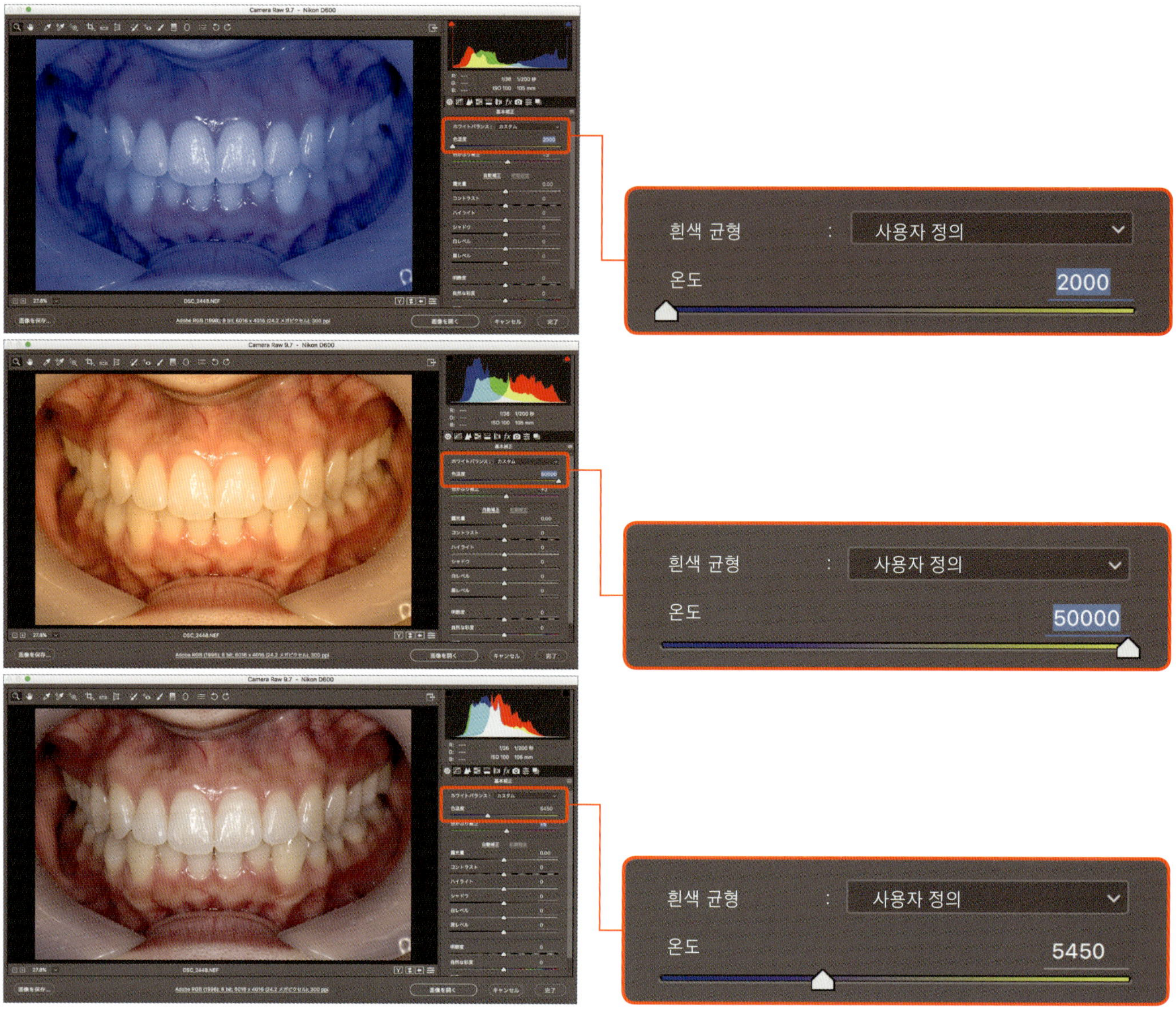

그림 6. 온도.
왼쪽으로 갈수록 푸른빛을 띠고, 오른쪽으로 가면 붉은빛을 띤다. 필자는 5,450K 근처에 설정하는 경우가 많다.

2 온도(temperature)

왼쪽으로 가면 갈수록 푸른빛을 띠고, 오른쪽으로 가면 붉은빛을 띤다(그림 6). 필자는 5,450K 근처에 설정하는 경우가 많다. 여담이지만 RAW 형식으로 촬영해 두면 현상 단계에서 자유롭게 색온도를 설정할 수 있으므로 카메라 본체의 흰색 균형 설정은 오토로도 충분하다. 따라서 필자는 오토로 설정하고 촬영한다.

3 노출(exposure)

노출에서는 히스토그램의 중간 톤이 변한다(그림 7). 이것은 이름대로 광량인데 툴바를 가장 왼쪽으로 움직이면 완전히 새까맣게 되고, 오른쪽으로 움직이면 새하얗게 된다. 보정에서는 화상이 브라운 아웃되지 않는 노출량에 설정한다. 이 조작을 JPEG 화상에서 하면 화질이 크게 떨어져 버리는데 RAW 화상에서는 그러한 일이 없다.

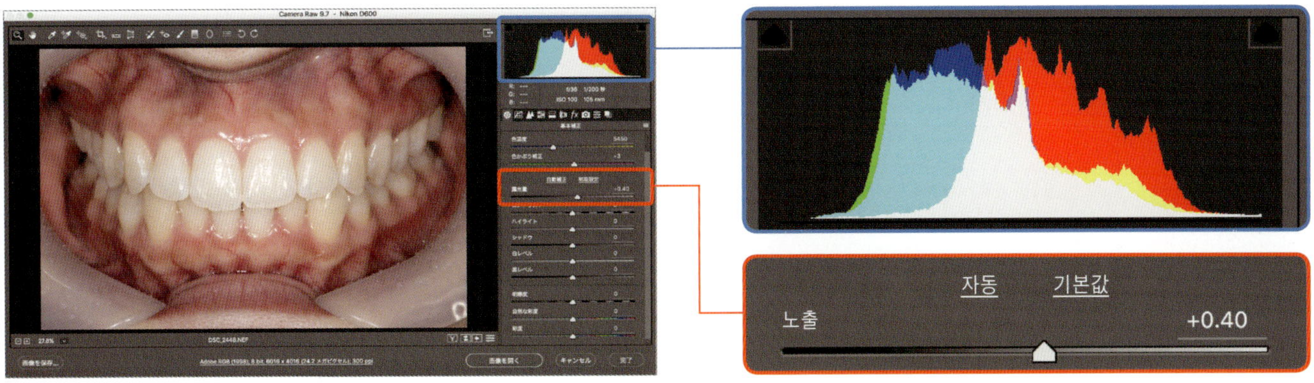

그림 7. 노출.
노출을 보정하면 히스토그램의 산이 정중앙으로 온다.

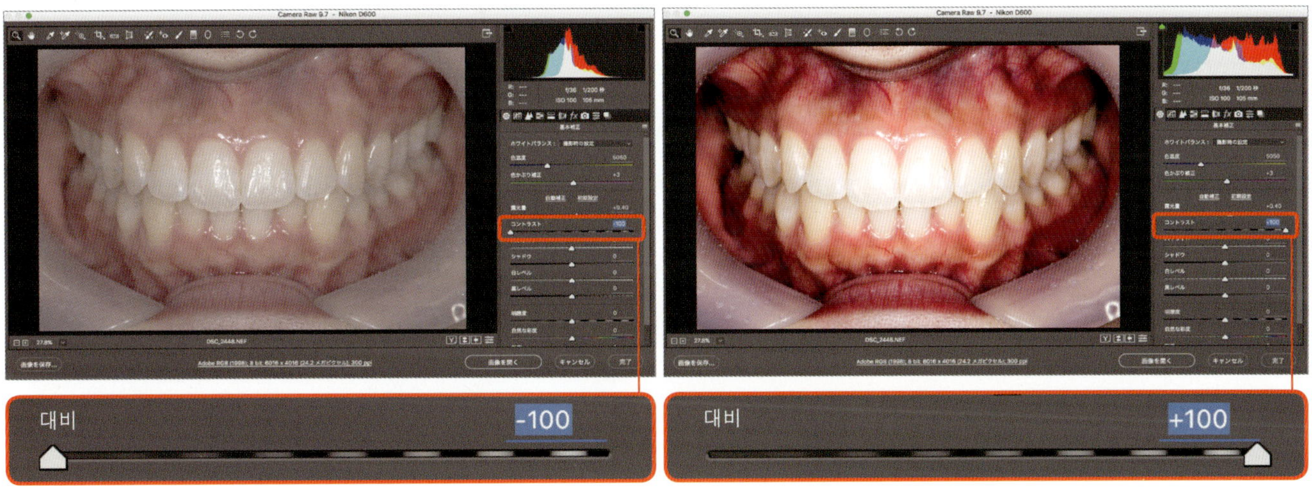

그림 8. 대비.
구강 내 사진에서 대비를 보정하면 부자연스러운 화질이 되기 때문에 필자는 하지 않는다.

4 대비(contrast)

대비를 너무 보정하면 부자연스런 화상이 된다(그림 8). 필자의 경우 구강 내 사진에서는 사용하지 않지만, 포트레이트에서는 사용하는 경우가 있다. 대비는 명암의 차이이므로 히스토그램을 보면 '산'이 넓어지는 정도에 차이가 있는 것을 알 수 있다. 전체적으로 매끄러운 산이 되도록 보정하는 것이 좋다.

5 밝은 영역(highlights), 어두운 영역(shadows), 흰색 계열(whites), 검정 계열(blacks)

이것은 커서를 히스토그램 위로 가지고 가면 알기 쉽다. 왼쪽부터 '검정 계열 → 어두운 영역 → 중간 톤 → 밝은 영역 → 흰색 계열'이 되고, 각각 픽셀의 양이 변한다. 간단히 말하면 흰색 계열과 검정 계열은 사진의 브라운 아웃이나 블록 업(blocked up)을 해소하는 화상 전체의 흑백이 크게 변하고, 밝은 영역과 어두운 영역은 세세한 부분이 변한다.

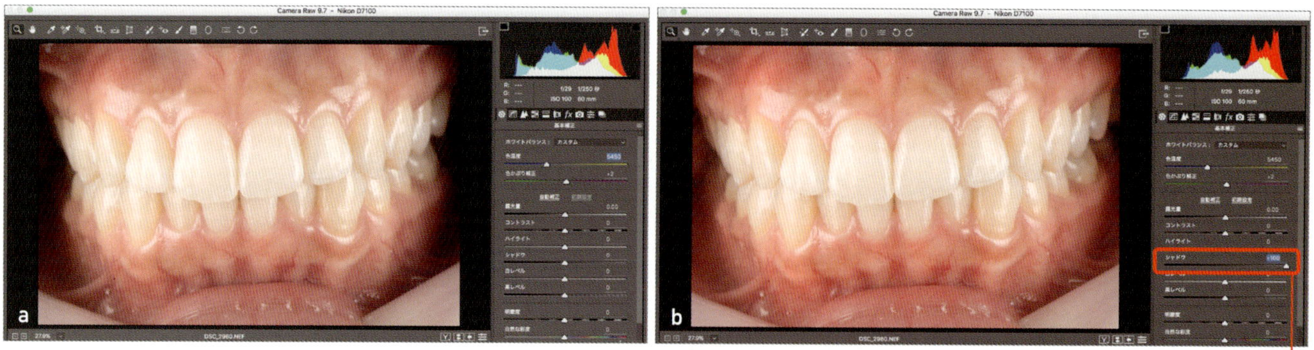

그림 9. 어두운 영역 보정(a: 보정 전, b: 보정 후).
동일 환자를 트윈 플래시로 촬영하면 보정 전에는 구치부에 그림자가 생겨 있다. 어두운 영역을 올리면 그림자가 엷어지는 것을 알 수 있다.

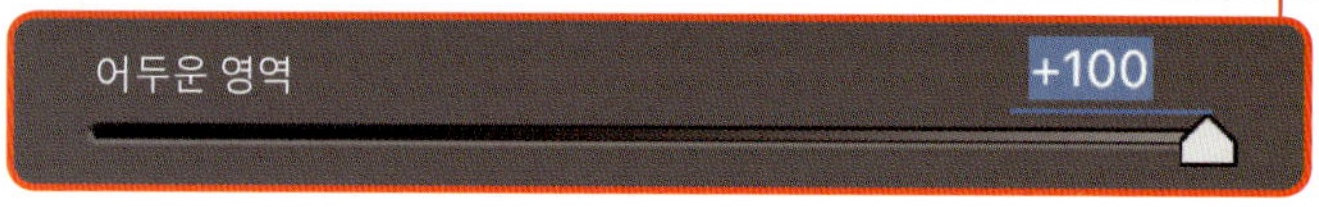

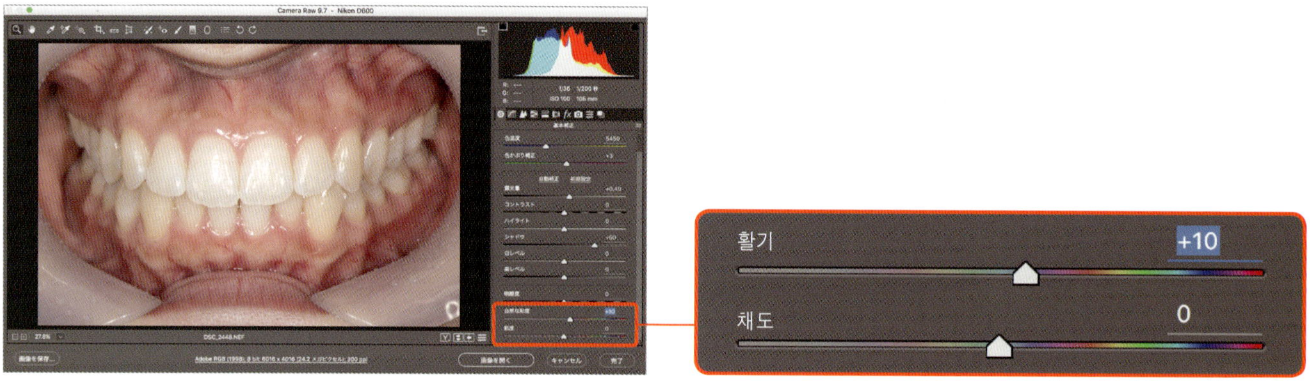

그림 10. 활기, 채도.
사진 전체의 채도를 조절하고 싶은 경우는 '채도'에서, 미묘한 조정은 '활기'에서 조정한다.

필자는 이 부분은 별로 손대지 않지만, 구강 내 사진 촬영에서 특히 트윈 플래시를 사용하면 구치부에 그림자가 생기는 경우가 있는데, 이때는 어두운 영역 수치를 올려 보정하는 경우도 있다(그림 9).

6 명료도(clarity)

명료도란 대비보다도 세세한 부위에서 명암 차이가 변하는 보정인데, 이것도 보정하면 부자연스러운 사진이 되므로 필자는 하지 않는다.

7 활기(vibrance), 채도(saturation)

채도란 색의 선명함으로, 올리면 올릴수록 색이 진해진다(그림 10). 사진 전체의 채도를 조절하고 싶은 경우는 '채도'에서 조정하지만, 미묘한 조정은 '활기'에서 조정한다. 필자의 경우 사진을 흑백으로 만들고 싶으면 '채도'를 100으로 해 프레젠테이션이나 치과기공사와 명도를 확인할 때 이용하고, 보통은 '활기'에서 보정하는 경우가 많다.

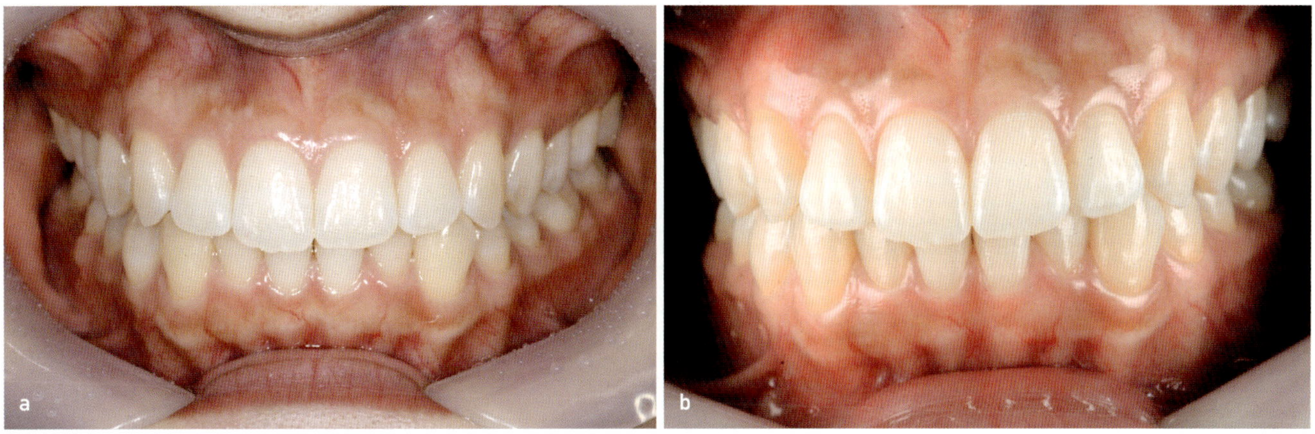

그림 11. 수차.
동일한 환자를 100mm와 60mm 매크로렌즈로 촬영했다. 플래시가 다르므로 당연히 질감이 다른데 60mm로 촬영한 것(**b**)에서는 수차에 의해 화상이 왜곡되어 있다.

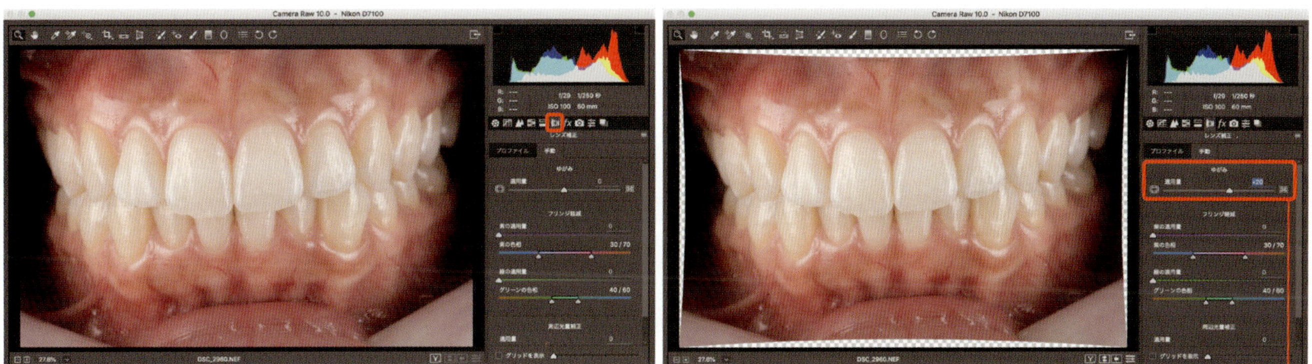

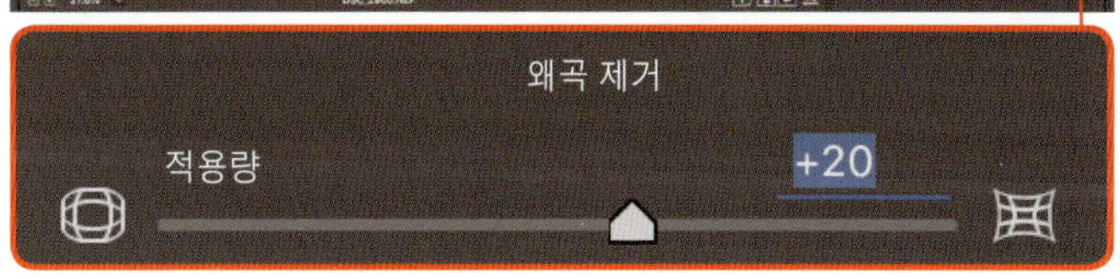

그림 12. 수차의 보정.
보정에 의해 제2대구치까지 찍힌 것처럼 되지는 않았지만, 전치의 형태는 보정되었다고 생각한다.

8 렌즈 수차(lens aberrations)

초점거리가 짧은 렌즈로 촬영하면 수차, 다시 말해서 '왜곡'이 생긴다. 수차에도 다양한 종류가 있는데, 지면 관계로 자세한 설명은 피하고 렌즈 수차의 보정방법만을 소개한다. 그림 11은 동일한 피사체를 100mm와 60mm 매크로렌즈로 촬영한 것이다. 100mm는 링 플래시, 60mm는 트윈 플래시로 촬영한 것이므로 당연히 질감이 다른데, 그 밖에 크게 차이가 나는 부분을 눈치 챌 수 있을까? 100mm에서는 제2대구치까지 촬영된 데 비해, 60mm에서는 찍히지 않고 또한 중절치의 폭이 60mm 사진에서 크게 보인다. 이것이 렌즈 수차이다.

'렌즈 교정(lens correction)' 탭을 클릭해 수동을 선택한다. 그리고 왜곡 제거의 적용량을 수동으로 조정하는 것뿐이다(그림 12).

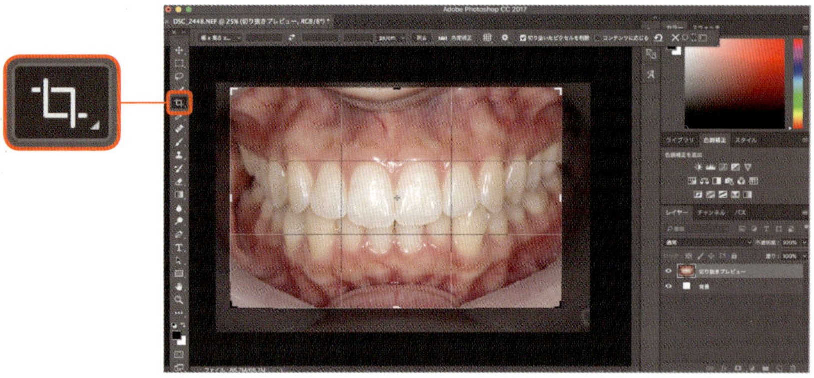

그림 13. 자르기.
현상의 설명에서 이용한 사진의 불필요한 부분을 자른다.

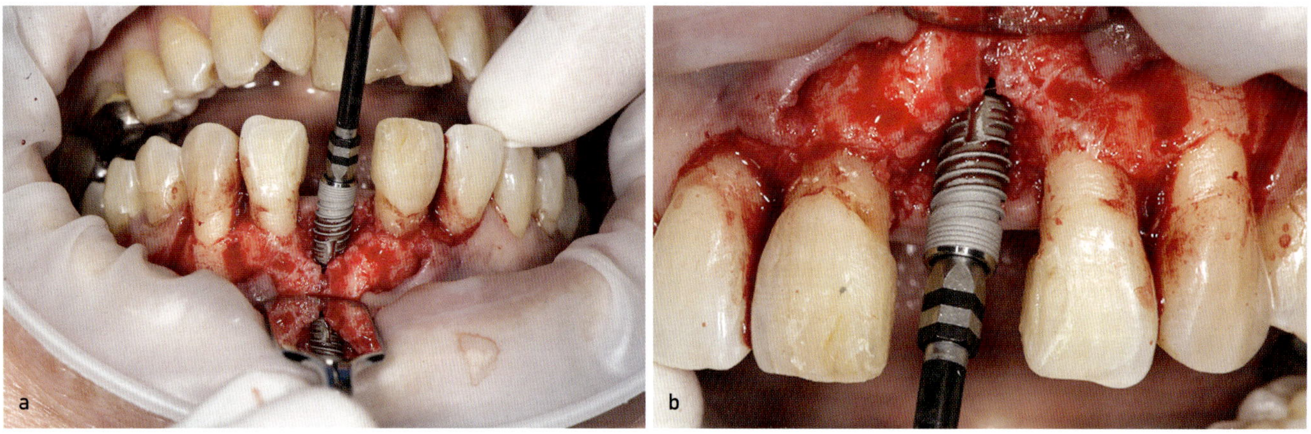

그림 14. 술중 사진의 자르기.
b 화상은 a 화상을 180° 회전해 자른 것이다.

포토샵에서 보정

이상의 조작이 끝나고 나서 아래쪽 툴바의 '이미지 열기'를 클릭하면 포토샵이 열리므로 보정 조작으로 이행한다. 필자는 포토샵에서 화상의 상하 또는 좌우 반전, 자르기, 잘못 찍힌 먼지 제거 등을 한다.

1 이미지 회전(rotate canvas)과 자르기(crop)

화상의 회전은 상단 메뉴바에서 '이미지' → '이미지 회전'을 선택하면 쉽게 할 수 있다. 화상을 회전하고 싶은 경우는 자르기 도구에서 커서를 화상 밖으로 가져가면 자동적으로 회전으로 변한다. 자르기에서는 자르기 도구로 불필요한 곳을 자른다(그림 13). 현상의 설명에서 이용한 사진에서는 별로 알 수 없을지도 모르지만 수술 중의 사진 등에서는 피가 묻은 글로브나 기구 등이 찍힌 경우도 적지 않다. 이러한 경우는 자르는 것만으로도 질이 좋은 사진이 된다(그림 14).

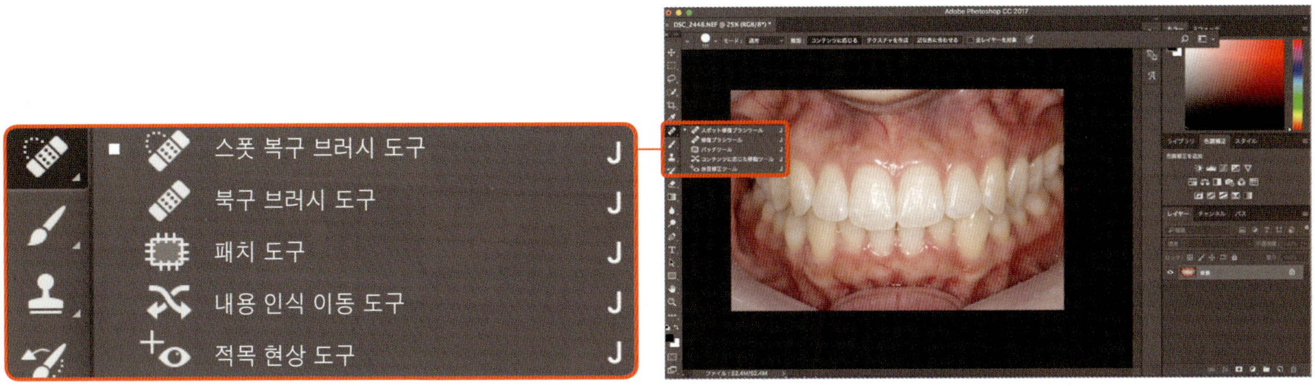

그림 15. 먼지 제거.
'스폿 복구 브러시 도구'를 선택해 제거하고 싶은 먼지를 클릭한다.

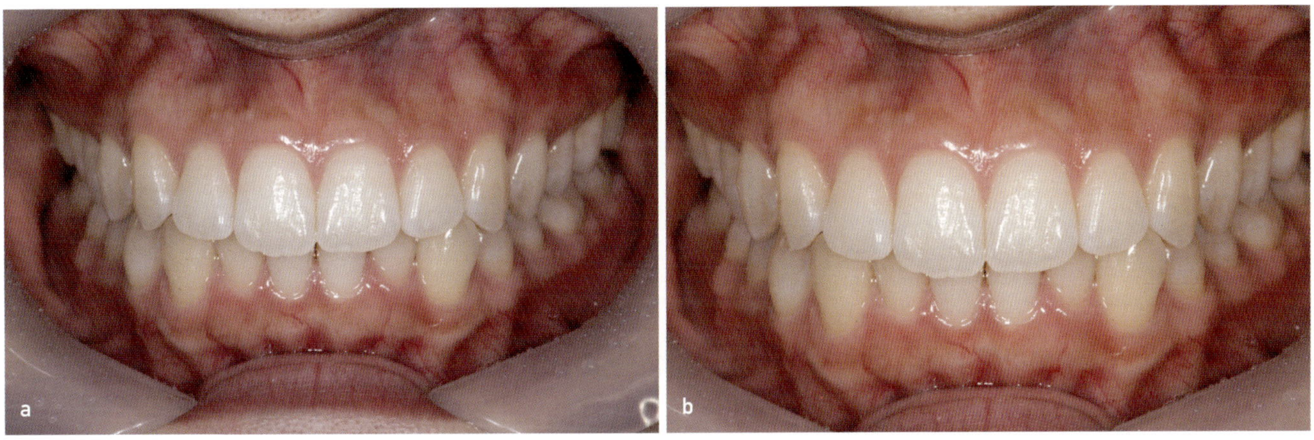

그림 16. 보정 전후의 비교(a: 보정 전, b: 보정 후).

2 먼지 제거

사진을 촬영하면 렌즈에 먼지가 있거나 셔터를 누를 때 먼지가 찍히는 경우가 있다. 그것을 제거함으로써 깨끗한 사진으로 마무리할 수 있다. 왼쪽의 도구 상자에서 '스폿 복구 브러시 도구(spot healing brush tool)'를 선택해 제거하고 싶은 먼지 위를 클릭하면 쉽게 제거할 수 있다(그림 15). 먼지 제거는 반드시 해주시기 바라는 조작이다.

마무리

이 장에서는 사진의 일반적인 보정방법을 설명했다. 사진을 가공하는 것이 아니라 보정한다는 점을 이해해 주시기 바란다(그림 16). 고급 보정방법이 더 많이 있을 것이라고 생각하는데, 필자는 이 정도의 보정만 하고 있다. 그러나 이 조그마한 보정으로 이미지가 크게 변하는 경우도 있다. 보정 조작은 치과임상과 별로 관계가 없을 수도 있지만, 필자는 매우 중요하다고 생각한다. 이 기회에 조금이라도 RAW 형식으로 촬영해 사진을 보정하는 습관을 몸에 익힌다면 기쁨일 것이다.

Ⅲ

활용편

CHAPTER

02

프레젠테이션 제작법
— 촬영한 사진을 효과적으로 이용하는 방법

Masahiro Nakagawa (中川雅裕)

지금까지 Ⅰ편과 Ⅱ편에서는 사진 촬영의 기본부터 심미영역의 촬영(입술이나 안모 포함)에 대해 설명했다. 적절한 사진을 촬영할 수 있게 되었으면, 다음은 그것들을 어떻게 활용할 것인지를 생각해야 한다. 하나의 방법으로서 프레젠테이션 들 수 있다.

프레젠테이션의 목적으로는 여러 가지를 생각할 수 있는데, 제각각인 사진이 나열된 슬라이드보다는 적절하게 정리된 슬라이드가 더 알기 쉽고, 보는 사람에 대한 설득력도 증가할 것이다.

PC의 기본 OS로는 Windows와 Mac OS가 일반적인데, 증례 발표나 프레젠테이션에 이용하는 프로그램으로서는 각각 파워포인트(PowerPoint)와 키노트(Keynote)가 있다(Mac OS용 파워포인트도 있지만 기능적으로 떨어지는 것 같음). 치과의 프레젠테이션에서는 간편한 조작성과 그래픽의 아름다움 때문에 키노트가 선택되는 경우가 많은 것으로 보이는데, 최근의 파워포인트는 기능이 충실해져 키노트와 차이가 거의 없으므로 어느 것이나 사용이 가능하다고 생각한다.

따라서 이 장에서는 프레젠테이션을 작성할 때 사진의 기본적인 취급, 아름다운 정합성이 있는 프레젠테이션의 응용방법에 대해 정리한다. 그리고 필자가 주로 사용하는 파워포인트를 이용해 설명한다는 점을 미리 유의해 주시기 바란다.

프레젠테이션에서 사진이 구비해야 할 조건

치과의 프레젠테이션에서 가장 중시해야 하는 것은 '상황의 재현성'이다. 다시 말해서 치료에는 술전부터 술후라는 흐름이 있고, 그것들을 비교검토하기 위해서는 동일 부위의 사진이 항상 같은 각도·크기·밝기를 유지하는 것이 요건이다. 그렇지 않으면 적절한 진단이나 치료결과의 평가에 지장을 줄 것이다.

이제까지 설명한 기본적인 포인트를 의식해 촬영한다면 자료로서는 충분한 사진을 얻는 것이 그다지 어렵지 않을 것이라고 생각하지만, 반드시 모든 사진이 충분한 질을 담보할 수 있다고 단정할 수는

표 1. RAW 화상과 JPEG 화상의 장단점

	장점	단점
RAW 화상	• 매우 고화질이다. • 편집한 후에도 화상 데이터의 질이 저하되지 않는다.	• 화상 데이터가 무겁다. • 전용의 현상 프로그램이 필요하다.
JPEG 화상	• 화상 데이터가 가볍다. • 화상 데이터의 이동 등이 쉽다.	• 편집하면 화질이 떨어진다. • 화질이 RAW 화상보다 떨어진다.

없다. 그러한 경우 여러 가지의 보정(밝기나 색조)과 조정(자르기나 각도 조정)을 통해 프레젠테이션 전체의 정합성을 높일 수 있다. 그러나 여기서 주의해야 할 점은, 보정이나 조정을 할 때마다 파일이 압축되어 사진의 화질이 떨어진다는 것이다. 특히 프레젠테이션 프로그램에서 시행한 경우는 질적 저하의 정도가 심하기 때문에 여러 번 보정해야 할 때는 주의가 필요하다.

Ⅲ편 Chapter 1에서는 그 대책으로서 RAW 형식으로 촬영하는 것을 추천했다. 다시 말해서 질이 높은 사진을 얻기 위해서는 RAW 형식(1장당 약 16MB)으로 촬영하고, 그것을 현상할 때 각 파라미터를 조정함으로써 질적 저하가 거의 없는 사진을 얻을 수 있다. 그러나 이상적이긴 하지만 현실적으로 RAW 화상은 파일 크기가 커서 취급이 어렵다는 점 때문에 적극적으로 RAW 형식으로 촬영하는 분이 결코 많지는 않은 것이 아닐까? 한편 일반적으로 이용되는 JPEG 화상은 CMOS 센서 등에서 감지된 미처리 디지털 데이터를 카메라 내의 화상처리 엔진에서 자동적으로 현상한 것이다. 주의해야 할 점은 Medium-Fine 설정에서 촬영된 사진이 약 5MB라는 사실을 생각하면, 이미 카메라 내에서 약 1/3까지 압축이 되어 데이터의 질적 저하가 일어났다는 사실이다(표 1).

이상의 사실을 정리하면 이미 압축되어 질적으로 저하된 JPEG 화상을 이용할 경우, 더 이상의 화질 저하를 방지하기 위해 다음과 같은 배려가 필요할 것이다.

① 프레젠테이션 프로그램에서 보정하는 횟수를 가능하면 줄인다.

② 약간 복잡하지만 거의 손실이 없는 화상을 얻을 수 있는 포토샵을 비롯한 외부 프로그램에서 보정한 후, 프레젠테이션 프로그램에 갖다 붙인다(그림 1).

현실적으로는 어느 정도의 적절한 색조와 화각을 갖춘 사진(5MB 정도)이라면 프레젠테이션 프로그램에서 최소한의 보정(자르기, 반전, 약간의 색조 조정 등)을 하는 정도로 화상의 질적 저하가 느껴지는 일이 적은 것도 사실이다. 오히려 필자가 강연 등을 할 때 그곳의 프로젝터 기능이 떨어져 원래 화상의 질이 비치지 못하는 경우도 수없이 많다.

이러한 사실에서 JPEG 화상을 이용한다면, 전제로서 설정(Ⅰ편 Chapter 2 참조)을 적절하게 해서 보정 횟수가 최소한이 되는 사진을 촬영하는 것이 가장 중요할 것이다.

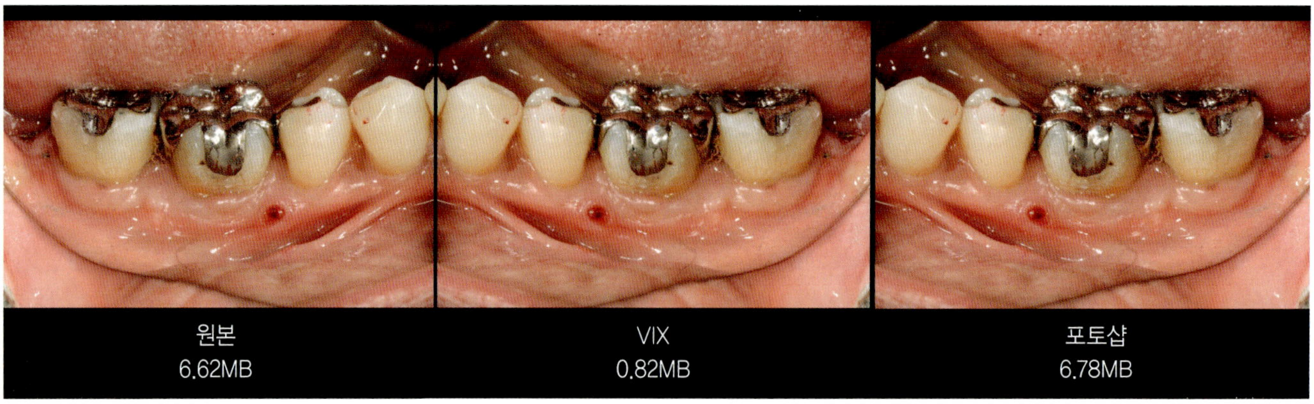

그림 1. 화질 저하의 예.
거울을 이용해 촬영한 사진(왼쪽)의 보정. 무료 화상열람 프로그램(Vix)을 이용해 반전된 사진(가운데)은 1/8까지 압축되었다. 포토샵(최고화질)을 이용해 반전된 오른쪽 화상은 파일 크기에 변화가 없고 질이 유지되었다. PC 모니터 정도의 크기에서는 둘 사이에 뚜렷한 차이가 거의 없지만, 보다 큰 스크린에 투영하는 경우나 서적, 잡지 등 종이 매체에 게재하는 경우는 사진의 질(파일 크기)이 완성도에 크게 영향을 미친다.

프레젠테이션의 정합성을 위한 보정

필자는 Windows 10에서 Microsoft PowerPoint 2013을 사용한다. 앞에서 서술한 것과 같이 어느 정도의 질이 담보된 사진을 전제로 한다면 파워포인트에서 시행한 보정에 의한 질적 저하는 허용범위 이내일 것이고, 또한 조작 자체가 간편하다는 사실을 생각하면 현실적인 방법이라고 생각해도 지장이 없을 것이다. 그러나 파워포인트에서는 화상의 왜곡이나 각도의 보정 또는 상세한 색조 보정 등이 불가능하므로 포토샵 등 외부의 보정 프로그램에 의존하는 것 이외에는 방법이 없다(상세한 것은 Ⅲ편 Chapter 1 참조).

여기서부터는 필자가 일상적으로 이용하는 몇 가지의 구체적인 예에 대해 서술하고자 한다. 그리고 일부 기능(회전할 때의 프레임 수정 등)에 관해서는, 파워포인트에서는 할 수 없어도 키노트에서는 가능한 것도 있으므로 탄력적으로 읽어주시기 바란다.

1 간단한 색조 보정과 자르기

치과의 촬영에서는 교합면이나 측면 등 거울을 사용하는 경우가 많다. 거울 촬영이나 구강 내에 금속이 많은 경우 또는 외과술식 촬영 등에서는 동일한 설정과 화각으로 촬영을 했다고 해도 어두운 사진이 되기 때문에 미세 조정을 하면서 촬영하는 것이 필요하다(구체적으로 필자는 완전 매뉴얼 설정에서 F22를 한도로 조리개를 조이고, 조리개값을 큰 방향으로 조정함). 그러나 부적절한 정도가 그렇게 크지 않으면 파워포인트에서 최소한의 보정을 하는 형식도 문제는 없다(그림 2, 3).

그림 2. 파워포인트를 이용한 보정.

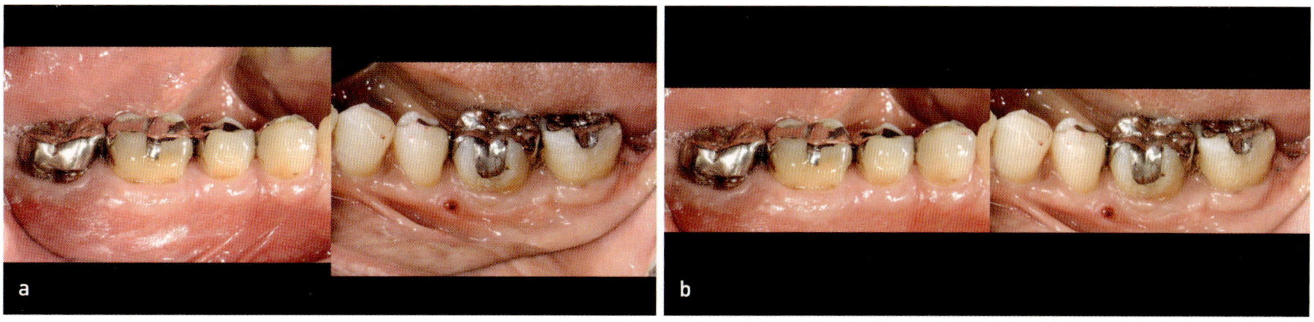

a, b: 사진이 적절히 찍힌 경우에는 자르기와 약간의 색조 보정을 함으로써 쉽게 슬라이드를 만들 수 있다.

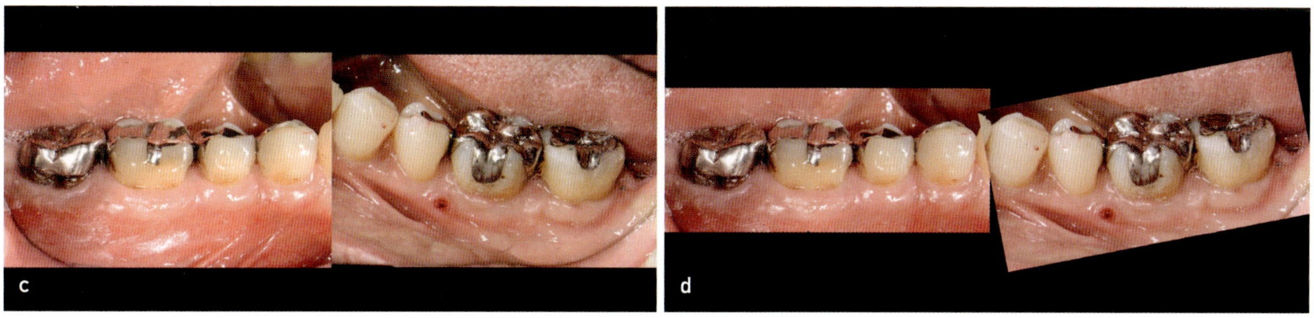

c, d: 하지만 각도가 틀어진 경우에는 수평면을 맞추기 위해서는 화상을 회전할 필요가 있는데, 파워포인트에서 보정하면 프레임이 한꺼번에 회전한다. 이렇듯 화상을 회전시킬 필요가 있는 경우에 필자는 포토샵을 이용한다.

그림 3. 포토샵을 이용한 보정.

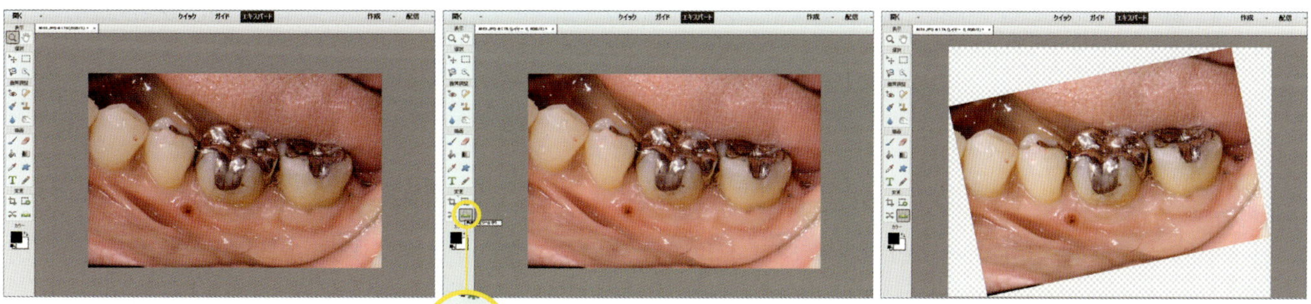

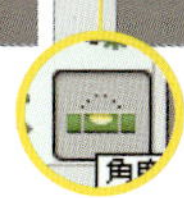

❶: 사진을 포토샵에 넣은 상태.

❷, ❸: 눈금자 도구(ruler tool, 노란색 원)를 이용해 교합면이 적절한 각도가 되도록 보정한다.

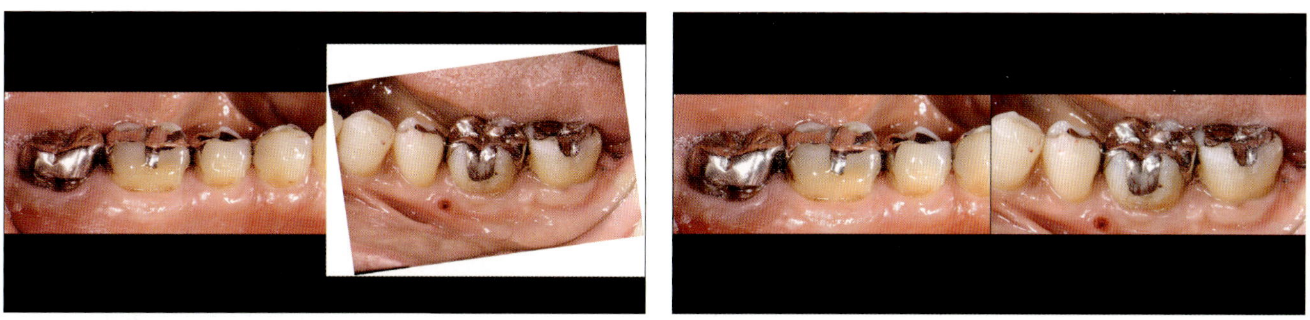

❹, ❺: 파워포인트의 자르기로 좌우의 크기(화각)를 맞춤으로써 균형이 얻어진 슬라이드가 되었다. 그리고 키노트에서는 이 프로세스가 자동적으로 가능하다. 전치부에서 절연선의 수정도 마찬가지 방법으로 가능하다.

그림 4. 스폿 복구.

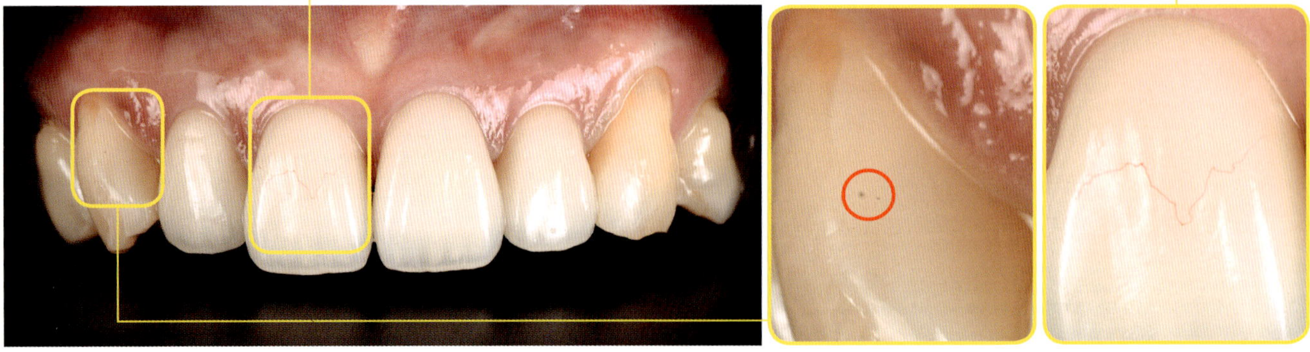

❶~❸: #12~22의 4전치를 세라믹으로 수복한 술후의 정면 모습. 주의했지만 #11에 붉은 섬유, #13에는 렌즈의 오염이 찍히고 말았다.

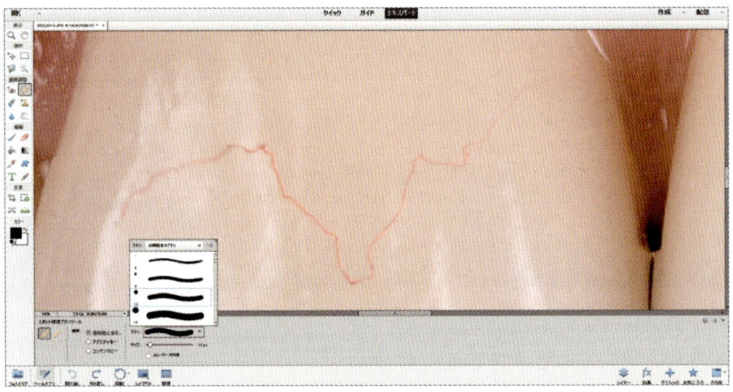

❹: 먼저 포토샵으로 대상 부위를 확대한다. 왼쪽에 '스폿 복구 브러시 도구'를 클릭하면 복구 브러시의 크기를 선택할 수 있다. 이 증례에서는 9pt를 선택했다.

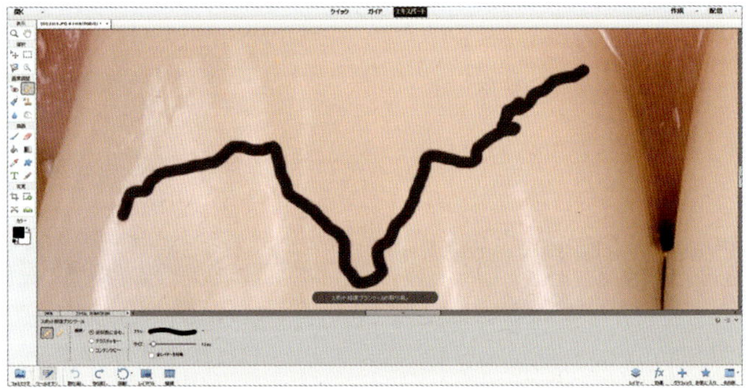

❺: 복구 브러시로 지우고 싶은 부분을 신중하게 트레이스(좌클릭을 계속하고 마우스를 움직임)해 복구 범위를 명시한다.

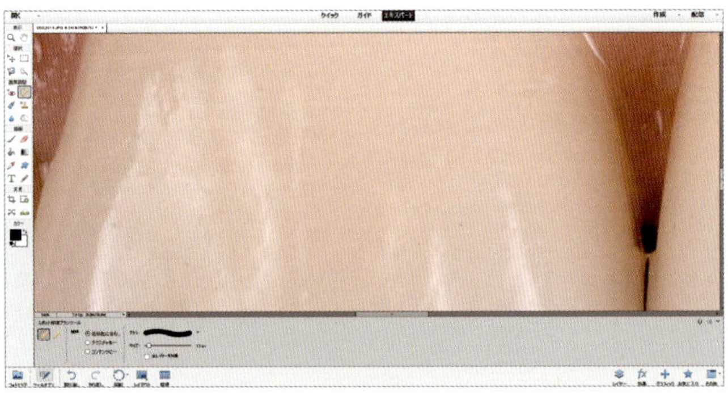

❻: 클릭을 떼면 붉은 섬유가 깨끗하게 제거된다.

2 사진 오염 제거—카메라나 렌즈의 먼지 또는 오염을 제거한다

기본적으로 카메라나 렌즈에는 먼지유입방지 대책이 이루어져 있으므로, 보통 내부에는 먼지 등이 들어가지 않는 구조로 되어 있다. 또한 렌즈를 교환할 때도 그 점에 대해서는 세심한 주의를 기울이고 있다. 그러나 먼지 등이 찍히거나 섬유 등이 치아나 치은 위에 붙은 채 촬영되면 나중에 촬영한 사진을 보고 머리를 감싸게 된다. 이때의 대처법(스폿 복구)을 그림 4에 보인다.

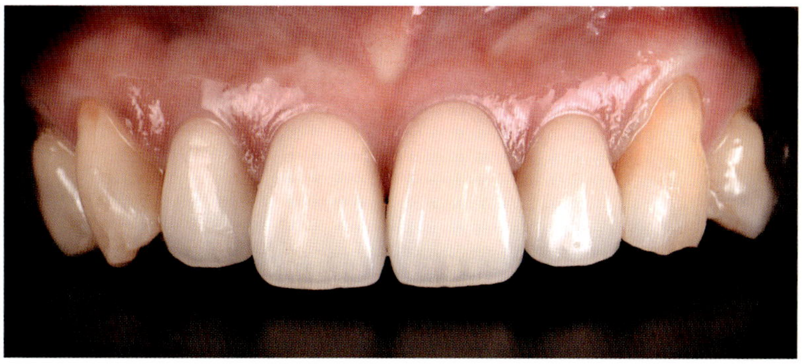

❼: #13의 먼지와 그 밖에 작은 오염에 대해서도 마찬가지 처리를 해 보정이 끝난 상태. 오염이 없는 아름다운 사진으로 개선되었다.

그림 5. 각도 보정.

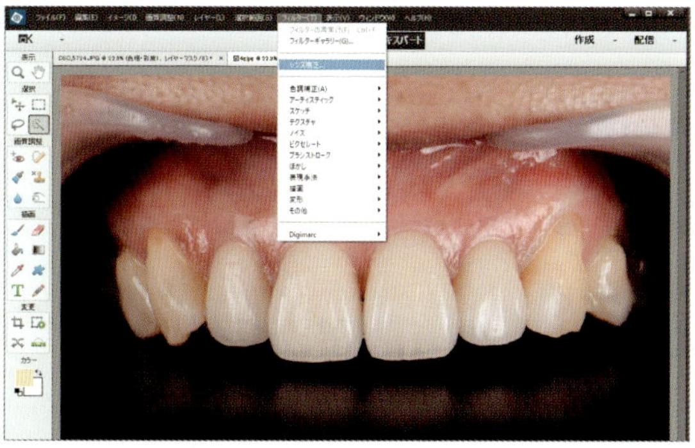

❶: '필터' → '렌즈 교정'을 클릭.

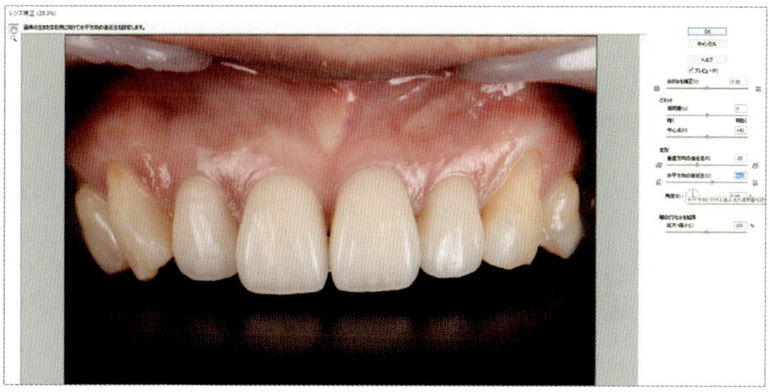

❷: 오른쪽에 각 파라미터의 조정 항목이 나타나는데, 수직·수평·회전의 방향 보정이 가능하다. 그림은 균형을 고려하면서 70% 정도 조정했을 때이다.

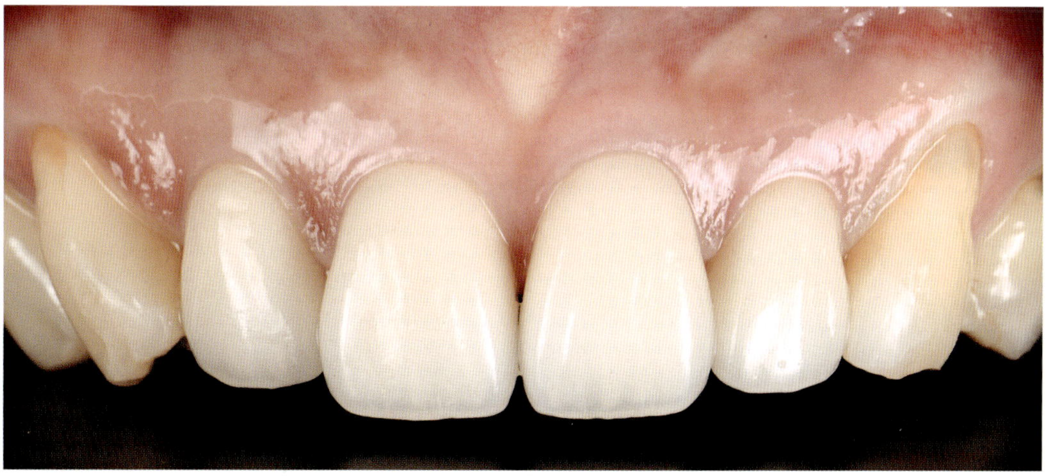

❸: 보정 후. 보정 전과 비교하면 정면에서 촬영된 각도로 보정되었다. 미묘한 보정이지만 심미영역 등에서는 치료를 평가하는 데 있어서 중요한 부분이다.

3 부적절한 촬영방향을 수정한다—정면에서 촬영된 사진으로 개선하고 싶다

앞에서 스폿 복구를 시행한 후의 화상(그림 4-❼)을 잘 보면 조금 절단측에서, 그리고 좌측에서 촬영된 것을 알 수 있다. 만약 안모의 정중과 치아의 정중이 일치한다면 이 사진은 원래의 각도에서 촬영되지 않은 셈이 된다. 필자도 이러한 사진으로 프레젠테이션의 정합성이 깨져버려 고생한 기억이 있다. 가능하면 보정을 통해 올바른 각도를 재현할 수 있다면 더 바람직하다. 이것도 포토샵을 이용하면

가공	보정
원료나 재료에 손을 대어 새로운 것으로 만드는 것	부족한 부분을 보완하고 잘못을 수정하는 것
• 전치부 증례에서 전치의 치관길이를 변경한다. • 세라믹으로 보철된 치아를 인접치 색에 맞추어 색감을 변경한다. • 치간유두의 높이를 변경한다. • 치경선의 위치를 변경한다. ⋮	• 사진의 전체적인 노출을 변경한다. • 사진 전체의 색온도를 변경한다. • 사진에 찍혀버린 렌즈의 먼지를 제거한다. • 렌즈에 의한 수차를 수정한다. ⋮

그림 6. '가공'과 '보정'의 차이.
가공은 이른바 '날조'인데, 날조는 논픽션인 자연과학(=사이언스)에서는 가장 금기시되는 불공평한 행위이기 때문에 치과의 프레젠테이션에는 불필요한 행위이다.

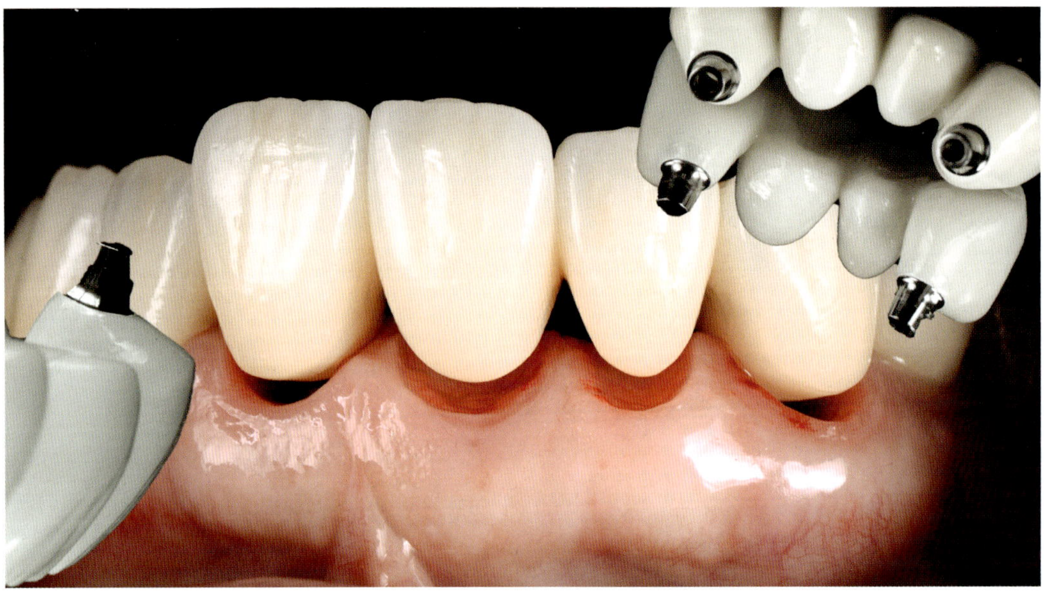

그림 7. 화상을 중첩한 특수 슬라이드.
'배경 제거'를 이용해 화상을 중첩하면 1장의 슬라이드에 여러 개의 큰 실상과 중요한 정보를 함께 제시할 수 있다. 레이아웃은 개인의 감각이기 때문에, 다른 슬라이드와 마찬가지로 정답은 없다. 이것을 '가공'으로 간주해 까닭없이 싫어하는 분도 계시지만, 개인적으로는 적극적인 '보정'(=원본 사진에서 추출한 것)이지 결코 현실을 왜곡한 것은 아니라고 생각한다.

비교적 쉽게 보정이 가능하다(그림 5). 특히 시간의 흐름에 따르는 변화를 비교할 때 미묘한 틀어짐이나 왜곡을 보정할 수 있다면 전체의 정합성을 얻을 수 있고, 프레젠테이션의 설득력도 증가할 것이다. 이 정도의 수정은 Ⅲ편 Chapter 1에서 서술한 '보정'의 범위에 있다고 생각한다(그림 6). 부디 '가공'의 범주까지는 손을 대지 않도록 주의하기 바란다.

4 배경 제거(투명화)—실상만 추출한다

그림 7은 파워포인트에서 '배경 제거'를 한 후 몇 개의 화상을 중첩한 특수한 슬라이드인데, 1장에서 장착할 때의 연조직 상태, 가공치 기저면 및 보철물인 임플란트 순측부의 프로파일을 동시에 관찰할

그림 8. 배경 제거.

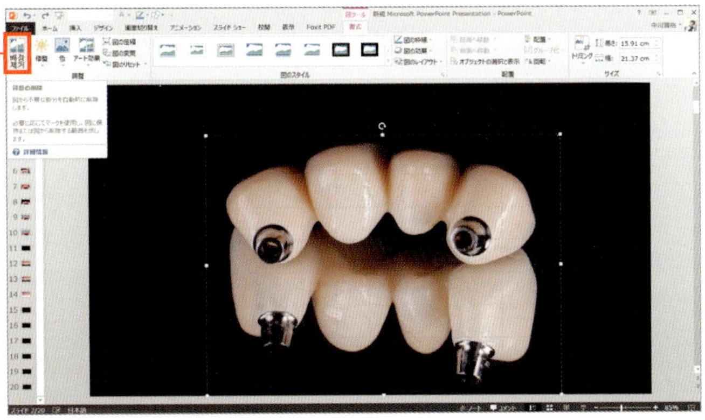

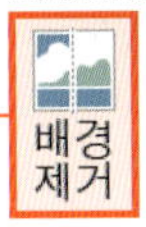

❶: 배경을 변경하고 싶은 화상을 파워포인트에 넣고, 더블클릭하면 왼쪽 위에 '배경 제거'가 나타난다(빨간색 네모).

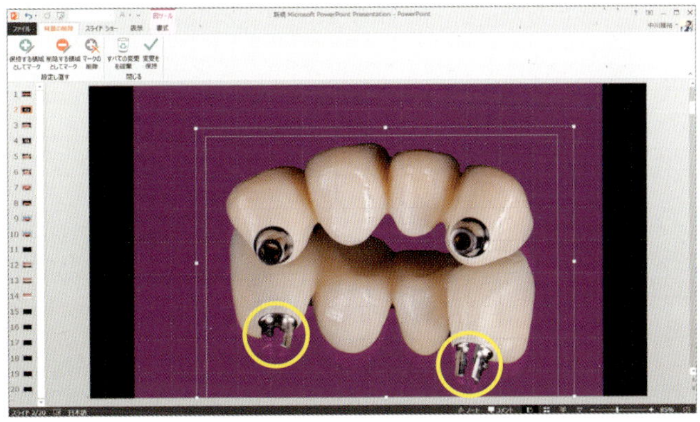

❷: 콘트라스트가 뚜렷한 경우 이 조작만으로 배경 자르기가 대략 이루어지지만, 금속색 등 콘트라스트가 낮은 부분은 제거 선택이 되지 않는다(노란색 원).

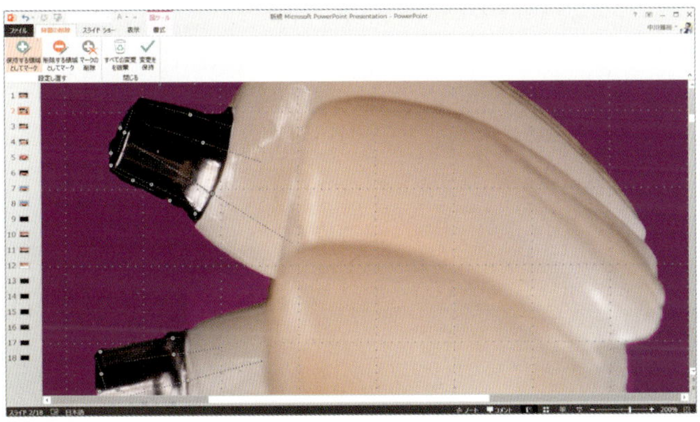

❸: 세세한 부분은 사진을 확대해 제거할 영역과 보관할 영역을 지정하는 것이 좋다.

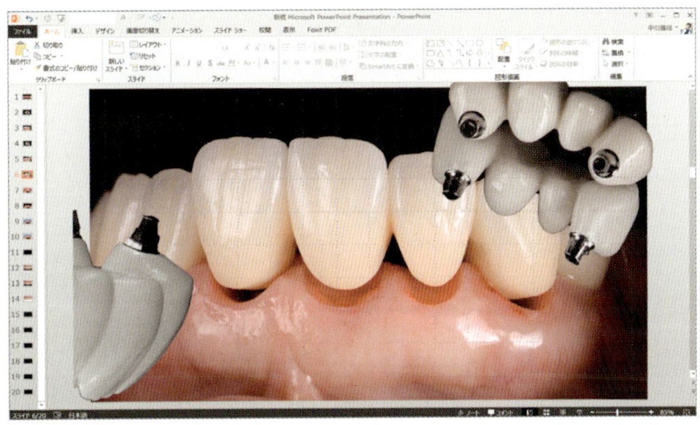

❹: 배경을 제거한 사진을 목적에 따라 조정·배치해 레이아웃을 결정한다.

수 있다. 이렇게 중첩을 하면 각 사진의 여백을 의식할 필요가 없는 레이아웃이 가능한데, 이때 다른 슬라이드에는 전체상을 파악하기 쉬운 다른 사진을 제시하는 등 가려 사용할 필요가 있다. 이는 이른바 프레젠테이션에 생동감을 불어넣어 주기 위한 하나의 '장치'라고 생각한다. 여기서는 '배경 제거'에 대해 설명하고자 한다(그림 8, 주의할 점은 이 장 끝의 Column 참조). 배경이 이미 검은 경우 등 실상과의 콘트라스트가 뚜렷한 경우는, 파워포인트에서 경계를 인식하기 쉬우므로 비교적 쉽게 배경의 변경이 가능하다.

또한 이러한 슬라이드를 작성하거나 강의·강연에 이용할 것인지에 대해서는 일련의 컨퍼런스나 학회의 성격, 자신의 위치 또는 개인의 기호에 의존한다고 생각하기 때문에, 흥미가 없는 분은 건너뛰고 읽어 준다면 고맙겠다.

그림 9. 배경색의 변경.

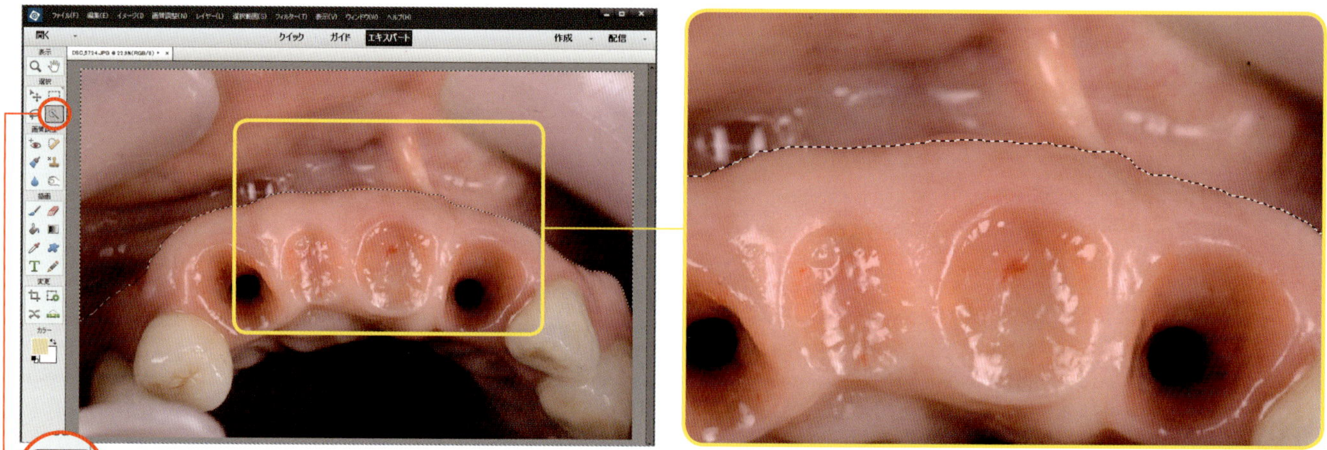

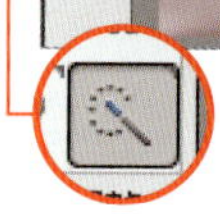

❶: 임플란트 브리지 장착 전의 치조제 보존상태를 조금 강조해 보여주기로 했다. 치조제보다 순측 부분을 '빠른 선택 도구(quick selection tool)'(빨간색 원)를 이용해 레이어 지정한다.

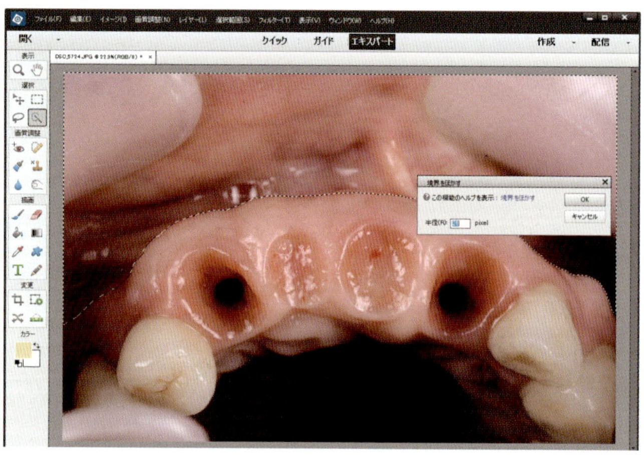

❷: '선택 범위' → '경계를 흐리게' 순서로 조작해 경계를 흐릿하게 한다(이 화상에서는 30픽셀).

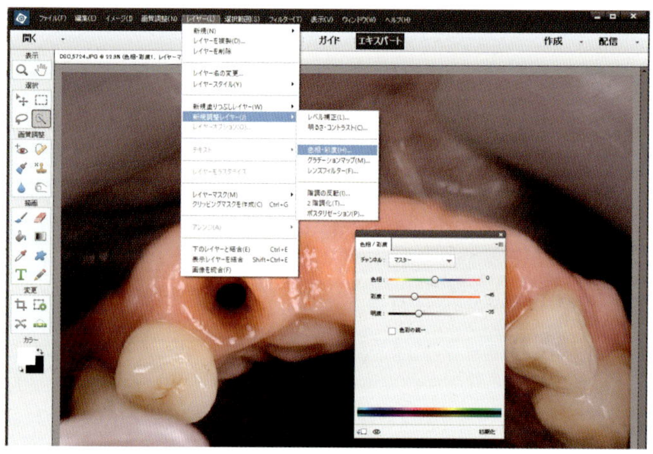

❸: '레이어' → '새 조정 레이어(new adjustment layer)' → '색조·채도'의 순서로 진행해 선택한 레이어를 임의의 색으로 변경한다. 그림에서는 명도와 채도를 저하시켰다.

5 배경색의 변경—강조하고 싶은 부분의 어필

콘트라스트가 약한(경계가 뚜렷하지 않은) 경우에는 앞에서 서술한 방법으로 깨끗하게 잘라내는 것이 매우 어렵다. 목적하는 대상과 배경의 경계가 뚜렷하지 않으므로 무리하게 잘라내면 가장자리가 부자연스러운 화상이 되고 만다. 그렇게 되면 흐릿한 상태에서 의도하는 부분을 강조하는 것이 더 좋다고 생각한다. 그림 9, 10에 하나의 예를 든다.

마무리

이 장에서는 더 정합성이 높은 프레젠테이션을 위해 필자가 자주 이용하는 몇 가지 방법에 대해 설

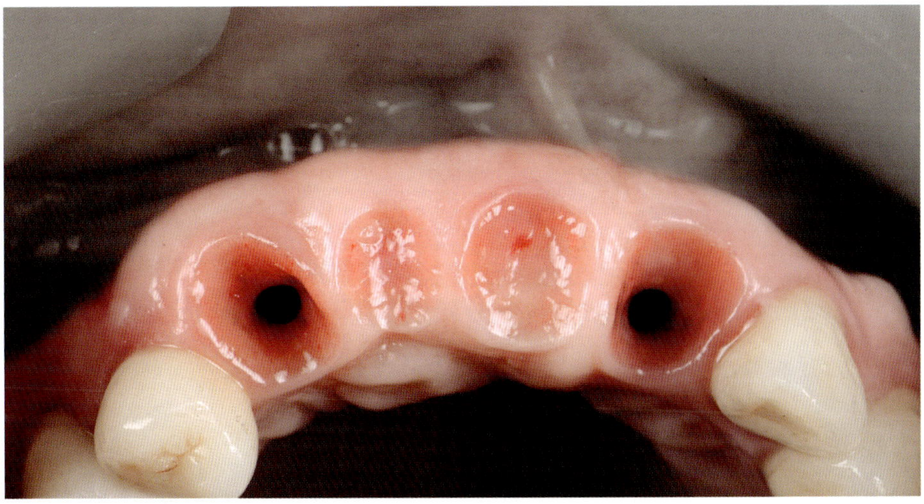

❹: 보정 전과 비교해 부자연스럽게 되지 않은 정도에서 목적하는 치조제 부분의 강조가 달성되었다.

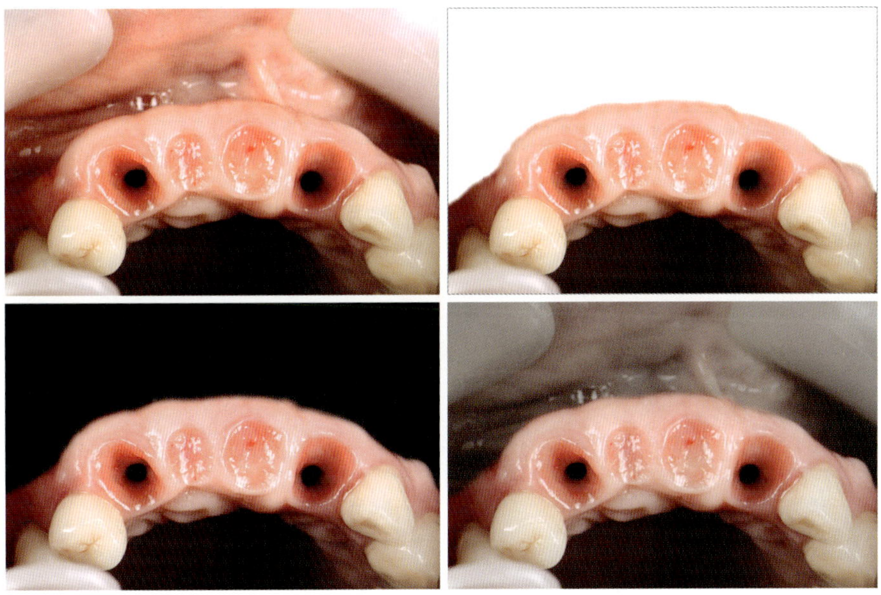

그림 10. 레이어 부분을 더 일반적인 흰색 또는 검은색으로 변화시킨 사진을 보인다. 개인적으로는 이번에 설명한 오른쪽 아래의 사진이 차분하고 좋은데, 어떠한 색이 적절한지는 슬라이드 레이아웃이나 배경색에 따라 변할 것이다.

명했다. 기본적으로는 최소한의 보정으로 마칠 수 있는 질이 높은 사진을 촬영할 수 있도록 최대한의 주의를 기울여야 하지만, 의도하지 않게 볼품이 없는 사진을 사용할 수밖에 없는 경우에도 각종 프로그램의 힘을 빌리면 프레젠테이션의 질을 유지할 수 있다는 사실은 우리에게 커다란 행운이 아닐까!

이 장의 후반에 제시한 배경의 제거부터 중첩 등은 필요 없다고 말할 수 있는 것도 적지 않다. 그러나 필자의 자세는 현실을 왜곡하지 않는 경우에 한해, 프레젠테이션의 악센트가 되고 또는 설득력을 증가시키기 위한 어필의 의미로서 이러한 보정은 적절하다는 생각이다. 반복되는 이야기이지만 보정은 correction이고, 가공은 cheat라는 점을 충분히 인식할 생각이다.

독자 선생님도 부디 이러한 기법을 활용해 훌륭한 프레젠테이션을 창조한다면 기쁠 것이다.

배경을 제거할 때의 주의사항

필자는 전치부를 촬영할 때 콘트라스터(검은 배경)를 이용하는 경우가 많다. 이로 인해 콘트라스트가 뚜렷해지고, 임팩트가 있는 화상으로 만들 수 있다.

다만 한 가지 유의할 점이 있다면, 절단에 가까워 치아의 두께가 얇은 부분에서는 배경이 되는 콘트라스터의 색조가 비쳐 보인다는 점이다. 슬라이드의 배경이 검정 바탕의 프레젠테이션이라면 그다지 문제가 되지 않는다. 하지만 최근(2018년 당시)에 유행하는, 슬라이드 배경을 흰 바탕으로 하는 프레젠테이션의 경우, 배경 제거를 이용하면 절단 부근이 검게 되므로 부자연스러운 위화감을 느끼는 경우가 많다(그림 A). 실제의 슬라이드에서는 그러한 점을 고려해, 배경색을 포함해 레이아웃을 결정할 필요가 있다.

참고로 필자의 경우는 슬라이드의 배경은 검정 바탕이 대부분이다(그림 B). 흰 바탕의 슬라이드는 문자만의 슬라이드인 경우 또는 문헌을 소개하는 경우 등 일부에 한해 사용한다는 점을 덧붙여 두고자 한다(그림 C). 단순한 기호의 문제이지만 필자의 감성이 그렇게 만든다.

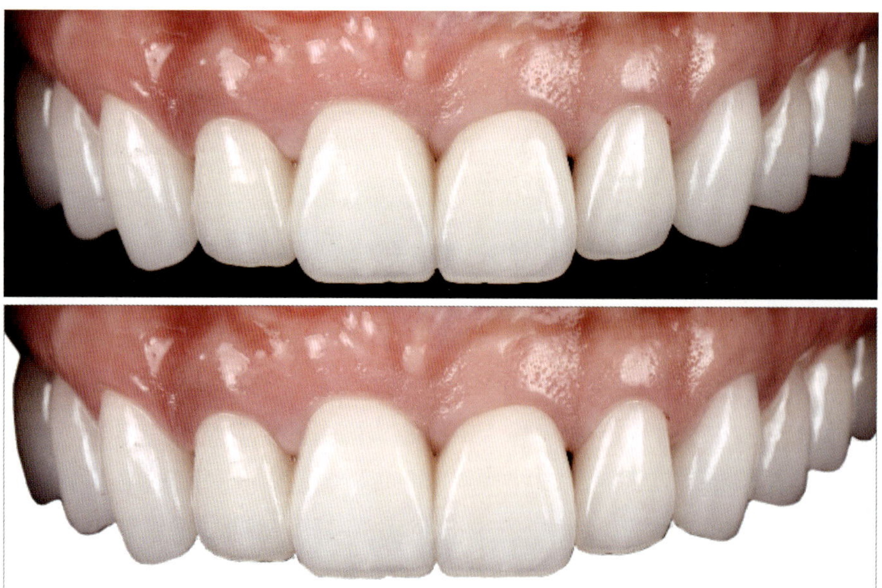

그림 A. 검은 배경 사진에서 배경을 제거하면 절단 부근이 검기 때문에, 흰 바탕의 슬라이드를 이용하면 부자연스러운 위화감을 느끼는 경우가 많다.

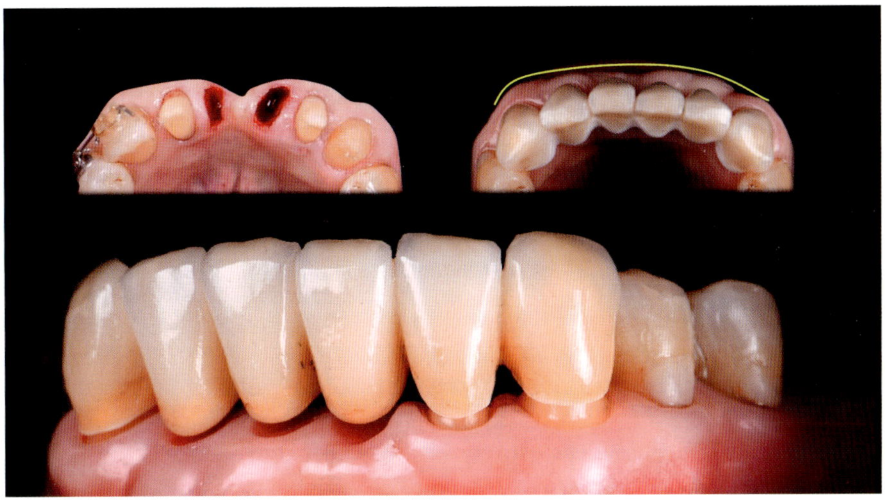

그림 B. 필자의 검정 바탕 슬라이드.

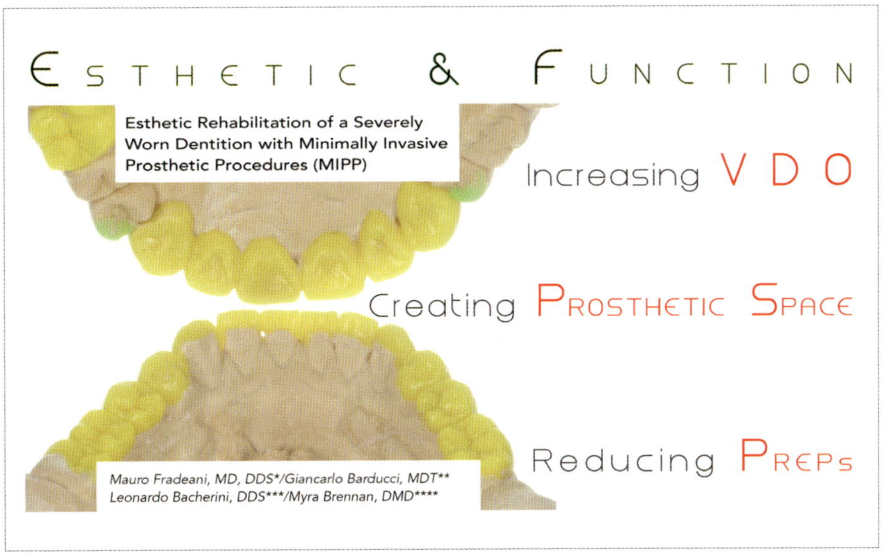

그림 C. 필자의 흰 바탕 슬라이드.

임상사진 Q & A

여기서는 임상사진을 촬영할 때에 필자들이 자주 질문을 받는 사항에 대해 Q & A 형식으로 정리했다. 이 책에 자세한 내용이 기재된 사항에 대해서는 쪽수를 기록했으므로 참고하기 바란다.

Q1 어떠한 카메라를 구입하면 좋습니까?

A 찍고 싶은 사진에 따라 필요한 카메라는 달라지므로, 먼저 어떠한 사진을 찍고 싶은지를 결정합시다(19~22쪽 참조).

- 링 플래시로 규격사진을 찍고 싶은 경우는 일안 리플렉스 카메라라면 그렇게 차이가 없으므로 값싸고 가벼운 entry 클래스의 DX 포맷(APS-C size) 카메라도 좋다.
- 트윈 플래시로 심미영역을 촬영하는 경우는 middle 클래스의 FX 포맷(풀 사이즈)의 카메라를 준비하면 좋다.

Q2 렌즈의 선택 기준이 있습니까?

A 카메라 포맷에 따라 선택할 필요가 있습니다(23쪽 참조).

- FX 포맷 카메라에서는 초점거리가 105mm 정도의 매크로렌즈, DX 포맷 카메라에서는 90mm 정도의 렌즈가 좋다.
- 전치의 세세한 부위를 표현하고 싶은 경우는 60mm 매크로렌즈를 사용해 접사하는 경우도 있다.
- 안모 사진 촬영에는 50mm 단초점 렌즈가 있으면 좋다(108, 109쪽 참조).

Q3 어떤 플래시를 구입하면 좋습니까?

A 카메라 제조사의 순정 플래시를 구입하면 일단 문제는 없습니다.

- 링 플래시, 트윈 플래시 모두 제조사 순정 제품을 고르면 좋다. 그리고 니콘의 링 플래시는 시판되지 않으므로, 카메라가 니콘인 경우는 시그마의 링 플래시를 고르는 경우가 많다.

Q4 새로운 카메라로 촬영했을 때 화상이 어두워졌습니다.

A 카메라 설정을 다시 해 보십시오(41쪽 참조).

- 조리개값을 F25 전후에서 촬영하고, 그래도 어두운 경우는 조리개값을 낮춘다.
- 노출 버튼을 플러스(+) 쪽으로 조절한다.
- 플래시 발광량을 늘린다.

Q5 촬영한 화상이 실제의 색조와 다릅니다.

A 흰색 균형 설정을 확인해 보십시오(38~40쪽 참조).

- 흰색 균형의 오토를 미세 조정한다(빨갛게 찍히는 경우는 녹색에 가깝게, 노랗게 찍히는 경우는 파란색에 가깝게, 파랗게 찍히는 경우는 노란색에 가깝게 설정함).
- 흰색 균형을 매뉴얼에서 5,000~5,500K에 고정한다.
- RAW 형식으로 촬영해 두면 현상할 때 색감을 조정할 수 있다.

Q6 치아 표면이 능숙하게 찍히지 않습니다.

A 링 플래시로 촬영하는 경우는 트윈 플래시로 변경해 보십시오(96~98쪽 참조).

- 링 플래시에서는 강하고 직선적인 빛이 조사되어 반사하기 때문에 치아 표면의 미세한 색조를 표현하는 것이 어렵다. 트윈 플래시라면 옆에서 부드러운 빛이 조사되기 때문에 브라운 아웃 등이 일어나지 않아 색조 등을 표현할 수 있다.
- 미세한 구조를 찍고 싶다면 60mm 매크로렌즈를 사용해 접사한다.

Q7 촬영한 화상의 정리는 어떻게 하면 좋습니까?

A 환자이름 등으로 폴더를 만들고, 그 안에 날짜 폴더로 관리하면 알기 쉽다고 생각합니다.

- 필자들은 환자이름(예: ‘○○○’) 폴더를 만들고, 거기에 촬영한 날짜의 폴더(예: 20180924)를 만들어 그 안에 화상을 넣어 관리한다. 또한 RAW 데이터 등은 용량이 크기 때문에 PC의 하드디스크로는 용량이 금세 가득 찬다. 화상의 분실 등을 방지하기 위해서도 여러 개의 외부 하드디스크에 복사본을 보존해 두는 것을 권장한다.

국문

가공 ···· 136, 152
가변값 ···· 40
각도 보정 ···· 45, 151
검은 배경 ···· 66, 84, 85, 124, 156
고급 테크닉 ···· 102
고스트 ···· 26
고정값 ···· 40
교합기 ···· 90~92
구강 내 촬영용 거울 ···· 26, 65, 85, 88
규격사진 ···· 21, 44
그레이카드 ···· 40, 73
글로브 ···· 121
기록색 ···· 20
기록 형식 ···· 37
기억색 ···· 20
노출 ···· 35, 98, 140
노출 보정 ···· 36
단초점 렌즈 ···· 109, 112
디퓨저 ···· 30, 83, 100, 101, 104, 105
디퓨즈 효과 ···· 61, 103, 106
매크로렌즈 ···· 22, 23, 96, 143
매뉴얼 포커스 ···· 37, 60
먼지 제거 ···· 145
렌즈 ···· 22~24, 82, 143, 150
렌즈 교정 ···· 105, 143, 151
리트랙터 ···· 27, 65
링 플래시 ···· 24, 25, 82, 86, 98, 99
명도 ···· 70, 71
명료도 ···· 142
모노블록 플래시 ···· 115, 116
목표 치아 ···· 74, 77
무선 플래시 ···· 82, 83
바운서 ···· 30, 83, 100, 101, 105, 129
박스형 플래시 ···· 123, 124
반전 ···· 144, 148
밝기 ···· 32, 41
배경색의 변경 ···· 154
배경 제거 ···· 152, 153
보정 ···· 136, 137, 144, 148, 149, 152
본딩 ···· 129
보철물 ···· 80, 81, 88, 130
뷰 박스 ···· 84, 85
블랙 백 ···· 124
색감 ···· 38, 39, 71
색상 ···· 71
색온도 ···· 38, 39
색조가이드 ···· 71, 72, 74, 75
색조선택 ···· 70, 74, 77
선예도 ···· 19
셔터 속도 ···· 34, 35
수분 조절 ···· 102
수차 ···· 104, 143
스폿 복구 ···· 145, 150
심미영역 ···· 61, 96
아웃오브포커스 ···· 18, 19
안모 사진 ···· 108
어두운 영역 ···· 141, 142
오토 포커스 ···· 37
오팔효과 ···· 132, 133
온도 ···· 140
일안 리플렉스 카메라 ···· 18, 19, 81
입술 촬영 ···· 121
자르기 ···· 38, 97, 144, 148
적정노출 ···· 35
접시 모양 소프트 박스 ···· 113~115
조리개값 ···· 32~35
채도 ···· 71, 142
초점거리 ···· 23, 82, 96, 110, 143
촬영 모드 ···· 35
촬영용 박스 ···· 85, 89, 131
콘트라스터 ···· 28, 66, 95
콘트라스트 ···· 73, 110, 122, 132, 153
클로즈업 사진 ···· 131, 132
클립온 플래시 ···· 110, 114, 117, 119
트리밍 ···· 77
트윈 플래시 ···· 25, 82, 87, 91, 98, 99, 112, 118
편광필터 ···· 72, 73
포맷 ···· 19, 21, 24
포커스 ···· 37
포트레이트 ···· 112, 114, 117, 118, 120, 125
풀 사이즈 ···· 62, 69
프레젠테이션 ···· 146~155
플래시 ···· 24, 40, 41, 73, 82, 103
플래시광 ···· 100, 113, 114, 117, 127
플래시 브래킷 ···· 29
피사계심도 ···· 33, 34
현상 ···· 139
화이트 백 ···· 123, 126
활기 ···· 142
흰 배경 ···· 85, 93, 123, 126, 131
흰색 균형 ···· 38~40, 140
히스토그램 ···· 36, 60, 139

기타

5매법 ···· 44, 45, 47, 54
12매법 ···· 44, 45, 54

영문

APS-C size ···· 21
Black back ···· 124
Crop ···· 144
DX 포맷 ···· 21, 24
Entry 클래스 ···· 19, 22
F값 ···· 32
Flash bracket ···· 29
FX 포맷 ···· 21, 22, 24
High end 클래스 ···· 19
ISO 감도 ···· 36, 37
JPEG ···· 37, 38, 137, 138, 147
Middle 클래스 ···· 19
RAW ···· 37, 38, 137, 138, 147
R1C1 플래시 ···· 104
Rotate canvas ···· 144
Stippling ···· 128
TTL 자동조광 ···· 40
White back ···· 123
White balance ···· 38